U0277950

静动之间

下

胡丽娟主编

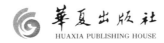
华夏出版社
HUAXIA PUBLISHING HOUSE

图书在版编目（CIP）数据

静动之间．下 / 胡丽娟主编．－－ 北京 ：华夏出版社有限公司，2024.6
ISBN 978-7-5222-0571-7

Ⅰ．①静… Ⅱ．①胡… Ⅲ．①中医学—文集 Ⅳ．① R2-53

中国国家版本馆 CIP 数据核字（2023）第 203075 号

形意拳谱

李洛能 著

岳武穆王以枪为拳

六合形意李门世根

形意拳五形为先

论身法六合为首

少揽闲事心田静

多读拳谱武艺精

形意拳序

形意拳术之始，本乎天地之大端与夫造化之原理，盖天地之辟于一无气也，万物之生于无知，形意之成本于无意。盖无意至极生有意，意诚心正乃至于静，静则察候六脉、溶暇二气，静极生动，动而震发四肢，贯通百骸，是谓先天存乎静，后天藏诸动也。故意为体而形为用，静属阴而动属阳，体用动静得阴阳消长生生之功，而真一之气生焉。孔子曰："冬至养其阳，夏至养其阴，吾善养吾浩然之气。"此皆修养正气之谓也。盖形意拳之原理，则培养天一之道，由后天而达于先天也。重阳不重阴，太刚必折；重阴不重阳，过柔不坚；刚柔相济，乾坤之道乃成。古之传斯术者，多以心法口授，缺少记载，使后学者茫然不知途径，须以涵养正气为先，以为之序。

又 序

盖夫体育一途，创自达摩老祖师，迨至宋朝岳飞，又精研内经之意义，化生五行十二形之原理，因名为形意拳，总合五纲十二目，统一全体之功用。在内为意，在外为形，是术乃修身之原本，明心见性还原之大道，揽阴阳之造化，转乾坤之枢机，诚强身之捷径也。

十二形实本天地万物化生之理，取世间禽兽之具有特能者，妙效其性能，摹效时久，自能精神入体。

形意拳术实与卫生关系至切，如能长习，则疾者能愈，弱者能强，男女老少皆可练习，既无折腰屈膝之痛苦，又无跃高纵险之危劳，斗室席地、长衣缓带也可演习，虽属武术，迹近文雅。

练习时身体分阴阳，以前心为阴，脊背为阳；手心为阴，手背为阳；大指朝上为阴阳掌；以右肩在前或左肩在前，皆为阴阳身；拳虎口朝上为阴阳拳。

目 录

初学入门规矩

　　练习拳术，不可自专自用而固执不通，如专求力，则凝滞不灵；专求重，则沉重不活；专求气，则拘泥不通；专求轻浮，则神意涣散。要而言之，身外形顺者，无形中自增力气；身内中和者，无形中自生灵气。如练至功深圆满之时，凝神于丹田，则身重于泰山；化神成虚空，则身轻如鹅羽，所以练习不可固执一端也。果得其妙道，也是若有若无，若实若虚，勿忘勿助之意，不免而中，不思而得，从容中道，无形中而生，诚神奇也。

练习三害

　　初学武术，谨当切记三害。三害不明，足以伤身。明者自能得道。三害者：一拙力，二努气，三挺胸拔腹是也。如练拙力，则四肢百骸、血脉不能流通，筋络不能舒畅，全身发拘，手足不能活泼，身为拙气所滞，滞于何处，何处成病；练时努气，则太刚易折，胸内气满，肺为气所排挤，易生满闷肺炸之诸症；若挺胸拔腹，则气逆上行，终不能归于丹田，两足似萍草无根。例如心君不和，百官必失其位。拳法亦然，若不得中和，则万法也不能至中立地步。故练习之时，谨记三害，用以力活气顺，虚胸实腹而道心生，练之设能如此，久而久之，自然能练至化境也。

呼吸合道

　　夫人以气为本，以心为根，以息为元，以肾为蒂，天地相去八万四千里，人之心肾相离八寸四分，一呼百脉皆开，一吸百脉皆闭，天地化工流行，亦不出乎呼吸二字。且呼吸之法，分有三节道理：初节道理，乃是色身上事，即练拳术之准绳，呼吸任其自然，有形于外，谓之调息，亦谓炼精化气之功夫；二节道理，谓之身法上事，呼吸有形于内，注意丹田，谓之息调，亦谓之炼气化神之功夫；三节道理，乃是心肾相交之内呼吸，无形无象，绵绵若存，似有非有，无声无臭，谓之胎息，也就是化神还虚之功夫。呼吸有三节道理，拳术有三步功夫，谓之明劲、暗劲、化劲是也。明劲者，拳内之法，伸缩开合之势，有形于外；暗劲者，动转神速，动则变，变则化，变化神奇，有形于内；化劲者，无形无象之手法，不见而章，不动而变之神化也。此三步功夫是练拳术之根本实际之道理，也谓之练术合道之真诀，知此道理，可谓之性命双修也。

三步功夫

易骨者，明劲也。练时身体动转必须顺逆，而不可悖逆，手足起发必须整齐，不可散乱，为之筑基壮体，充足骨髓，坚如金石，而气质形容如山岳之壮，谓之初步功夫。

易筋者，暗劲也。练时神气圆满，形式绵绵，舒展应用，活泼不滞，为之长筋腾膜，全身筋络伸展，纵横联络，而生无穷之力，此谓之二步功夫。

易髓者，化劲也。练时周身运转、起落、进退、伸缩、开合不用力，将神意蛰藏于祖窍之内，身体圆活无滞，形如流水，其心空空洞洞而养灵根，此谓之三步功夫。

七拳法

头、肩、肘、胯、膝、足、手是也。

八字诀

斩——劈拳，截——躜拳，裹——横拳，跨——崩拳，挑——践拳、燕形，顶——炮拳，云——鼍形，领——蛇形。

五行名称

五行者，金、木、水、火、土也。内有五脏，外有五官，皆与五行相配。心属火，肝属木，肺属金，肾属水，此五行隐于内者。舌通心，目通肝，耳通肾，鼻通肺，人中通脾，此五行著于外者也。五行相生之道：金生水，水生木，木生火，火生土，土生金。又有相克之义：木克土，土克水，水克火，火克金，金克木，此五行相克也。五行相生，变化无穷；五行相克，为破他人之手势。盖拳术取名之义，基在此矣。取之于身，则使五脏充实，而全体无亏，运用在外，能使体舒和畅；运用在内，能使清气上升，浊气下降，坚实其内，整饰其外，以为平时练习规则。

形体合一

《易》云：两仪生四象，四象生八卦，八八六十四卦之数，皆从太极分散而来。太极者，天性之命，即人之心意也。意者，心之所发也。人为万象之灵，能感通诸事之应，是以心在内而理周乎物，物在外而理具于心，是故心意诚于中，而万物形于外。在内为意，在外为形，合于术数。近取诸身，内为五行；远取诸物，外为十二形。内外相合，而形生焉。明故其理，则天地万物形体合一也，皆可默悟矣。

四梢三心归一

盖人之一身有四梢，曰：血梢、肉梢、筋梢、骨梢是也。

此四梢者一动，而能变化其常态。发为血梢，属心，心怒气生，气冲血动，血轮发转，精神勇敢，毛发虽微，怒能冲冠，气足血旺，力能撼山；

爪为筋梢，属肝，手足之功，手抓足蹬，气力兼并，爪生奇功；齿为骨稍，属肾，化精填骨，骨实齿坚，保齿之道，最忌热凉，冷冬炎夏，唇包齿藏，年迈耆老，上下成行；舌为肉稍，属脾，脾醒舌灵，胃健肉长，坤田气壮，肌肉成锤，充实脏腑，刚柔悠扬。

三心者，手心、足心及心是也。用之手心要扣，足心要玄，人心要灵。明乎四梢增神力，明乎三心生灵气，四梢三心要合全，精神勇撼力推山，气浮心意随时用，硬打硬碰无遮拦。遇敌要取胜，成功须放胆，四梢三心归一体，还用灵活一混元。

步法手法五恶

步法者，寸步、垫步、剪步、快步是也。一尺远近，则用寸步；三五尺远，则用垫步；六七尺远，则用剪步；丈八尺远，则用快步。步法中为快步最难，是起前足，则后足平飞而去，如马之奔，如虎之践。步法者，足法也。足之要义，是起翻落钻，起者如手上翻之撩阴；落钻如石之沉水。夫足之进忌踢，进则用踩，踩者如鹰之捉物也。

手法者，单手双手是也。单手起，往上长身而钻；往下落，缩身而翻，形如鹞子穿林，束身而起，展身而飞。双手上起，两肱似直非直，似曲非曲，形如举鼎；手落，似猛虎搜山。然其要者有五恶，即抓、扑、裹、舒、绝也。拳经云：抓为毒，扑如虎，形似猫扑鼠；裹为护，身不露，敌来吾先顾；抖要绝，力舒展，打倒还嫌慢；心要毒，手如弩，出手如蛇毒。总而言之，手不离足，足不离手，手足不能离身。分而言之则万法，合而言之则归一气。三回九转是一势，正此之谓也。上法以手足为妙，进步以手足为奇，以身为纲领，其运用进身而发势，三节要明，四梢要齐，内五行要合，外五行要随，远近应时而用，心一动而即至，其理法行于外，发著于六合之远，承上接下，势如连珠箭，何虑他有邪术！知此道理，神奇技也。

战手要法

二人初见面，未交手前，要凝神聚气，审查敌人五行之虚实（精神体格），注意敌人之动静，站近敌人之身旁，成三角斜形 △ 式，占左进右，上右进左，进步退身，灵活要快，形似蛟龙翻浪。发拳要攥紧，拳紧增气力；发掌要扣手心，掌扣气力加。三节四梢要相齐，心要虚空而恨毒，不毒无名。俗云：人无伤虎心，虎生食人意。气要上下三田联络往返，精气能灌溉四肢，以心为主宰，以眼为统帅，以手足为先锋，不贪，不歉，不即，不离，胆要大，心要细，面要善，心要毒，静似书生，动似雷鸣。审查来人之形势，彼刚我柔，彼柔我刚，刚柔相济。进步发拳，先占中门，肘不离肋，手不离心，束身而起，长身而落，随高打高，随低就低，远发手足，近发肘膝，上打咽喉下撩阴，左右两肋在中心，发手莫有形，身动勿有势，操演时面前似有人，交手时面前似无人。拳经云：打法须要先上身，足手齐到方为真。身似蛟龙，拳打烈炮，遇敌好似火烧身。起无形落无踪，手似毒箭，身如弩弓，消息全凭后足蹬，进退旋转灵活妙，五行一动如雷声，风吹浮云散，雨打尘灰净，五行合一处，放胆必成功。

形意摘要

一要塌腰，二要垂肩，三要扣胸，四要顶，五要提，六要横顺知情，七要起躜落翻分明。塌腰者，尾闾上提，而阳气上升督脉之理，又谓之开督；垂肩者，肩垂则气贯肘，肘垂则气贯手，气垂则气贯丹田；扣胸者，开胸顺气，而通任脉之良箴，能将精气上通泥丸，中通心肾，下通气海，而至于涌泉；顶者，头顶、舌顶、手顶是也。头顶而气冲冠，舌顶而吼狮吞象，手顶而力推山；提者，谷道内提也。古人云："紧撮谷道内中提，明月辉辉头上飞。"而又谓之醍醐灌顶，欲得不老，还精补脑；横者，起也；顺者，落也；起者钻也，落者翻也，起为钻，落为翻。起为横之始，钻为横之终；落为顺之始，翻为顺之终。头顶而钻，头缩而翻，手起而钻，手落而翻，足起而钻，足落而翻。腰亦然，起横不见横，落顺不见顺，起是去落是打，起亦打，落亦打，起落如水之翻浪，方是真起落也。无论如何，起躜落翻，往来总要肘不离肋，手不离心，出洞入洞紧随身。手起如钢锉，手落似钩竿，起者进也，落者退也，未起如摘字，未落如坠字，起如箭，落如风，追风赶月不放松，起如风落如箭，打倒还嫌慢。足打七分手打三，五营四梢要合全，气浮心意随时用，硬打硬碰无遮拦，打人如走路，视人如蒿草，胆上如风响，起落似箭钻，进步不胜，必有怯敌之心，此是初步明劲，有形有象之用也。至暗劲之时，用法更妙，起似蛰龙升天，落似霹雳击地，起无形落无踪，去意好似卷地风，起不起何用再起，落不落何用再落，低之中望为高，高之中望为低，打起打落，如水之翻浪，不钻不翻，以寸为先，足打七分手打三，五营四梢要合全，气浮心意随时用，打破身势无遮拦，此是二步暗劲，有无穷之妙用也。拳无拳意无意，无意之中是真意，拳打三节不见形，如见形影不为能，随时而发，一言一默、一举一动、行止坐卧，以至于饮食茶水之间，皆可能用，或有人处，或无人处，无处不用，所以无入而不自得，无往而不得其道，以致寂然不动，感而遂通，无可无不可，此是三步化劲，神化之功用也。然而所用三步功夫，虚实奇正，也不可专有意用于奇正虚实。虚者并非专用于彼，己手在彼之上，用劲拉回，落如钩竿，谓之实；彼手不着我之手，用劲将彼手拉回谓之虚。并非专用意于虚实，是在人之形势感触耳。奇正之理亦然，奇无不正，正无不奇，奇中有正，正中有奇，奇正之变化，如循环之无端，所用无穷也。拳经云：拳去不空回，空回非奇拳，正此之意也。学者深思格物此理，而要义得矣。

十六处练法

一寸、二践、三钻、四踪、五夹、六合、七疾、八正、九胫、十警、十一起落、十二进退、十三阴阳、十四五行、十五动静、十六虚实。

寸——足步也；践——腿也；钻——身也；踪——束身也；夹——如夹剪之疾也；合——内外六合也；疾——疾毒内外合一也；正——是直也，看斜有正，看正有斜；胫——手摩内五行也；警——警起四梢也，火机一发，其物必落；摩胫摩劲，意气响连声；起落——起是去，落是打，起亦打，落亦打，起落如水之翻浪，才成起落；进退——进步低，退步高，进退不知枉学艺；阴阳——看阳有阴，看阴有阳，天地相合能下雨，拳之阴阳相合能成一气，气成始能打人成其一块，皆谓阴阳之气也；五行——内五行要动，外五行要随；动静——静为本体，动为作用，若言其静，未露其机，若言其动，未见其迹，动静在正发而未发之间，谓之动静；虚实——虚是精也，实是灵也，精灵皆有，成其虚实。

拳经云：

精养灵根气养神，养功养道见天真，

丹田养就长命宝，万两黄金不与人。

拳经歌曰：

头打落意随足走，起而未起占中央；

足踏中门抢他位，就是神手亦难防。

肩打一阴返一阳，两手只在洞中藏；

左右全凭盖势取，束长二字一命亡。

肘打去意占胸膛，起手好似虎扑羊；

或往里拨一旁走，后手只在肋下藏。

把打起落手头挡，降龙伏虎霹雳闪；

天地交合云遮月，武艺相战蔽日光。

胯打中节并相连，阴阳相合必自然；

外胯好似鱼打挺，里胯藏步变势难。

尾打落意不见形，猛虎坐卧藏洞中；

背尾全凭精灵气，起落二字自分明。

膝打几处人不明，好似猛虎出木笼；

和身展转不停势，左右明拨任意行。

足打踩意不落空，消息全凭后足蹬；

与人交手莫计备，去意好似卷地风。

足打七分手打三，五行四梢要合全；

气浮心意随时用，硬打硬碰无遮拦。

臀打去意要占阴，好似返弓一力精；

丹田久练灵根本，五行合一见奇能。

拳经曰：

混元一气吾道成，道成莫外五真形，真形莫外真精神，

神藏气内丹道成，如问真形需求真，要知真形合真象；

真象合来有真诀，真诀合道得彻灵。固灵根而动心者，

故将也；养灵根而静心者，修道也。

武艺虽精窍不通，费尽心机枉劳神；

祖师留下真妙术，知者传授要摘人。

无极论

无极者，空空静静，虚若无一物也。圣人自阴阳以说天地。夫有形者生于无形，无形则天地安足生，故曰有太易、太初、太始、太素与太极之五太也。胎胞气质，形之本也，一警而生气质形也。气之轻清上浮者为天，气之重浊而下凝者为地。然太易者，未见其气也；太初者，气之始也；太素者，质之始也；太始者，气形之始也。气形质具，而从未相离，视之不见，

听之不闻，寻之不得，故曰易也。易无形状，易变为一，太极生焉，由太极而化生万物也；如易仍无形，太极也不生气，形质混沌而相离，虚无缥缈，复而谓之无极也。

虚无无极含一气

虚无者，无形〇之势也；无极者，〇含一混沌不分之气也，此气乃是先天真一之祖气，氤氲无形，其中有一点生机含藏，名为先天之本，性命之源，生死之道，天地之始，万物之理，阴阳之母，四象之根，八卦之蒂，即太极之发源，而谓之无极也。

起　势

开势先将身体立正，面向前，两手下垂，两足 90 度之姿势，心中要空空无物，此势谓之顺行天地自然化生之道，又谓之虚无含一气之势也。此势乃为练拳之要道，形意拳之基础也。

太极论

太极者，无形质之本，无极而有极也。自无归有，有必归无，无能生有，有无相生，无有尽时。太极中于四象两仪之母也，其性属土，天地万物皆以土为本，故万物之旺，由土而生；万物之衰，由土而归也。在人五脏属脾，脾旺则人之四肢百骸健全，取诸形意拳为横拳，内包四象，即劈、崩、钻、炮之拳，共谓之五德，而又谓之五行。

太极势

将无极之姿势，半面向左转，左足跟靠右足里胫骨，为 45 度之姿势，随时再将身体下沉，腰塌劲，头顶劲，目平视，内中神意抱元守一，和而不疏。口似张非张，似合非合，舌顶上腭，谷道内提，此势取名为一气含四象，谓之揽阴阳、夺造化、转乾坤、扭枢机于后天之中，返先天之真阳，退后天之纯阴，复本来之真面目，归自己之真性命，而谓之性命双修也。故心以动而万物生，其理法行于外，发著于六合之远，无物不有；心以静，其气缩至心中，退藏于密，无一物之所存，故练拳以此为开势之法也。

太　极

左足不动，右足向外斜横进步，两手攥拳，左手阳拳，停在左胯，右手随足进时向里拧劲，拧成阴拳，如托物之势，顺胸上起，往前伸出，头顶身拗，目视右拳大指根节，谓之鸡腿、龙身、熊膀、虎抱头。鸡腿者，独立之势；龙身者，三曲之形；熊膀者，项竖之劲；虎抱头者，两手相抱，似猛虎离穴之意。总而言之，即中庸不偏、不倚之谓也。

两仪势

两仪者，是太极流行，绵绵不息，分散而生也。太极左伸，则为阳仪；太极右伸，则为阴仪，所谓阳极必生阴，阴极必生阳，生生不息。天为之一大天，人为之一小天，天地相合而生三才。三才者天、地、人三才之象也。人以三才而生三身。三身者，上、中、下三丹田也。三田往返，阴阳相交，为人性命之根，造化之源，生死之本，即道家谓之金丹也。拳术之理亦然，且拳术左分为阳仪，右分为阴仪，阴阳伸缩，生生流行，绵绵不息，即拳内动静、起落、进退、伸缩、开合之玄妙也。所以数不离理，理不离数，数理兼用，方生神化之道，体用一源，动静一理，分而言之为万法，合而言之仍归太极之一气也。形名虽殊，其理则一，正是此意义也。

两仪生三才

将太极之姿势，右足不动，左足向前进步，左手随足进时，往前顺右肱推出，至右手腕时向下翻劲，成半阴半阳拳；右手也同，左手向前推翻时，向里拧劲，拉回至下丹田，成半阴半阳掌，两手大指、虎口圆开，两肱屈伸，似直不直，似曲非曲，目视左手大指稍，两肩松开沉劲，两胯根塌劲，是谓肩与胯合。两肘垂劲，两膝合劲，是谓肘与膝合。两足蹬劲，两手五指伸劲，是谓手与足合，此谓之外三合也。要而言之，是肩催肘，肘催手，腰催胯，胯催膝，膝催足，上下合而为一，此时身势不可前栽后仰，左斜右歪，正似斜，斜似正，阴是阳，阳是阴，阴阳相合，内外如一，此谓之六合也。总而言之，六合是内外相合，内外相合即阴阳相合，阴阳相合，三才因斯而生焉。以后无论各拳、各形，皆用三才势为主。熟读拳经，深默温习，法无不中矣。

三才三身非无因，分明配合天地人；三元灵根能妙用，武术之中即超群。

劈拳讲义

劈拳性属金，是阴阳连环一气之起落也。气之一静，故形象太极；气之一动而生物，其名为横。横属土，土生万物，故内包四拳。按其五行循环之理，土生金，故先练劈拳，上下运用，有劈物之意，其形似斧，故名劈拳，所诸身内则为肺，劲顺则肺气和，劲谬则肺气乖。夫人以气为主，气和则体壮，气乖则体弱，故学者不可大意也。

上步初势曰：两手紧握，同变阴拳，左拳落出，肘顺胸前，高不过肩，力垂左肩；右手靠脐，肘至肋边，眼平舌卷，气降丹田。

换步歌：左足既开，右足大进，手足齐落，推挽两迅，左足斜跟，右足仍顺，指开心齐，后手肋近，手足与鼻，列成直阵。

转身歌：起势钻，落势翻，行如槐虫，起如挑担，若遇人多，三摇两旋，正是转身之谓也。

崩拳讲义

崩拳性属木，取之身内属肝，以拳之运用为崩拳。拳之性能是一气循环之往来，势如连珠箭，所谓崩拳似箭属木也。练之拳势顺，则肝舒气平养心神、增劲力，而无目疾、腿病之患；拳势逆，则伤肝，肝伤则两目晕花，两腿痿痛，一身失和，心火不能下降，拳也不得中立地步。然崩拳之势极简单，其练法：左足前进，右足相跟，相离四五寸；此势不换步，出左手进左足，出右手也进左足，学者于此拳中当细研究其妙道焉。

初步歌：左足先开，右足跟进，胫对左踵，腿曲势峻，两掌变拳，后阴前顺，顺者力挽，阴者前奋，两手互易，步法莫紊。

换步歌：左足再进，右足后跟，右手力挽，左拳阴伸，手足齐出，两手力均；后拳成阴，前拳要顺，目视前手，理要齐心。

转身歌：左扣右横，随时转身，右足横提，右拳阴伸；左拳仰抱，推挽力均；手足齐落，两拳半阴，后拳在肋，前拳齐心。

躜拳讲义

躜拳性属水，是一气之流通曲折无微不至也。钻上如龙突然出水，又似涌泉趵突上翻，所诸身内属肾，以拳中为躜拳，其拳快似闪电，形似突泉，所谓属水者是也。拳势顺，则真劲突长，肾足气顺；拳势逆，则拙力横出，肾虚气乖，清气不上升，浊气不下降，真劲不长，拙力不化矣。学者当知此。

初步歌：左足先开，右足大进，足落拳钻，复拳宜迅，左足斜跟，右足应顺，前拳取鼻，后拳肘进，手足与鼻，列成直阵。

换势歌：右足已开，左足大进，右拳撤回，左拳前奋；右足紧跟，左足仍顺，手足齐落，换势莫紊；前拳取鼻，后拳齐心。

炮拳讲义

炮拳性属火，是一气之开合，如炮之突出，形最猛，性最烈，取诸身内属心，以拳为炮拳，形似烈火炮弹，所谓属火者是也。拳势顺，则身体舒畅，心气虚灵；拳势逆，则四肢若愚，心气也乖，关窍昧闭，学者务于深究此拳也。

初步歌：左足先进，右足随之，右斜左提，眼观一隅，掌变阴拳，右肋左脐，有如丁字，莫亢莫卑，两肘加肋，舌卷气息。

换步歌：右拳顺出，如石之投，左拳外翻，置之眉头，足提着进，与左拳眸，左右互换，勿用他求。

横拳讲义

横拳性属土，是一气团聚而后分散也，取诸身内为脾，脾属土，土旺则脏腑滋和，百疾不生，所为属土者是也，取之于拳为横拳。拳势顺，似土之活，滋生万物，五脏和蔼，一气之灌溉；拳势逆，气努力拙，内伤脾土，五脏失调，外似死土，万物不生，故此拳为五拳之要素，学者宜慎思明辨之。拳经云：左足退提，右足孤立，两手成拳，前阴后阳，阴者平肩，阳者肘匿，眼平身正，舌卷屏息，停时虽暂，厚其足力，足进而落，已成剪形，后拳外钻，前拳退形，蹭翻小指，退与肘平，下拳横出，故以横名，手足变换，反用则成。

五行合一进退连环拳讲义

连环者，是五行变化合一之势也。五行分演，则谓之五行拳，而为五纲也；合演，则谓之七政，而为连环也。五拳合为一套，悠进悠退，循环连珠，陆离光怪，贯为一气，进退无常，故谓之进退连环拳。

练习连环拳，以五行拳为母，五拳未能习熟，不必学连环拳，此拳共有十六势，进退各法，往返练习范围也小，是亦有引长之法，练习于宽地也不见其短，引长之法，至十六势不转身，仍打崩拳，按前势则往复足六十四势矣。且连环拳法，以应用为主，连环拳可以连环用之，握之则成拳，伸之则成掌，故可变为连环掌，此徒手之运用也。刀、剑、棍、枪、戟、铲、鞭、铜无不可用，有刃者则砍，有锋者则刺，无锋刃者则打，不过手势之变化耳。故器械无论大小、长短、双单，皆可包括无疑，苟明变化之功，何往而不应用哉。

十二形讲义

夫十二形者，本诸天地化生而来也，曩昔本为十形，原属天干气数也，后者扩为十二形，原属地支气数也。干数十，地数十二。盖天之中数五，故气原乎天者，无不有五，五气合一，一阴一阳，故倍之成十；地之中数六，故气之原乎地者，无不有六，六合为一，一阴一阳，故倍之成支，此十二形数之由来也。既有其数，而即取所谓动物之特能，成为十二形。十二形者，龙、虎、猴、马、鼍、鸡、鹞、燕、蛇、鸟、鹰、熊是也。然诸物所具之特长及性能，人以身形物之形，物之意以人意悟之，此形意拳之命名之理源也。练之洁内华外，使人身体四肢百骸、五脏六腑、七表八里、九道十二经络，无闭塞之处，而百病也无发生之源，故拳中有四象、五行、六合、七政、八卦、九宫，而化取十二形，以气贯通十二经络是也。夫学者于形意十二形潜心玩索，洞明奇偶之数、阴阳之理，果无悖谬，久之不特强身，且能强种强国，故不可不勉力行之哉！

龙形讲义

龙者水中最灵猛之物，在卦属震，为木，形本属阴，真阳物也。取之于身而为离，属心，心属火，故道经有言："龙从火里出，又为云，云从龙。"龙之天性有蛰龙翻浪、升天之势、抖搜之威、游空探爪、缩骨之精，隐现莫测，取之于拳，则为龙形，此形精意，神发于目，威生于爪，劲起于承浆之穴，与虎形之气循环相接，两形一升一降，一前一后，以拳法运用之，外刚猛而内柔顺。形势顺，则心内虚空，而心火下降，心宽而智慧生，即道家火候空空洞洞是也；形势逆，筋络难舒，则身被阴火焚烧矣。故曰：

一波未定一波生，好似神龙水上行，

忽而冲空高处跃，声光雄勇令人惊。

学者于此形当深心格致，久则道理自得矣。

虎形讲义

虎者山中猛兽之王，在卦属兑，为金，取之于身而为坎，属水，为肾。坎生风，风从虎，虎之天性有离穴抖毛之威、扑食之勇，故道经有言："虎向水中生。"此形与龙形之势轮回相属，能通任开督，在丹经谓之水火相交而金木并，四象和合，取之于拳为虎形。此形之威力起于臀尾之劲（督脉），发动涌泉之穴，起落不见形，猛虎坐卧藏洞中。以拳之运用，外猛而内和。形势顺，则虎伏而丹田气足，能起真精补还于脑，道经云："欲得不老，还精补脑。"正是此形之要义也；形势逆，而灵气不能灌溉三田、流通百脉，反为阴邪所浸，而身重浊不灵空矣。故曰：

猛虎穴伏双抱头，长啸一声令胆惊，

翻掀尾剪随风起，跳涧抖搜施威风。

学者最当注意，格务龙虎二形之理，得之身心，则谓之性命双修也。

猴形讲义

猴者，最灵巧之物也，性属阴土，取诸身内属脾，为心源，其性能有纵山跳涧飞身之灵，有恍闪变化不测之巧，在拳用形，故取名为猴形。以拳言之，有封猴挂印之精，有偷桃摘果之奇，有上树之巧，有坠枝之力，展转腾挪、神机莫测之妙。以形中最灵巧者，莫过于猴之为物也。故曰：

不是飞仙体自轻，若闪若电令人惊，

看他一身无定势，纵山跳涧一片灵。

然练时，其拳形和，则身体轻便，快利旋转如风；拳形不和，则心内凝滞，而身也不能灵通矣。此拳之运用，与各形势不同，手法步法是一阴一阳，一反一正，先练为阴，回演为阳。学者于此形切不可忽略也。

左势封猴挂印，偷桃，献果，上树，顺水推舟，摘果，坠枝，大蹬枝，右挂印，爬杆，掐绳。

马形讲义

马者最仁义之灵兽也，善知人心，有垂缰之义，抖毛之威，有蹟蹄之功，撞山跳涧之勇，取诸身内则为意，出于心源，故道云：名为马，意属脾，为土，土生万物，意变万象。以性情言之，谓之心源，以拳中言之，谓之马形，以拳法用之，有龙之天性，翻江倒海之威。拳外刚猛而内柔和，有心内虚空之妙，有丹田气足之形。拳势顺，则道心生，阴火消灭，腹实而体健；拳形不顺，则心内不能虚灵，而意忘气努，五脏失和，清气不能上升，浊气不能下降，手足也不能灵巧也。故曰：

人学烈马蹄蹄功，战场之上抖威风，

英雄四海扬威名，全凭此势立奇功。

学者于此形尤宜注意而深究之矣。

鼍形讲义

鼍者水中之物，龙之种，身体最有力，而最灵敏者也，有浮水之能，有翻江倒海之力，取之身内为肾，以拳中之性能用其形，外合内顺，练之能消心君之浮火，助命门之相火，满肾水，活泼周身之筋络，化身体之拙气、拙力。拳势顺，丹田气足，而真精补还于脑，身轻如鼍之形，与水相合一气，而能浮于水面也；拳势逆，则手、足、肩、胯之劲必拘束，而全身也必不能灵活也。故曰：

鼍形须知身有灵，拗步之中藏奇精，

安不忘危危自解，与人何事须相争。

正此之谓也。学者须加以细心研究，方不错谬也。

鸡形讲义

鸡者最有智谋、性勇、灵性之物也，故晨能报晓，其性虽属禽，而功于陆离，性善斗，斗时皆以智取；口刚而能啄，两腿连环而独立，爪能抓，且能蹬；生威抖翎，能腾空；进退无时，往来无定，全身运用，随时生能。以拳之运用，力量最大，故取名为鸡形，取诸身内为脾，脾健则五脏充足。脾属土，土生万物，故鸡之性能有万法，故曰：

将在谋而不在勇，败中取胜逞英雄，

试看鸡斗虚实敏，才知羽化有灵通。

拳势顺，则脾胃活，有羽化之功；拳势逆，则脾衰胃满，五脏失其调和。学者宜虚心诚意格物致知，始得生化之道也。

鹞形讲义

鹞者飞禽中最雄勇、灵敏之物也，其性能有翻身之巧，入林之奇，展翅之威，束身而抓物，且有钻天之勇性，取诸身内，能收心脏之气；取之于拳，能舒身缩体，起落翻旋，左右飞腾，外刚内柔，灵巧雄勇，是为鹞子之天性也。形势顺，则能收先天之祖气，而上升于天谷泥丸；形势逆，则心努气乖，身体重浊，而不能轻灵也。故曰：

古来鹞飞有翱翔，两翅居然似凤凰，

试观擒捉收放翅，武士才知这势强。

学者于此拳最当注意研究，灵光巧妙，方能有得，而终身用之不尽也。

鹞子回首，入林，入林捉雀，抖翅束身，钻天。

燕形讲义

燕者，禽之最轻妙、最敏捷者也，性有抄水之巧，钻天之能，飞腾高翔之妙，动转无声之奇，取之于拳而为燕形，取诸身内则为肝肺。肝主筋，肺主皮毛，且气之机关也，气活则神清，百病不生，气有轻清之象，故拳中燕形能生轻妙之灵。形势顺，则筋络舒展，心内空虚，气顺而有上升、下降之能；形势逆，则气拘筋滞，身体重浊而不灵捷矣。故曰：

一艺求精百倍功，功成之路自然通，

扶摇试看燕取水，才知男儿高士风。

学者须细心研究矣。

束翅，燕子反首，右抖翅，回身左抖翎，钻天，抄水，束身，大展翅，束翅。

蛇形讲义

蛇者，最灵活之物也，其性能有拨草之巧，有缠绕之能，伸缩自如，首尾相应，取之身内为脾之阳，用之于拳能活动腰力、通身之骨节，故击首则尾应，击尾则首应，击身则首尾相应，其身有阴阳相摩之意。因蛇之灵活自如，故拳之命名为蛇形。练之形势顺，能起真精补还于脑，而神经充实，百疾不生；形势逆，则身体也不灵活，心窍也不开朗，反为浊气所束滞矣。故曰：

从来顺理自成章，拔草能行逞刚强，

蛇形寄语人学会，水中翻浪细思量。

学者于此形当勉力求之，灵光巧妙得之于心身，则终身用之不尽也。

白蛇吐信，白蛇缩身，白蛇抖身。

鲐形讲义

鲐者，性最直率，而无弯曲灵巧之禽也。天性有竖尾上升、超达云际之势，下落两掌有触物之形，取之于身内，而能平肝益肺，实为肝肺之股弦。故以拳形一起一落，如雷奔电；以尾之能，如迅疾风变。以性情言之，外猛内柔，有不可言喻之巧也。形势顺，则舒肝固气，实腹而生道心；形势逆，不特全身淤滞，而气也不灵通矣。故曰：

鲐形求精百倍明，鲐凭收尾得彻灵，

放他兔走几处远，起落就教性命倾。

学者明晰斯理，真道得矣。

鹰形讲义

鹰者，禽中最猛、最狠之物也。其性瞥目能见细微之物，放爪能有攫获之精，其性外阳内阴，取诸身内，能起肾中真阳，穿关透体，补还于脑，形之于拳，能抑心火，滋肾水。形势顺，真精化气，通任开督，流通百脉，灌溉三田，驱逐一身百窍之阴邪，涤荡百脉之浊秽；形势逆，则肾水失调，阴火上升，目生云翳也。故曰：

英雄处世不骄矜，遇便何妨一学鹰，

最是九秋鹰得意，擒完狡兔便起升。

学者于此形加意焉。

熊形讲义

熊者，物之最钝笨者也，性直不屈，而力最猛，其形极威，外阴而内阳，取诸身内，能助脾中真阴，消化饮食，透关健体，使阴气下降，补还丹田。形之于拳，有竖项之力，斗虎之猛，如与鹰形相合演之，气之上升而为阳，气之下降而为阴，谓之阴阳相摩，亦谓鹰熊斗志，总之不过一气之伸缩。前龙形、虎形，单演为开，此二形并演为合。故曰：

行行出洞老熊形，为要放心胜不伸，

得来只争斯一点，真情寄语有情人。

学者明了十二形开合之理，可以入道修德矣。

附录：

道家八段锦

八段锦动作：

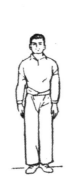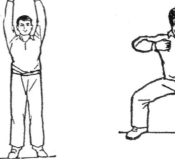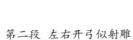

第一段　两手托天理三焦　　　　　第二段　左右开弓似射雕

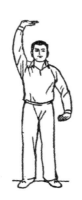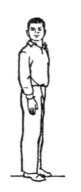

第三段　调理脾胃臂单举　　　　　第四段　五劳七伤向后瞧

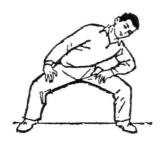

第五段　摇头摆臂去心火

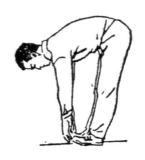

第六段　两手攀足固肾腰

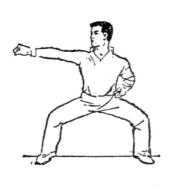

第七段　攒拳怒目增气功

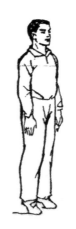

第八段　背后七颠诸病消

道家八段锦不是一般体操套路拳，八段锦心得体会：

一、无极桩练习

二、运气过程

三、八段锦

第一式　两手托天理三焦

1动：两掌中指相对，掌心朝天。当中丹田之气充足以后，引气上移，两掌随气上移到下焦（包括膀胱、大小肠、肾、肝），引气上移到中焦（脾、胃），引气上移到上焦（心、肺）到喉头，同时脑袋微微后仰，两掌向内、向下、向上翻转，两掌托天。意念天要掉下来，用掌托住……脚心上提，会阴上提，尾闾下坠头上领，上下对拉。子午相冲。手太阳三焦经当令。

2动：停留三到五秒，两掌向两侧拉，像拉猴皮筋一样拉长，拉无限长，形成一个"一"字，肩拉、肘拉、腕拉，心包经当令。

3动：身体微微下蹲，两脐下曲，尾闾下坠，脑袋领起，两掌像是抓着降落伞下边的绳子，向下拉，拉，沉肩，坠肘，然后合到一起，形成一个太极球。

人身中部分为三区，肚脐以下为盆区（下焦）；肚脐以上，横隔以下为腹区（中焦）；横隔以上，喉头以下为胸区（上焦）。

腰椎、颈椎、肩周不好的可以调节。

三焦的作用：1. 运化水谷精微；2. 通调全身水道；3. 调整全身气化。

气的六大功用：推动、温煦、营养、防御、固摄、气化。

第二式　左右开弓似射雕

步型三体式，前脚正前方，后脚与前脚距离一脚长，脚尖外摆45度，重心前三后七手型；前手八字掌，拇指对鼻尖，食指朝天。后手为空心拳（分为拳背、拳面、拳眼、拳心、拳轮，），呈拉弓放箭之势。

1动：重心右移，左脚开步（马步）引气上移到膻中，两手随势上移。

2动：身体左转，右脚跟为轴，脚尖内扣，左脚跟提起，向左前方上步，形成三体式。

3动：左掌前伸，右肘后拉，右掌变拳，拳眼朝上，为开。

4动：左臂向后，右臂向前为合（丹田开合）三至五次，最后为开弓之势。

5 动：身体右后转，左脚尖内扣，重心左移，右脚跟抬起，向右正前方上步，右拳变掌，左掌变拳，形成三体式。

6 动：右臂前伸，左臂后拉，连做三次。

7 动：身体左转，右脚尖内扣，左拳变掌收回变开立步。

经络：相开时，手太阴肺经；相合时，手阳明大肠经。

第三式　调理脾胃须单举

步型为开立步。

1 动：引气上移，两掌随气上移到中丹田，重心右移，右掌翻转，掌心朝下，左掌心朝上，右腿实，左腿虚，右掌下按到髀关（足阳明胃经），左掌上托（足太阴脾经）。

2 动：身体左移，左掌翻转，掌心朝下按，右掌上托，左腿实，右腿虚，上托时，注意沉右肩，坠右肘，实腿走胃经，虚腿走脾经，对称对撑，对拉对拔，连做三至五次。

第四式　五劳七伤往后瞧

五劳：心、肝、脾、肺、肾。

七伤：喜、怒、忧、思、悲、恐、惊。

1 动：以丹田为中心，前后晃动，前涌泉，后涌泉，像不倒翁一样，督脉上升，任脉下降，做立圆，两臂像担杖勾一样随腰摆动，肩圈、肘圈、腕圈、胯圈、脐圈、踝圈，都在晃动，数次后停下来。

2 动：丹田左右转动，两臂像拨浪鼓一样随腰摆动。左转时，左掌变拳，拳背自然打到后腰命门处；右掌变拳，拳心捶打肚脐（神阙）。右转时，右拳背捶打后腰命门处，左拳心捶打肚脐（神阙）数次后缓慢停下来。

3 动：重心右移身体左转，左臂向左下划弧外撑，右臂向右上划弧外撑，两臂形成一个S型,像太极图中间的弧线。左转时,右眼看右后脚跟(用意识看)。

4动:重心左移,身体右转,右臂由上往下划弧,左臂由下向上划弧(阴变阳,阳变阴)。右转时,左眼看左后脚跟(用意识看)。连续三至五次。

5动:收势时,右掌向右上,左掌向左下,合到一起。

第五式　摇头摆尾去心火

步型:大马步,宽度两脚半至三脚宽。

1动:重心右移,左脚开步,引气上移到胸部,掌心朝上。

2动:身势下沉,两腿曲蹲,两掌翻转,掌心朝下,扶与两脐上。

3动:身体前附90度,重心左移,身体微左转,尾闾向右,两眼看右脚尖。

4动:身体转动,由左向后向右转动,尾闾向左,头部向右,两眼看左脚尖,然后左转,形成一个平面圆。

5动:重心右移,身体右转,尾闾向左,两眼看左脚尖。

6动:身体转动,由右向后向左转一圈,同时,重心左移,尾闾向右,头部向左,两眼看右脚尖,转到中间为一圈。连续三至五圈。第五式主要是突出尾闾转,鹿运尾闾,像船舵一样,靠舵来摆动。

第六式　两手攀足固肾腰

1动:两脚与肩同宽,两掌中指相合,引气上移,两掌随气上升,经两肋向上举过头顶,上举时,沉肩坠肘,要有冲天之势(竖丹田),像烟筒一样,竖立在大地上。

2动:身体微蹲(坐丹田),两掌像抓了两个环向下拉,到胸部,两肘左右平分,向背部斜下到腰间,手背靠住两肾(带脉)。

3动:附身90度,两掌背向后变掌心向后,由臀部下按,顺膀胱经到两腿、两脚小趾、两脚大趾内侧,走肾经上移,顺两肋到头上,形成一个循环，连续做三至五次。到第三次时，两手背对准两肾左右开合九次，开时，四肢皆开，其大无外，合时，四肢皆合，其小无内。经络下按时，按摩膀胱经，向上按摩肾经。

第七式　攒拳怒目增气力

1动：小马步，两掌中指相对，随气上移到胸肋部，身势下沉，两腿曲蹲，两掌变拳，拳心朝上，两肘靠贴两肋。

2动：旋转出拳，先出左拳由肋间向正前方打出，像螺丝一样旋转，拳面朝前，拳眼朝上，右拳扔在肋间，眼向正前方看，发出"咳"字（丹田放）。

3动：左拳变掌，掌心朝下，向右、向里，再向外、向左收。收时，勾小指引领到肋间（丹田吸）。

4动：右拳螺旋打出，发出"咳"字（同动作3）。反复做三至五次。

第八式　背后七颠百病消

1动：两脚自然站立，两脚尖和两脚掌用力，向下送力，脚跟自然抬起，使身体上起，丹田吸气，口念"哼"字，闭气数秒，丹田吸，脚心吸，会阴吸，手心吸（吸、贴、捉、闭）。

2动：两脚掌下落，身体复原，口念"咳"字下落时，千万不要后脚跟跺地，易脑震荡。连续做七次（丹田呼气）。

收势：两掌收回，合抱中丹田，男左女右。男左手在里，右手在外；女右手在里，左手在外。意守中丹田。

丹田运转：男，左上右下转；女，右上左下转36圈，然后反方向转24圈。洗面、干洗头、揉胸、搓肋、散步、收功。

张永山整理

2014年5月31日于石家庄

象形拳法真诠

灵空禅师　传授
燕南等　整理

目　录

象形拳法真诠（上编）

象形拳法真诠（下编）

虚灵通变化无穷。

拳无拳，意无意，无意之中是真意。

心无心，心空也。身无身，身空也。

空而不空，不空而空，是真空。

其姿势虽千变万化，然不勉而中，不思而得。

静者动之基，心中空虚，则灵不昧。

空者实之本，有大智慧，大明悟发生。

养气存神，意动神发也。

以心神意运动，舒展肢体，使气血循环周身。

流通百脉，脏腑清虚，筋络舒畅。

骨健髓满，精气充足，而神经敏锐，故谓之养基立本。

阴阳动静，刚柔虚实，一阴一阳，一动一静，一虚一实。

绪 言

自伏羲画卦，阐明阴阳，远取诸物，近取诸身，始作八卦，象生其中。嗣命阴康作大舞戏，舒展肢体，循环气血，以愈民疾；黄帝作内经，采按摩导引诸法，以却病苦；老子讲性命学，成道教鼻祖；释氏谈慧命旨，成西方之佛；孔子论天命之性，而易行乎中；庄子吐故纳新，合于呼吸，熊经鸟伸，以求难老，汉华佗氏因而推广作五禽戏（虎鹿熊猿鸟）运动，锻炼身心，以强精神，此皆古圣发明体育之由来也。今之讲体育者，不能参赞古圣之旨，言术不言理，言势不言意，视击技为无用，不以作锻炼身心之大道，已失体育之原理矣。且人生日食五谷，又有七情六欲之熏心，荣卫失宜，六气所中，气血凝聚而成疾，青年人往往而夭寿，良可痛惜也。此书是编，释明古圣真意，作象形术以倡其道，使人四体百骸运动，而像其形，效其灵性，悟其真意，通其造化，以除疾病，是故延寿莫大乎法象，变通莫神乎心意。象以道全，命以术延。道则为体，术则为用，性命双修之法门，尽在于斯。学者至诚不息，而深思默悟，得之于身心，用之则行，舍之则藏，则终身用之不尽也。

法曰：

伏羲画卦，首明阴阳。取之身物，卦象昭彰。

阴康大舞，民体健康。黄帝内经，却病良方。

道家吐纳，禅定坐忘。孔言天命，语极精详。

汉氏华佗，象理阐扬。五禽游戏，俾人健强。

象形取义，道启康庄。命以术延，道以人昌。

勿忘勿助，至大至刚。精修性命，云胡不臧。

第一章①

第一节　武艺道艺分论

盖夫武术一途，分内外两家，有武艺道艺之称。练武艺者，注意于姿势，而重劲力；习道艺者，注于养气而存神，以意动，以神发也。兹分述如下：

（甲）练武艺是双重之姿势也。两足用力，重心在于两腿之间，全身用力。用后天之意，一呼一吸，积养气于丹田之内，而吸收其有益之成分，久之则身体坚如铁石，站立姿势稳如泰山。一旦与人相较，起如钢锉，落如钩竿；起似伏龙登天，落如霹雷击地；起无象，落无踪，起意好似卷地风。束身而起，长身而落，起如箭，落如风，追风赶日不放松。拳经云："足击七分手打三，五营四梢要合全；气连心意随时用，硬打硬进无遮拦。"此谓之浊源，所以为敌将之武艺，固灵根而动心是也。若练到登峰造极至善处，亦可以战胜攻取，无敌于天下也。

（乙）练道艺者，是单重之姿势也。一足用力，前虚后实，重心在于后足，前足可虚亦可实。心中不用力，先要虚其心实其腹，使意思与丹道相合，进退灵通，毫无阻滞。进则如弩箭在弦，发出直前而行；退则如飞鸟归巢，飘然而返，勇往迅速，绝无反顾迟疑之状态。且练习之时，心中空空洞洞，无念无想，其姿势虽千变万化，然不勉而中，不思而得，所谓从容中道者是也。偈曰：拳无拳，意无意，无意之中是真意；心无心，心空也；身无身，身空也。释迦所谓"空而不空，不空而空，是谓真空"，其殆道艺之学不二法门钦。盖静者动之基，空者实之本，心中空虚则灵不昧，有大智慧，大明悟发生。如有人来击，心中并非有意防范，然随彼意而应

---

① 第一章无标题。以下类似情况，不再一一标出。

之，自然有坚决之抗力。静为本体，动则为用，正是此意也。盖拳发三节，无有象，如有形象影不为能。随时而发，一言，一默，一举，一动，行止，坐卧，以致饮食之间，皆是用，所以无入而不自得，无往而不得其道，以致寂然不动，感而遂通，无可无不可，此是养灵根而静心者之所用也。

第二节　初学规矩

练拳术，应循规蹈矩，不可固执己见，致有偏枯之弊。若专从力之方面发展，则为力所拘；专从气之方面发展，则为气所蔽；专求沉重，则为沉重所捆；专求轻浮，则为轻浮所散。总之，气血并重，性命双修，循序渐进，自强不息，久之则神意归于丹田，灵炁贯于脑海，其身体自然能轻、能重。轻则身轻体健，行走如飞；重则屹立如山，确乎不拔。盖炼神还虚则身轻如羽，气贯涌泉则重如泰山也。

第三节　初学三害

练武术，有当注意之三害，三害不明，练之足以伤身。学者，能力避三害，非特体魄强健，而且力量增加，勇毅果敢，并能神清气爽，明心见性，直入道义之门。

三害者为何？一曰拙力，二曰努气，三曰挺胸提腹。拙力者用力太笨，气血凝滞，以致血脉不能流通，筋骨不能舒畅，甚至四肢拘急，手足不能灵活，浸假而虚火上炎，拙气滞满胸臆，及肢体凝滞之处，或细胞暴烈变成死肌，或结为症瘕，贻害终身不可不慎。

努气者，力小任重，或用力太过，以致气满胸膈，壅滞不通，其气管往往有暴烈之虑，甚至气逆肺炸或不治之痼疾者，亦数见不鲜。

挺胸提腹者，气逆上行，不能降至丹田，两足似浮萍之无根，重心不定，身体摇动不安，譬如君心不和，百官失其位，拳术万不能从容中道。练习时，务要将气降至丹田，以直达于涌泉，然后身体屹立如山，虽有雷霆万钧之击，不能撼动其毫厘。学者，果能明三害，力为矫正，用九要八论之规矩，勤加锻炼，循序渐进，以致升堂入室而得拳法三昧，是为入道。学者，其各注意焉。

第四节　桩法慢练入道

观夫世之进化，每种事业，无不先立基础而后进展，基础固，则进步速。拳术之道，尤宜先立基础，故初学，以桩法为始，一曰降龙桩，二曰伏虎桩。练此桩法，先要虚其心，涵养本源，以呼吸之气下贯丹田，而充实其腹，慢慢以神意运动，舒展肢体，使气血循环周身，流通百脉，脏腑清虚，筋络舒畅，骨健髓满，精炁充足，而神经敏锐，故谓之养基立本，此桩法慢练增力之妙法也。谚云：本固枝荣。儒谓：本立而道生。以后无论操演何种拳势，精意莫不本此，虽起初不得妙境，久而久之心领悟会，不难妙极神明。否则不依规矩，操之过急，四肢必生挫折之苦，虽费神劳力而不得佳果。桩法慢性之锻炼，系顺天命之性，合乎自然之道，一动发于性，一静存于命。

偈曰：静为本体，动则作用。正是会意形象之法门，而道蕴藏其中矣。急练求之者，难得其中实益也。

第五节　三层道理

（一）炼精化气；（二）炼炁化神；（三）炼神还虚（练之以变化人之气质，复其本然之真也）。

第六节　三步工夫

（一）易骨。练之以固其基，以壮其体，虽老年人，可减少其石灰质，而增加其弹力性，肢体骨骼，坚如金石，重如山岳，有时意轻轻如鸿毛，意重而似泰山。

（二）易筋。练之以腾其膜，以长其筋，俾伸缩力，逐日增加，有拔山盖世之气，奋发有为雄飞于世界，虽血亏气弱之病夫，一变而为铜筋铁骨之壮士，岂非易筋云乎哉！

（三）洗髓。练之以减其重量，增其弹力，轻松其内部，活泼其运动，俾骨中清虚灵活而身轻如羽，体健似金刚矣。

第七节　三种练法

（一）明劲。练之有一定之规矩，身体动转要和顺，而不可乖戾；手足起落要齐整，而不可散乱；方者正其中，即此意之谓也。

（二）暗劲。练之以充实其丹田，使肢体坚如金石，但神气要舒展而不可拘。运动要圆通，活泼而不可滞；圆者应其外，正是此意也。

（三）化劲。练时周身四肢动转进退起落不可着力，专以神意运用之，唯形象规矩，仍是前两种，不可改移，但顺其自然之程序，勿忘勿助，一气贯通而已。三回九转是一势，即此意也。

第二章　九　要

第一节　三　弓

脊背相弓督脉上升，两肱相弓出势速猛，两股相弓进退灵通，故谓之三弓。

第二节　三　垂

肩要下垂气力贯肘，肘要下垂气力至手，气要下垂丹田养守，故谓三垂。

第三节　三　扣

膀扣开胸精气上升,阴气下降任脉通行,手足指扣周身力雄,故谓三扣。

第四节　三　圆

脊背形圆精炁催身,身形势圆旋转通神,虎口开圆刚柔齐伸,故谓三圆。

第五节　三　顶

头上有顶冲天之雄,手上有顶推山之功,舌上有顶吼狮威容,故谓三顶。

第六节　三　摆

两肘要摆摆肘保胸,身形宜摆摆身形空,膝摆步拗旋转灵通,故谓三摆。

第七节　三　挺

挺颈贯顶精气上通,势若挺腰气贯四梢,一身抖挺力达九霄,故谓三挺。

第八节　三　抱

胆量抱身临事不乱,丹田抱气气不外散,两肱抱肋出入不繁,故谓三抱。

第九节　起躜落翻要义

起要势躜,落要势翻;起要势横,落要势顺;起为横之始,躜为横之终;落为顺之始,翻为顺之终。起躜落翻,四字理分清。

第三章 八 论

第一节 论 身

前俯后仰，左侧右斜，正而似斜，斜而似正，阴即是阳，阳即是阴。

第二节 论 肩

精气贯顶，肩要下垂，两肘齐心，手势相随，身力至手，肩肘所催。

第三节 论 肱

左肱前伸，右肱撑肋，似曲不曲，似直不直，曲相弓形，出用返方。

第四节 论 手

右手在肋，左手齐心，两手阴阳，用力前伸，手随身动，势出宜迅。

第五节 论 指

五指各分，形相似钩，虎口圆开，有刚有柔，力要至指，须从意求。

第六节 论 股

左股在前，右股后撑，似直不直，似弓不弓，进则用力，股如返弓。

第七节　论　足

左足直出，右足斜横，步法莫紊，前踵对胫，两足旋转，足趾扣定。

第八节　论　谷

谷道提起，气通四梢，两腿转动，臀部肉交，势随身变，速巧灵妙。

法曰：

九要八论理要明，生克变化有神通。

学者悟通玄中妙，心意象形任性行。

第四章　四　梢

第一节　筋　梢

爪为筋梢，手足指功，手抓足踏，气力兼并，爪之所至，立生奇功。

第二节　骨　梢

齿为骨梢，有用在骨，切齿则发，威猛如虎，牙之功用，令人胆觫。

第三节　血　梢

发为血梢，怒发冲冠，血轮若转，精神勇敢，虽微毛发，力能撼山。

第四节　肉　梢

舌为肉梢，卷则降气，目张发竖，丹田壮力，肌肉像铁，脏腑充实。

法曰：

四梢之威理要研，精神勇敢力摧山。

若明四字玄中妙，神意光芒气绵绵。

第五章　六　合

第一节　六　合

六合有内外之分，内三合：心与意合、意与气合、气与力合；外三合：手与足合、肩与胯合、肘与膝合。又曰：筋与骨合、皮与肉合、肾与肺合、头与手合、手与身合、身与足合，又谓之内外三合。总而言之，合则谓全身法相，即是神合、意合、精炁合。光线芒芒神光四射，一气贯通而谓之真合矣。

法曰：

心要虚空精神要坚，意要安怡气要混元。

神光耀射光线绵绵，全体法相无处不然。

第二节　八忌歌诀

1. 出拳高举两肋空；2. 绝力使来少虚空；

3. 力猛变迟伤折快；4. 臂肱直伸无返弓；

5. 身无桩法如竿立；6. 相击易跌一身空；

7. 怒腾气升血冲脑；8. 心智变动不机惊。

第三节 八 性

八性者，即抓、扑、抖、掀、截、挂、舒、绵是也。抓者，如饥鹰之抓物；扑者，似狸猫之向前之扑鼠也；抖者，一身之力如猛兽之抖毛；掀者，即托起，平托，高托，左右相托也；截者，是堵住不让敌人手足发出也；挂者，乃是挂住敌人手足不能退回，或左挂、右挂，使一身不得中和之力也；舒者，伸开，于鸟之抖翎，展翅抖擞法也；绵者，柔也，柔中有刚，如沾绵联络相随之意也。

第四节 论 步

（甲）寸步。在前之足不退，向前进步。后足蹬力，催前足（又谓垫步）。此着之用，为敌所逼，无暇换步，方取此捷径，以制敌所不备，以其全用寸力，故曰寸步。路线图如左（见图1）。

（乙）踮步。前足先进，后足一直向前大进，即进之足复为后跟，以其步法连环，故曰踮步。路线图如左（见图2）。

（丙）弓箭步。两足斜丁势，前足着地，足心悬起，五趾抓地，腿似半圆形势，后足尖着地，足跟欠起，膝盖下跪，腿似曲弓，即返弓，因其两腿似弓，其要点全用后足尖往前放力催身。此步用途最广，消息全凭后足蹬，故曰弓箭步。路线图如左（见图3）。圆圈印足尖着地之足，左右进步换势皆依此类推。

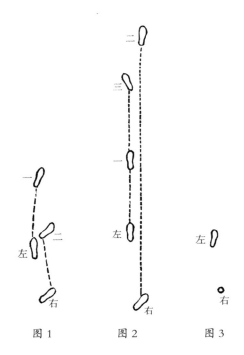

图 1　　　　　图 2　　　　　图 3

　　（丁）三角步。进退皆以三角势，或左右，或进步，抽撤无方，行踪无定，以其进退曲斜，故曰三角步，路线图如下（见图 4）。

　　进退无定，行踪飘忽，皆依三角路线图推演。

　　（戊）八字步。左足在前，右足在后之姿势，向右转为顺步势，回身先以左足向右足外合劲扣步，扣成八字形势，路线图如下（见图 5）。

　　此右一左二之足势如向左转为进步回身，将右足进步，向左足外，往里合劲，扣步与左足成八字形势，路线图如下（见图 6）。

　　以上两节皆是左足前、右足后之换势，如右足前、左足后，换势亦依前两节类推，故谓之八字步。八字之妙用，转势换身，最灵巧之步法也，学者，默悟生化无穷。

　　（己）纵跳步。两足之动作，或高，或远，平行而飞，或二三尺，数十尺不等。纵跳步最难练习，非功夫纯熟，身轻如猿，象似飞鸟，不能得其要素，学者得其真意，须以猿象中，恒心而研究焉。

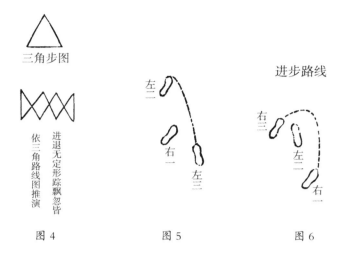

图 4　　　　　　　图 5　　　　　　　图 6

第六章[①]

第一节　阴　阳

阴阳，动静，刚柔，虚实，一阴，一阳，一动，一静，动而生阳，静而生阴，动之始则阳生，动之极则阴生；静之始则柔生，静之极则刚生，动而生阴阳，静而生刚柔。虚实，则阴阳动静之机；刚柔，则一动一静之理。一阴一阳之谓道，生生之谓易，成象之谓乾，效法之谓坤，通变之谓化，阴阳不测之谓神。刚柔相推，而生变化，阴阳相摩，八卦相荡，而易行其中。以象形之理而言，动则为意，静则为性，妙用为神。动静，动而未发谓之机，发而中节谓之和。中者，阴阳之大本也；和者，天地之大道也。致其中和，则天地位焉，万物育焉，心意象形之理而成乎其中矣。

第二节　丹田充实法

《论语·乡党》篇言："孔子屏气似不息者。"《老子》谓："虚其

---

① 　此章无标题。

心，实其腹。"《庄子》云："至人之息以踵。"《孟子》曰："善养吾浩然之气。"此四子者，不但得武术之三昧，及养生之秘诀，并且存心养性，守中抱一，得列圣相传之道统，后人谈文治武功者，莫不奉为师表。吾侪之欲研究国术者，岂可不尊为神明，以为却病延年、卫国保民之基础耶。今之谈武术者，莫不以炼精化炁、炼炁化神，及洗髓、易筋等语，逢人说项，成了一种口头禅。及问其具体练法及习学之步趋，则箝口结舌，茫然不知所答。兹将方法步骤及效果，述之于后，以贡献于社会焉。

（一）丹田，俗名小腹，即道家所谓安炉立鼎之处，在人一身之中，即力学上所谓重心者是也。欲使元气充足，变成金刚之体，每日或每夜，择空气清新之处，静立或静坐，皆可练习。注意适当之姿势（即合法规之势），先用略粗之呼吸，以开通气道，以意力送至丹田，待到腹中气满，然后呼出（此谓后天呼吸法）。如此数至十次，或二十次，即舌搭天桥，换为细呼吸，数至五十次或一百次，迨至无思、无虑，五蕴皆空，然后顺气息之自然，毋庸暗数矣。

（二）炼气百日，必丹田膨胀如鼓，坚硬如石，宜再注意尾闾夹脊，以上达于玉枕及玄关，一气灌活，周而复始，上至泥丸，下至涌泉，气息绵绵，听之无声，视之不见，所谓"至人之息以踵"者是也。

（三）每日练习不稍间断，不但坎离相交（心肾相交），有不可思议之乐趣，而丹田充实。元气既足，则电力（即一身之法相）增加，磁气（即全身精炁光线）发动，能击人于数步之外，有鬼神不测之妙用，知此玄理可以入道矣。

第三节　锻炼筋骨

欲求身体之健康，首要锻炼筋骨。骨者，生于精炁，而与筋连，筋之伸缩，则增力，骨之重者，则髓满（髓是人之精也）；筋之伸缩，骨之灵活，全系锻炼。头为五阳之首，尾闾为督脉之门，头宜上顶，尾闾中正，则精怎透三关入泥丸（脑海）；背胸（指背筋、胸筋言）圆开，气自沉下归丹田（小腹）；两肱抱撑，肩窝吐气，开合伸缩，力达指心（指，手指；心，手心，属筋）。象其形，龙蹲，目之精，爪之威；虎坐，摇首怒目，胯坐挺绵腰；腰似车轮转，身有平准线；两足心含虚，抓地如钻钻；两股形似弓，进退要连环，骨灵河车转（如机器之轮轴也）；筋络伸缩如弓弦，身劲动发若弦满，手出如放箭，运动如抽丝，两手如撕绵；手足（手足四腕力也）挺劲力，叩齿骨自坚（齿属骨）。形其意，摇首摆尾间，动如飞龙升天，蹲似猛虎出林，纵跳灵空像猿猴，步法轻妙如猫行。得此要素，神乎技矣。

第四节　三性合一

夫三性者，以心为勇性，以目为见性，以耳为灵性，此三性为艺中应用之根本也。然运用之法，心应不时常警醒，目应不时常循环，使之精灵三性，象影相合，运贯如一。蕴发在意，其大无外，其小无内，放之则弥六合，卷之则退藏于密，其味无穷，正是三性之要义也。

第七章　六　意

第一、二节　会意象形

象形者，会意也，发于外而谓之象，蕴于内而谓之意，意可蕴，亦可发，意由心出，象由性生。《中庸》云"诚于中，形于外"，正是意象之谓也。以人之四体、百骸运动而象其形，悟其真意，效其灵性，通其造化，而以术延寿，以健身心，如华佗之五禽是也。

第三节 假 借

假借者，是乘敌人之来势，运吾之机谋，忽纵而忽横，纵横因势而变迁；忽高而忽低，高低随法（法者，天也，流行之气也）以转移；尾闾中正神光耀（精炁、电力四射也），炁透三关入顶门；腰像车轮，身有中线，全身法象，如百炼纯钢绕指柔，似万缕柔丝缠绕绵绵不断。彼刚，我柔，彼柔，我刚，任他巨力雄伟汉，一指运动分千斤。此假借命名之意也。

第四节 转 注

转注者，旋转圆动力而中心不失也。圆中纵横似弹丸，光线芒芒无分左右前后，即《中庸》云"中立而不倚，和而不流"，正是此义。无论如何旋转不失中心，取义指南，命名"转注"也。

第五节 指 事

指事者，如阵法，似长蛇，击首则尾应，击尾则首应，击中则首尾相应，忽上像飞龙升天，忽下似潜龙在渊，忽前后，忽左右，忽高低，像云龙之探爪，气若龙飞万里，像犹虎贲三千，如战阵行军，声东击西，故而谓之指事也。

第六节 谐 声

谐声者，发号施令也，如龙吟虎啸睡狮吼，神气能逼人，精气能摧人，威猛能惊人，两目神光耀，使人一见而生畏。形之于战斗力，斜入而直出，直进而横击，刚来而缠绕，柔去而惊抖，丹田含炁，神意贯指，按实用力，吐气发声，故取义谐声也。

第八章　名称五法（内附五中）

第一节　飞　法（直中）

飞法者，直中也。性属金，练筋力，有刚坚之气，外刚内柔，有挺劲与横力，能攻坚击锐。

第二节　云　法（化中）

云法者，化中也。性属水，练柔力，形似波浪，外柔内刚，有弹簧鼓荡吞吐惊抖之机。

第三节　摇　法（圆中）

摇法者，圆中也。性属木，练身力，刚柔相济，有曲折回环机惊翻浪抖擞之威。

第四节　晃　法（虚中）

晃法者，虚中也。性属火，练定力（以意而作用），含火机之妙，外静内意，柔刚兼有，有爆烈惊炸之猛。

第五节　旋　法（实中）

旋法者，实中也。性属土，练圆力，刚柔相合，足有踏八卦步九宫之奇，有墩厚、沉实、方正、圆活之象。法曰：方者以正其中，圆者以应其外，三回九转即是此法之意义也。

第九章　八卦成象（序言）

乾、坎、艮、震、巽、离、坤、兑，震为龙，兑为虎，离为牛，坎为马，乾为象，艮为狮，巽为熊，坤为猿。

法曰：

　　　　游龙　　睡狮　　威猛虎　　精神猿

　　　　醉熊　　文象　　马迹蹄　　瞪目牛

第一节　龙

龙象，炼精意。龙有游空、探爪、缩骨、藏形、惊抖、缠绕之神。

第二节　虎

虎象，炼精炁。虎有怒目、摇首、摆尾、横冲、竖撞、奔披之威。

第三节　马

马象，练腹实，腹实体健而身轻。马有疾蹄跳涧之勇。

第四节　牛

牛象，练桩力。久练此象，能生千斤力。牛有两足栽根，身重如山之状。

第五节　象

象象，练筋络。人之一身，大者为筋，小者为络，象有屈伸四体百骸筋络之法。

第六节　狮

狮象，炼神气。狮有心定、神宁、养性、修真之妙。

第七节　熊

熊象，练静力。熊有晃身沉实气贯丹田之真。

第八节　猿

猿象，练灵神。猿有三闪六躲轻妙纵跳之灵。

第十章　八象合卦

第一节　四合卦

坤乾卦，猿象二法相合，土生金，卦名地天泰；坎离卦，马牛二法相合（卦名水火既济，阴阳相交）；震巽卦，龙熊二法相合，属阴阳二木（卦名雷风恒）；兑艮卦，虎狮二法相合（土生金，卦名泽山咸）。

第二节　四生气卦

乾兑卦，象虎二法相生，卦名天泽履；坎巽卦，马熊二法相生，卦名水风井；坤艮卦，猿狮二法相生，卦名地山谦；震离卦，龙牛二法相生，卦名雷火丰。

第三节　四绝命卦

艮巽卦，狮熊二法相克，卦名山风蛊；离乾卦，牛象二法相克，卦名火天大有；坤坎卦，猿马二法相克，卦名地水师；震兑卦，龙虎二法相克，卦名雷泽归妹。

法曰：

> 八卦八象，阴阳化生。六十四卦，内藏真情。
>
> 性命双修，参赞禅功。水火既济，火候纯青。
>
> 联络纵横，奇妙无穷。证悟道理，性命长生。

法曰：

> 练至骨节通灵处，周身龙虎凭横行。
>
> 掌心力从足心起，一指霹雳万人惊。
>
> 学艺精心求其妙，吐气使力如山崩。

第十一章①

第一节　修养要论

盖夫人先天体质虚弱，后天失调，久罹病苦，医法已尽，药物无灵。此术能使其身体健康，患根拔除；胆气薄弱，意志颠倒，烦乱不宁，阴阳

---

① 此章无标题。

不交（即心肾不交），稍遇惊恐，心胆俱裂，苟能依术锻炼丹田之炁，充实其腹，以镇定心神，而增百折不挠意志力。法不仅愈己之病，而且对于家庭之上，精神、肉体痛苦，亦能随缘普济。换而言之，由肉体方面，渐进向精神进步研究，善能变化人之气质，使刚者柔，弱者强，病者愈，胆惊壮。学者得此要素，则人生多美感之快乐。古圣千辛万苦始得之法门不传，今一朝启其秘藏，明此道理可以通三教之真髓矣。

第二节　生理呼吸

人类呼吸之作用目的，最切要者，曰生活机能，故圣人视息曰命，可知生命与呼吸是非有二，一呼一吸者，即吾人之生命也。欲知生命之真意，必先研究根本，第一步曰"呼吸"，且吾人肉体中，最重要之物质，为血液。夫血液之营养分，非藉呼吸不能制造纯良鲜血质，因空气中气分中有一种养料，名酸素，此质吸入内部，则使全体能起酸化作用，且酸素与细胞组织中老废物，化合而为碳酸素，藉呼吸作用以吐出之。空中之新酸素吸入腹内后，则能使黑暗色之旧血液为深红纯良之新血液，辗转交流，循行全身，是即呼吸收效果目的之法门也。

第三节　实修内容大纲

（一）正身法；（二）调息法；（三）修心法。其正身法内有注意与随意二法。调息法内有三步呼吸：（1）努力呼吸；（2）丹田呼吸；（3）体呼吸（即法轮长转）。修心法：（1）至诚；（2）守一；（3）腹呼吸。此为修心炼性，次第实修之法门，调息法与修心法，互相结合，笃行而生一种天然之佳趣，下列表以指示结合系统途径：

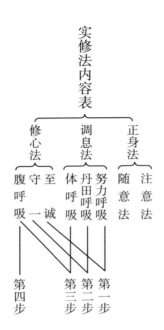

此表学者，初见似难悟会，然实极简易，其要点不过由浅入深。如调息法中之努力呼吸，即丹田呼吸之先导，丹田呼吸又为体呼吸之准备，详而言之，体呼吸又为修道之终法，最上乘之功夫。修心法中，至诚不息，为守一之纲领，守一又为体呼吸之法门，如学者果能至诚不息，则可以入道矣。调息由精神方面作用，进于体呼吸，先要铲除杂念，而至诚不息，抱元守一之佳果得矣。

第四节　正身法

先要注意，身体相当之姿势及态度，无论行止、坐卧，务要使脊骨柱正直无曲，首勿倾于前后；耳与肩对，鼻相对脐。道经云："尾闾中正神贯顶，炁透三关入泥丸。"此姿势，宜常保守，不但练时为然，勿论何时、何地，莫忘却此法，《中庸》云道不可须臾离者是也。正身用意，动作皆于法规，不可随意倾跌，学者最宜慎之。

第五节　注意法

欲实行修养法时，最注意者，即适当之姿势。如练时，先向下腹部，以意沉气贯通，使出小腹突出（常人不知此法）。但初行时，总苦气不及于腹。其法最紧要者，即闭口齿，以鼻向外徐徐出气（而微细有声，出至力不能出时，下腹自然突出）。

第六节　随意法

随意法，即权便之法门也，无论行止、坐卧、车上、马上，皆可随意而练之（此法用意而练）。有一时工夫修一时道，有一刻工夫练一刻心，一日之内，十二时，意所到，皆可为。偈曰：行立坐卧任呼吸，一呼一吸立丹基；唇齿着力学龟息，息字自心圣人知；四个囊籥八卦炉，不知不能立丹基。

第七节　三步调息法

调息法者，即调和气息之谓也，分为努力呼吸（后天）、丹田呼吸（先天）、体呼吸（周天）。此三种呼吸，乃是修道始末根本工夫，由粗入细，由细入微，由微入道。若论其极，绵绵若存，若有，若无，若实，若虚，勿忘，勿助，呼吸不从鼻中而出，从全身八万四千毛孔，云蒸，雾起，往来而出入。道至此时，全体安适，悠悠而入于极乐世界矣。

第八节　呼吸与精神关系

呼吸者，则谓之调息也，息调则心静，息外无心，心外无息。欲得息外无心之妙，必须真调息，息调则心定，心定则神宁，神宁则心安，心安则清静，清静则无物，无物则气行，气行则绝象，绝象则觉明，觉明则性灵，性灵则神充，神充则精凝，精凝而大道成，万象归根矣。

第九节　组织调息法

练功夫时，宜择天朗气清之地，敛情摄念，心无所思，目无所见，鼻无所嗅，耳无所闻，口无所言，神将守形，任从两足行动处，一灵常与俱相随。《坛经》云："行也能禅，坐也能禅。"行也绵绵，坐也绵绵，醒也绵绵，睡也绵绵；气升乾顶，气降坤田；出息微微，入息绵绵，至诚不息，性命永安。

第十节　努力呼吸

努力呼吸，与自然呼吸并无大异，唯呼息吸息稍微用力于下腹部耳。开始行功之时，须将身体立正，面微仰，目斜上视，先从口中念呵字，念得气不能出时（念时切莫有声，有声反损心气），然后再用鼻子吸入空中新鲜清气，使肺中充满，则横膈膜向下，以意力向下腹用力，徐徐送至丹田，时间停止少许，谓之停息。嗣后将腹内之气，从鼻中微微呼出，使横膈膜次第向上，而胸部肺底之浊气可以排泄而出。以上呼息、吸息二法，循环为之，其呼吸机能顺通，乃移于丹田神意呼吸，偈曰：一呼一吸，通乎气机；一动一静，通乎造化。正是此意也。

第十一节　丹田呼吸

丹田呼吸，此法与努力呼吸所异者，呼息气下入丹田，而谓之阖；吸息气辟而上升，谓之开（又谓阴阳相交）。《易》曰："一阖一辟谓之变，往来不穷谓之通（即明心见性）。"呼息下贯丹田，吸息上至心脑（谓之水火既济），以心意而存于心肾，使气上下而往返，则精气透泥丸。偈曰：三田（泥丸、黄庭、土釜）往返调生息，混元二炁造化机。神不离气，气不离神，呼吸往来通乎二源。久行此功，则丹田炁充而精凝，精凝则性灵，性灵则神合一，呼吸之息如无呼吸状态。功夫至此，然后可进论体呼吸法矣。

第十二节　体呼吸

体呼吸者，乃呼吸最上乘法。前两步呼吸，不过为达此步之途径，虽由丹田呼吸渐进而至于体呼吸，但体呼吸乃是周天法轮之呼吸。此呼吸全不赖呼吸器而出气息，从全体八万四千毛孔云蒸雾起而为呼吸。然此呼吸，实为呼吸最终之目的，最上乘之法门，故习此功者，不可不恒心努力达此境域。盖真体呼吸，虽未易得，而能恒性求之，不难由近似而得真实也。练体呼吸，须要充实气力于下腹，以意在内换气，呼吸从尾闾，上升透脊骨，过玉枕，入泥丸，而至下鹊桥，度重楼，过黄庭（离宫心也），至丹田，而谓之一周（周天），转法轮以意力，由脐轮向左从小而大，再向右转脐轮，由大而小，由中达外，中全外，由外至中归无极。此节功夫，乃是精神真正呼吸，非有真传难入其道，非有恒心难达其境，学道者，勉力为之，以期达此境域是为至盼。

第十三节　修心法

修心法者，即成道不二之法门也。释谓明心见性，道谓修心炼性，儒谓存心养性，其名虽殊，则理是一。至其练法，则先藏气于丹田，作丹田中之意识，使头部渐渐冷静，杂念灭除，妄念次第消散，以全身精神集注于下腹，入于无念状态，腹呼吸自然现于意识界，遂成一种抱元守一之象。以期达此三步最上乘功夫，从至诚不息中而求之，修心炼性之术，尤愿上等有根器者笃行之。

象形拳法真诠（上编）

总 纲

第一节　虚无无极论

法曰：

> 无虚无极炁中理，太虚太极理中炁。
>
> 动静乘风分阴阳，相分阴阳为天地。

虚无者，○是也；无极者，◉是也。虚无者缥缈空空，无极者混混沌沌，则其中含一点生机，此极为先天真一之祖炁，性命之根，造化之源，生死之本。龙虎二炁发源之始，易谓之太极也，儒谓浩然，道谓金丹，释谓牟尼，正此之谓也，名虽殊其理则一，知此道理可以入德矣。

开始

预备起点，先将身体立正，两手下垂，面微仰，目平视，两足九十度之姿势，听息下行，使气充实丹田，心中屏除一切杂念，无思无虑，五蕴皆空，此势顺行天地自然化生之道，又谓之混元一炁，取一炁含万象，以后无论演各法象，皆依此而开始。

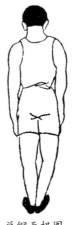

总纲无极图

第二节　太极论

法曰：

太极动静分阴阳，少阴少阳体中藏。

阴阳互生为四象，中间五土自生黄。

太极者，炁形之本，无极而生有极也。自无归有，有必归无，无能生有，有无相生，无有尽时，则绵绵流行不息。太极阳仪是气之伸也，太极阴仪是气之缩也，太极中于四象，两仪之母也。其性属土，天地万物皆由土而生，故万物之旺，以土为本，万物之衰，由土而归根。取之于身，在脏，属脾，为土，脾旺则四体百骸健全。取之于法象，为旋法，土力也，内包四法，即金力、水力、木力、火力是也，共谓五德，而又谓之五行也。

化身

将无极之势，半面向左转，左足跟靠右足里胫骨，为四十五度势；随时再将身体下沉，腰塌劲，头顶劲，目平视，内中神意，抱元守一，取义中立不倚，和而不流；口似张非张，似合非合，舌顶上颚，谷道微提。此势取法一炁含四象，谓之揽阴阳，夺造化，转乾坤，扭气机，于后天之中，返先天之真阳，退后天之纯阴，复本来之真面目，归自己之真性命，而谓之双修也。故心一动而万象生，其理流行于外，发著于六合之远，无物不有；心一静，其意退藏于密，无一物之所存。所以数不离理，理不离数，数理兼用，方生神化之道，体用一理，动静一源，分而言之为化象，合而言之仍归一炁也。

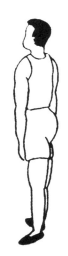

太极两仪图

第一章　飞法会真

　　飞法性似闪电，属天干庚辛，在身为肾，两仪也，属右命门；在五行属金（情也），有白虎肺金之气。形之于性体，筋络舒畅，丹田炁足，灵炁贯顶，玄门谓之曰云朝顶；形之于拳法，骨坚如金石，动如闪电，缩身而起，长身而落，有挟人之技，穿针之妙，点穴之精，返身旋转之灵通。行如流水，无坚不入，无物不摧，故曰属金力者是也。其拳顺，则肺金之气和畅，而无咳嗽之疾；其拳谬，则肺努而体弱，弱则生病，学者尤宜加意焉。步径斜曲，两步一组，图列后。

　　法曰：

　　　　　白虎之精，五行肺金。丹田火发，灵炁通神。

　　　　　形于拳法，闪电穿针。四体和畅，刚柔齐伸。

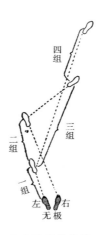

飞法进步路线图

第一节 飞 法

开始

将两仪之势。

步法

右足不动，左足向左斜进步成斜丁势，两股曲弓，左足尖挺劲蹬力，膝盖上提，右足全蹬力，膝盖下跪劲，两膝里相合，小腹放在大腿根上。

手法

两手同足进时，向里合劲，合至手心朝上，从心口上起，往前托劲伸出，两肱抱撑，似直非直，似弓非弓，右手在左手腕下、肘前，相离三四寸，目视左手中指梢。鼻与手对，手与足顺，两肩松开，两胯根塌劲，是肩与胯合；两肘微垂劲，两膝合劲，是肘与膝合；两足蹬劲，两手五指伸劲，是手与足合，此谓之外三合也。要而言之，是肩催肘，肘催手，腰催胯，胯催膝，膝催足，上下合而为一。此身法，不可前栽后仰，左斜右歪。正是斜，斜是正；阴为阳，阳则阴，阴阳相合，内外如一，谓之六合也。总而言之，六合是内外阴阳相合，阴阳相合，则两仪分象，三才而生之法门也。取之拳意，谓金手，金手刚猛，力能攻坚击锐，故各法象，皆依此开始而化身也。

法曰：

> 三才三身非无因，分明配合天地人。
>
> 三元灵根能妙用，全体法象亿化身。

法曰：

> 左足斜出，右足斜横。
>
> 两股形曲，两足力蹬。
>
> 手心朝上，前伸顺胸。

两肱抱撑，目视手中。

肩松胯坠，头要上顶。

五指各分，阴阳化生。

两仪分象，化身（意也）无穷。

三元灵根，久炼坚凝。

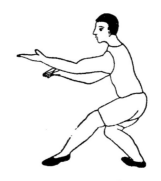

飞法左开始图一

第二节　飞　法

左化身（变化是也）

　　左足不动，右足向前进步，足腕挺劲；右手心朝上，亦同时顺左手腕外，向前稍拧伸劲直出；左手掌同时顺右肱向里合劲，至手心朝下，往回极力拉劲，至右肘下紧靠停住；两肱抱撑，屈伸，两肩松开，两股弯曲，头顶，身挺，胯坠，仍如前势，目视右手中指。

　　法曰：

　　　　左足不动，右足前进。

　　　　左手回拉，右手前奋。

　　　　前手取鼻，后手肘近。

　　　　手足与鼻，列成直阵。

　　　　头顶足蹬，肩窝吐劲。

　　　　两肱抱撑，丹田气沉。

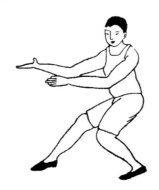

飞法左化身图二

第三节　飞　法

右化身一

　　左足不动，右足向右方斜进步；右手心仍朝上，臂肱挺劲，同足进时，用横力向右直出；左手不动原势，与右手同时向右横力；肩松，胯坠，气沉，腿曲，身子半阴半阳，目注意右手中指。

法曰：

左足莫动，右足右进。

两手原势，横力挺劲。

目力贯指，丹田气沉。

肩松胯坠，腰似车轮。

挺劲贯顶，身有平准。

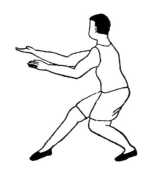

飞法右化身图三

第四节 飞 法

右化身二

右足不动，左足向前进步；左手同足进时，顺右肱外拧至手心朝上，极力伸出，至极度为止；右手亦同时向里合劲，至手心朝下，顺左肱向回拉劲，至左肘前紧靠，停住；两肱、两股、胯、腰、膝之劲力，仍同前势，目视左手中指。再向前练，左右二势化身，手足身法步，均同，数勿拘。

法曰：

右足不进，左足前行。

左手前伸，顺肱（右肱也）出拧。

右手合扣，回拉护胸。

目意贯指，精炁贯顶。

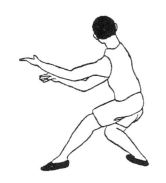

飞法右进化身图四

第五节 飞 法

回身法

左足在前，右转身，右足在前，左转身；（右转回身法）先将左足尖向回扣步，与右足尖相对成八字势；左手同足扣时，向右肩，平合劲；右足随进仍顺，右手同时顺左肱肘外，扭劲，前伸，至极度止，高与肩平；左手随向里合劲，手心向下顺右肱往回拉劲，至右肘下停住，紧靠，目视右手中指。再进步化身，法均同，收势原地休息。

法曰：

　　　　左足回扣，随势转身。

　　　　左手右合，右手前伸。

　　　　右手进前，手足对准（鼻子也）。

　　　　目视手掌，听息下沉。

　　　　再向前演，手足莫紊。

　　　　左右回身，依此法箴。

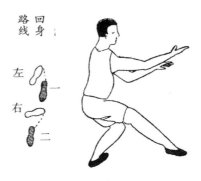

飞法右回身图五

第二章　云法会真

云法性似波浪，属天干壬癸，性能一气流行，忽高忽低，荡荡流行绵绵不息。以拳法性情言之，云从龙，身体行动如神龙游空，蜿蜒旋转行踪无定，犹水之流，克尽其曲折能事；取诸身属肾，在五行属水，故谓之云法水力也。此拳形，外和顺，而内刚猛，有丹田凫实之妙，古仙云"丹田气实，身轻体健"，正是此形之要义也。拳行顺，则清气上升，浊气下降，百疾不生；拳行逆，则意失其真，气不下降，两足如浮萍，真劲不生，拙力不化，终身未克有济也。步径曲直无定，两步一组，学者，最宜深究其妙道。

法曰：

云龙游空，忽高忽低。荡荡流行，绵绵不息。

行迹无定，身轻腹实。万缘皆空，精神蓄之。

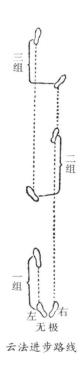

云法进步路线

第一节　云　法

开始

无极之姿势，先将左足向前进步，右足不动；（左右）两手同足进时，从胸向前极力伸出，左手心朝上高与左肩，顺膝；右手心亦半朝上，掌伸至左手腕下，相离四五寸；两肩松开，两肱屈伸，头要上顶，腰挺胯坠，两股曲弓，双手腕皆宜挺劲，目视左手心，势谓之云法接手。

法曰：

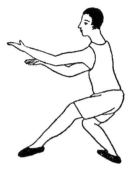

左足先开，右足斜横。

两手同发，迅速要猛。

前手平肩，后手抱胸。

腰挺胯坠，头宜上顶。

四腕挺力（手足指腕），股肱曲弓。

目视手心，精气要充。

云法左开始图一

第二节　云　法

化身

右足不动，再将左足尖斜横，向前进步；左手同足进时，向里合劲，合至手心朝下；右手亦同时向里往上扭劲，扭至手心朝上；两手一齐向后极力拉劲；右肱拉至肘在胸，手顺左膝，与心口相平；左手拉至右肘旁大指相靠，身含缩力；臀下坐力，两肱曲弓，两足蹬力，目视右手心。

法曰：

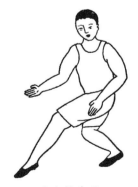

右足不动，左足进横。

双手阴阳，回将缩弓。

左手肘近，右手平胸。

臀向下坠，头宜上顶。

股肱曲弓，两足力蹬。

目视前手，神意兼雄。

云法左将手图二

第三节 云 法

化身

左斜之足不动，右足向前进步；两手原势不变，极力向前推劲伸出，右手伸至高与右肩平顺，左手伸至右手腕；股肱皆要半圆形势，肩松开，挺膝，坐胯，目视前手心。再演，化身，手足身法如云法左开始图一、云法左将手图二，数勿拘，左右进步，化身，皆依此类推。

法曰：

左足不动，右足前进。

两手原势，极力前奋。

右手顺肩，左手腕近。

手足与鼻，列成直阵。

化身再演，手足莫紊。

依此法规，变化通神。

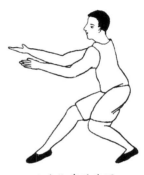

云法化身进步图三

第四节 云 法

回身法

左足在前，右转身，右足在前，左转身；（右转回身法）先将左足尖向回扣劲，与右足成八字形，右足随进成顺；右手同转身时，向里合劲至心口上，左手亦向下合，往怀中抱劲，至右肘，同时极力伸出，如云法左开始图一。回演化身，仍如前势，归与原地休息。

法曰：

左足回扣，右足顺进。

两肱合抱，随转前伸。

左右化身，手足莫紊。

原地收势，屏息下沉。

第三章 摇法会真

摇法，性似龙，属天干甲乙。在身为肾（两仪），属左肾门，在五行为木（性也），在五脏属肝，有青龙肝木之炁，施之于身，则平肝固气，形之于四体百骸，则皮肉如绵，而筋骨如刚，骨骼无处不生锋芒；曲直之形，以拳法妙用言之，活动筋络，能曲，能伸，有飞腾变化之神，有静中策动之妙，故曰：摇法性似龙，属木力者是也。此拳外静，而内动；外柔顺，而内刚猛。拳形顺，则心中虚空，丹田炁坚（释教谓之牟尼珠），平肝固气，而目光明；拳形逆，则性昧不灵，气滞伤肝，肝伤则两目昏瞀，动辄疼痛之患，学者不可大意，若能细心研究其妙道，神乎技矣。步径斜曲，两步一组，图列后。

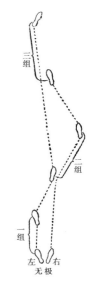

摇法进步路线

法曰：

青龙之炁，五脏属肝。四体百骸，筋骨刚绵。

外静内动，丹田炁坚。精炁贯顶，劲起涌泉。

第一节 摇 法

开始

无极势，右足不动，左足前进步；双手同时手心翻上平心口，极力向前伸出，左手顺膝平肩，右手伸至左手腕下（势谓之无极接手）；势不停，两手阴阳向左斜横（弧形），极力捋劲，右手心捋至朝上，肘顺左膝平乳；左手捋至手心向下，在右肘旁，相离四五寸。形象右肩左膝，头顶身拗，目向右平视。

法曰：

　　右足不动，左足前进。双手翻上，顺力前伸。

　　伸势不停，回捋斜劲。左手抱肘，右肘顺心。

　　两手阴阳，目右传神。舌卷气息，屏气下沉。

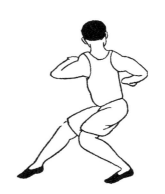

摇法左开始图一

第二节　摇　法

化身

　　左足先向右进步，右足随前大进步，足尖稍向里合；两手阴阳，同足进时，向右斜横（弧形）极力捋劲，左手心捋至朝上，肘顺右膝平乳；右手捋至朝下，在左肘旁，相离四五寸。势象左肩右膝，目顺左手心前视。再演化身，手足、身法意，均相同。

法曰：

　　左足斜步，右足大进，

　　两手阴阳，斜横捋劲（向右）。

　　左肩右膝，目顺手心，

　　右手旁肘，左肱屈伸。

　　左右化身，势不宜紊，

　　依法类推，阴阳通神。

摇法右化身图二

第三节 摇 法

回身法

左足在前，右转身，右足在前，左转身；（左转回身法）右足向左足傍，回扣步，成大斜八字势，左足随进；两手同转身时，阴阳合力，向左斜横（弧形）将劲，左手心向下仍抱右肘，右手心向上仍顺左膝；平肩，与前势相同，左右回身依此法，收势原地休息。

法曰：

右足回扣，左足随进。

两手阴阳，随势化身。

手足变化，肱曲力伸。

两股弓屈，足趾扣劲。

收势休息，丹田气沉。

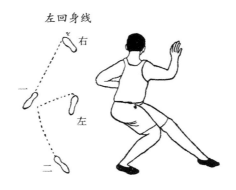

摇法左回身图三

第四章　晃法会真

晃法性似醉翁颠倒（内含真火），在天干为丙丁，在五行属火，取诸身为心。生心为性，性定即禅，心动即机，机动则猛虎出林，火发则神龙游空。形之于内，有禅机之妙，醉翁火发之意；形于拳法，用之发手如爆烈之炸弹，势动如火之烧身，有掉（音背，起也）摔之功，有猿猴之灵，且异常猛烈，刚柔相济，故曰晃法，火力也（火有性而虚无）。拳形和，三昧通灵，躁心化，玄妙生，体舒神畅；拳形不和，则中心不空，四体失中，筋络拘率，诸法皆不得中立地步，学者不可不慎焉。倘能详细研究，得其真诠，以术接命，而寿延年。身拗步斜，两步一组，图列后。

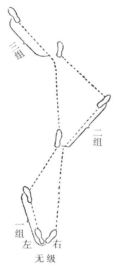

晃法进步路线

法曰：

> 醉翁性颠颠倒颠，性定神安醉如眠。
>
> 禅机一动真火发，性命皈根见玄关。
>
> 三昧通灵成大道，以术延命寿绵绵。

第一节　晃　法

开始

无极势，右足不动，左足向左斜进步；（左右）两手同足进时，向里扭劲，至手心朝上，平心口一齐往前极力伸开，如托重物相送之意，与

855

肩相平；两肱屈伸，如怀中抱物之势，俟伸至极端，两手随向下翻劲平胸（头要上顶力），如托物猛翻下放之意，两手俟平胸之时不停，仍手心翻上，还成托物之势；股肱屈伸，头顶，身挺，目视两手中间。

法曰：

　　左足斜进，右足斜横。

　　双手起伸，托物手中。

　　俟伸极端，翻放平胸。

　　势不宜停，翻上要猛。

　　仍落起势，目视掌中（两手中间）。

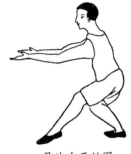

晃法左开始图一

第二节　晃　法

化身

左足向右斜进步，两手托物之势不拳回，同足进时再向上起，端劲，齐眉，向右方摇肩，晃身两肱似画上半圆形；右足随大进，两手俟右足着地时，随向下翻劲平胸，如托物翻放之意，两手俟至胸不停，仍翻上成托物之前势。再演，唯两肱不拳回，手足身法步相同，数勿拘。

法曰：

　　左足右开，手托上举。

　　摇肩晃身，肱半圆势。

　　右足着地，翻落猛起（手翻上起）。

　　势不宜停，互相一理。

　　手足身法，以此为之。

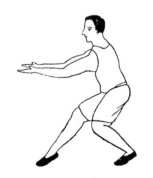

晃法右化身图二

第三节　晃　法

回身法

左足在前，右转身，右足在前，左转身；（左转回身法）右足先向左，转身进步扣势，与左足成大斜丁势，两手仍托物之势，随同上起，摇肩晃肱齐眉；左足随转身进步仍顺，两手俟左足着地，仍猛翻，下放，上起，与前势精神、劲力均同，左右回身，皆依此法，收势原地休息。

法曰：

> 右足回扣，随势转身。
>
> 两手上举，两肱力伸。
>
> 左足随进，手翻气沉。
>
> 下落上起，力举千斤。
>
> 左右互换，手足莫紊。

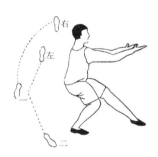

晃法回身图三

第五章　旋法会真

旋法，性似旋风，在天干属中央戊己，在五行属土，取诸身为脾。脾者，意也，为人之元性。意能变通万象，如土能生长万物也。形之于身内，属阴阳二炁阖辟之机，左旋右转，一起一伏，两者循环，形似璇玑，释谓法轮，道名周天，孔云行庭。形之于拳法，性能，是一气之开合，其形圆，其性实，无纵横，旋转似弹丸，万法开端，能与各法相合，故曰土力也。形势顺，则内五行合，身体健壮，百疾不生；形势逆，则气努伤脾，脾胃虚弱，则五脏不克溶化食物，各疾因此而生，诸法亦失其真意矣。学者深思默悟而得之于身心，以通诸窍。步径，斜八、正八、斜丁、正丁，内含八卦图，图列后。

法曰：

天旋其外，寒暑无穷。身旋其内，术命相通。

形之于拳，开窍通灵。脾胃健壮，百疾不生。

旋法，与各法之步径不同，由中央戊己土开始，以立正九十度之无极势开步，左旋右为齐，（主也）右旋左为齐，此图外圆内方，取天圆地方中央土之意。足之动机、开合，皆依正八、斜八、正丁、斜丁，或左向右，或右向左，九十度之步骤为之。其动机之四周，合三百六十周天之数，学者悟此图之禅机，游身、化象、八卦、九宫之玄理，在其中矣。道云：得其一，而万事毕。即此意也。

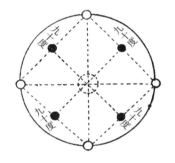

旋法步径图

第一节　旋　法

开始

无极势，先将右足向左足旁回扣，进步成八字势（此谓之合），左手随右足扣步时，向里合劲，从胸前，顺右乳上趱，至手心朝上，与顶相齐，肘与右膝相顺，右手亦同时向里合外扭，至手心朝下，大指紧靠右胯，头顶、身拧、膝扣、足蹬，目视左手心。

法曰：

右足回扣，两足八形。左手上伸，极力趱拧。

左肘右膝，目视手中。右手心下，肱稍外拧。

头身挺起，两肱拗弓。

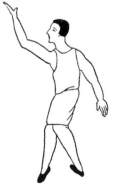

旋法左转身开步图一

第二节 旋 法

化身

右足不动，左足向外进步，与右足成反八字（足谓之开），左手向外扭，用抓力，俟左足着地，随向下捋劲，捋至左胯，手心朝下，肱稍外扭，右手亦同。转身开步时，向里合劲，从胸顺左乳上躜，与顶相齐，与左膝相顺。头顶、身拧、足蹬，目向右视。再进步化身，右足仍扣，左手上躜，右手下捋，与扣步图一同，再化身与图二同，数勿拘。如右转化身，手足身法均同，收势归于无极休息。

法曰：

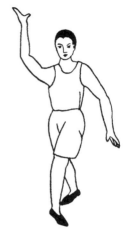

旋法左转身开步图二

　　左足进开，八卦成形。左手抓拧，下擫胯平。
　　右手上躜，手心平顶。右肘左膝，挺劲身拧。
　　两足蹬力，目视顺平。右转化身，与此雷同。

第六章　五法合一五行

天有阴阳阖辟之机，人有阴阳动静之理；天有寒暑，人有虚实。天地合气，别为九野，分为四时，月有大小，日有长短。人身阴阳不离呼吸，阴阳动静，合乎天地，阴阳生化，分为四象，合中五行，内有五脏，外有五官，皆与五行相配。心属火，肝属木，脾属土，肺属金，肾属水，此五行隐于内；舌通心，目通肝，鼻通肺，耳通肾，人中通脾，此五行发于外。且五行有相生之道，水得金而生，木得水而达，火得木而旺，土得火而多，金得土而生，阴阳化生万物育焉。五行相克，木遇金而伐，火遇水而灭，土遇木而克，金遇火而缺，水遇土而绝。五行之气，万物尽然，岂可胜竭。且五法拳术之生，取义包罗万象，五法之克，以应敌，取其五种力也。生克之理，取义命名，亦犹此意。五法分演谓之辟，合演谓之阖，单习谓格物，合而谓修身。单习不熟，且莫合演，因内中神化难得贯通一气。且拳法贵乎一气呵成，不可中间断意。五法合一演习，势如连珠箭，无论地方大小皆可为之。小者，用八字步进退、转身；大者，飞行九宫之步，使于游身化影、缩身藏形。其大无外，其小无内，狭小之地，且不觉其小，方圆宽大之处亦不见其大。合一图路线，谓之初步，如往宽大演之，至十二节旋法，（土力）不回身，仍接演左手飞法，（金力）再演前势。如回身，至旋法而回演，进退往返四十八势矣。学者依图悟象形，神妙禅机，点穴妙法，剑术神化，诸器械应用，无不含藏其中，知此术可以通神明矣。

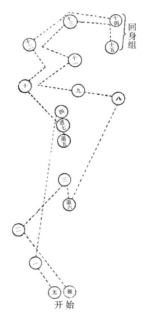

五法合一五行步径图

第一节　五法合一连珠

飞法

开始，无极，左足先向左斜进步；两手同足进时，向里合劲，至手心朝上，一齐极力向前伸出，左手与左膝相顺，与肩相平，右手在左手腕下。手足，身法，劲意，仍与单习势同，目视前手心，谓之金力也。

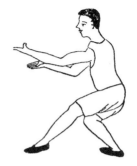

飞法开始一图

第二节　飞　法

化身

左足不动，右足前进；右手同足进时，顺左肱手腕外，极力向前伸出，手心向上顺鼻平肩；左手向里合，至手心向下，顺右肱往回拉劲，至右肘停住，目视前手心。一二图手法，要连贯一气为之。

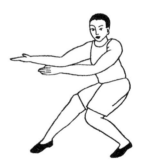

飞法化身二图

第三节　云　法

化身

右足，向右方斜进步，左足稍动；左右两手，同足进时，向右横劲，挺力，俟足着地时，阴阳合劲，左手心朝上前伸平乳，肱顺右膝，右手心朝下，在左肘，大指靠肘，两股相拗，目视左手心，谓之金生水。

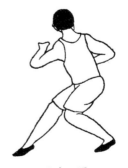

云法三图

第四节　云　法

化身

右足不动，左足直向前进步；左右两手，同足进时，拧劲相抱，极力向前扑出，手指稍扣力，抓劲，两大指相对，手心朝下与鼻相顺平心口；头顶，两肱屈伸，两股曲弓，腰挺起，臀坐力，目注意大指中间平视。一二云法，手足身法意，要连贯一气，不停为佳。

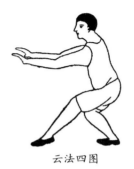

云法四图

第五节　摇　法

化身

左右两足不动原势，双足同时提起往后退步；两手同足退时，向左阴阳合劲捋力，捋至右手朝上平乳，肘顺左膝，左手心朝下，在右肘旁，相离四五寸，肱半弧形，目向右前平视，谓之水生木。

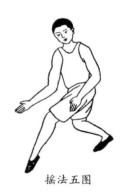

摇法五图

第六节　摇　法

化身

左足俟两足同退着地时不停，随往前进步，右足稍跟；左手同时顺右肱极力往前发出，手心朝下平肩；右手亦同时向里合劲，手心朝下回拉至左肘下平心口，大指相靠肘，两肱屈伸合抱，目顺左手中指平视。

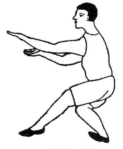

摇法六图

第七节　晃　法

化身

左足不动，右足向左斜进步；两手掌同足进时，向里合劲翻上，如端物之意相送前伸，高与鼻平；头顶、身挺、臀坐，目视两掌中间，谓之木生火。

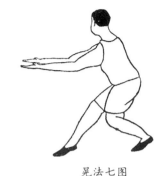

晃法七图

第八节　晃　法

化身

右足再向左方斜进步，左足随向左大进步，着地；两手端物之势不动，亦同足进时向左摇肩，晃身，俟左足着地，猛将手掌向下翻劲平脐，如手中端物，翻抛击碎之意；身向上挺力，目向前平视。

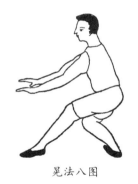

晃法八图

第九节　旋　法

化身

左足不动，右手向里合劲，至手心朝上起躜，手与顶齐，肱顺左肩；左手向回拉劲，至胯，大指靠脐；右足再向右，斜进步，右手俟足着地时，速向外扭劲，至极处，向下抓力，按劲，下将，顺右膝肩，两肱向里有抱力；两足蹬劲，目向右手平视，谓之火生土。

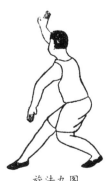

旋法九图

863

第十节 旋 法

化身

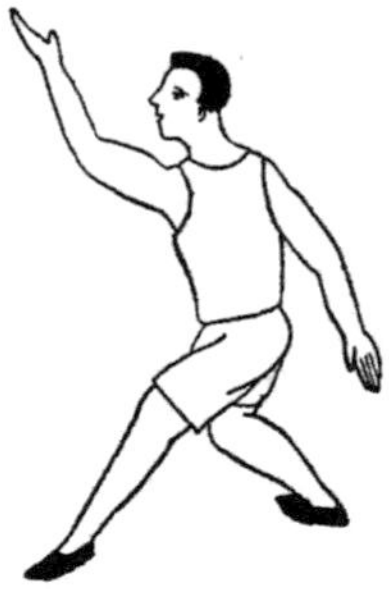
旋法十图

右足不动，左手向里合劲，至手心朝上，蹪起，肱顺右肩，手齐顶；右手微里合劲，下捋至右胯，左足向左斜进步着地，左手俟足着地时，速向外扭劲，至极点，向下抓力，按劲、下捋，顺左膝平肩；两肱要开展抱力，足蹬劲，目顺左手平视。

第十一节 旋 法

化身

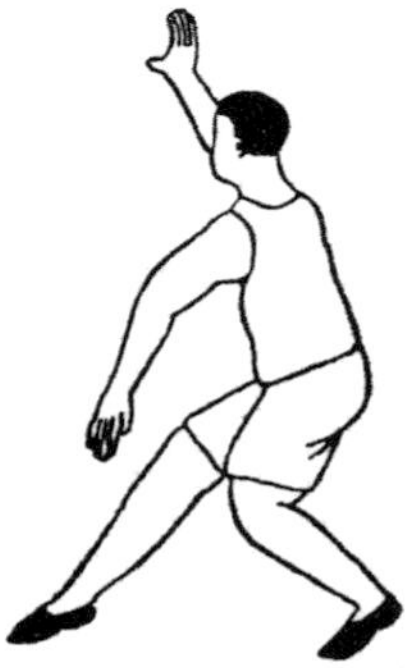
旋法十一图

右足仍向右斜进步，左右两手动作、劲力、神意，仍与旋法九节同，左足仍存原势。

第十二节 旋 法

回身法

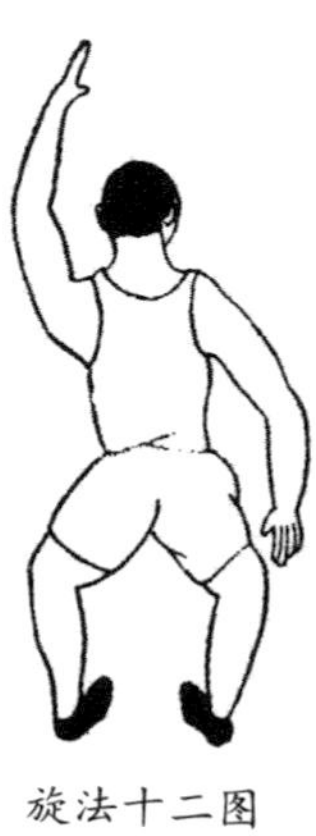
旋法十二图

旋法，回身与各法象不同，右足在前右转身，左足在前左转身，转时，前足稍动，后足向前足之外回扣步，与前足成大斜八字势；左手同足扣时，向里合劲，顺胸极力拧蹪，上起，手心朝上，高与顶齐；右手亦同时向下抓力，下捋，手掌至右胯停住；身拧、头顶、股拗，目向右肩平视，谓之旋法回身。

第十三节　飞　法

化身

扣足不动，（即左足）后足随转身时向前进步仍顺；右手同足进时，向里合劲，至手心朝上齐胸，向前极力伸出，自极度，高与肩平；左手亦同时向外扭劲，下捋至胸，极力同右手前伸，手心朝上，至右肘下停住，目顺右手心前视，谓之土生金，仍与飞法开始相同。再演左手，左足进步、化身，与二节飞法同。回演仍接左手云法，左右互相演习，依此类推。

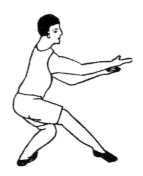

旋法回身化身飞法十三图

象形拳法真诠（下编）

窃考伏羲画卦，取象而成易，修道之士，演象以延寿。鹤能养神，鹿运尾闾，龟善纳气，天性各赋，有延年之良能，而人不能，故先哲取义于法象也。灵空禅师，忝赞三教真法，通明禅理，发明玄机，取象于数理，立体于卦象，命名于道统，曰象形术。外形其象，内蕴其意，推演八象之化身而炼心、炼性，悟三昧之窍奥而养气、修真。且八象之性灵，有三十二法象，亿万化身，只以龙善变化，虎长三绝，猿神灵空，吼狮威容，牛生桩力，马练腹实，象通筋络，熊练丹田。是术，不为而健身心，且又专工点穴（点穴术一书，详细绘图，另副梓行世），其中有法、有则，尽理尽性。若能至诚不息，玩其象而悟其意，炼其性而养其神，效其良能，通其造化，可以易骨、易筋、洗髓，而益寿延年。若得其神妙，非口授心传，学者难得其要素。其象可以形容，其神实难笔述，孟子云："大而化之之谓圣，圣而不可知之之谓神"，正是此义，善练者，玩索而得之，则终身用之不尽也。

易云：两仪生四象，四象生八卦，更推演为六十四卦，参伍错综，肇自太极。太极者，先天之祖炁，天地之始，万物之祖，阴阳之母也。阴阳之母，乃是五行八卦之蒂，五行者，五法身也；八卦者，八法象形也，亦即先天、后天、内卦、外卦，合而归一之道也。二者之分别，在后天能为先天之用，先天能为后天之体，性命双修，即在于此（华佗五禽术论之最详）。无先天，则后天无根本；无后天，则先天不完全，本之为言根源也。有先天之本，无后天之培养，则入于清静、无为、枯禅、寂坐，不能以全其体。若欲先天健全，六阳纯正，非借后天有象之身，以行其有为生化之道（即五法八象），不能补其先天真一之祖炁也。但功夫初练时，四体之作用，心不合意，意不合气，气不合力，力不合势，势不合象。凡此不合，虽有顺逆之分，要皆由于先后天不合之故耳。以象形之理而言，分则谓之先天、后天，合则谓之混元一炁。以先天言，五法八象无形之意（外静内动之意），即身中无象之八卦也；以后天言，则四体动转、开阖、伸缩，即有象之八卦也（八象法身）。然从此分，指先后两天而言也，若合先后天而言之，则曰：太极。太极者，天命之性也，秉于心者，谓性；发于心者，谓意。意之所至，则四体百骸莫不听其指挥也。若欲练习合一之体，得其神化之道，故须莫犯三害，九要八论更不可失。依象形之规矩，次第运用而习之，久则，若合符节，得其神化之理，不难妙极神明，自然发挥。一至火候纯青，刚柔相济，象无象，意无意，无意之中是真意，登峰造极，达其境矣。此八卦八象合一之解释，练功之要著，殆尽于此。《中庸》云"不见而章，不动而变，无为而成"，其所在斯乎。苟学者，至诚无息，心体力行，通其变，极其数，引而伸之，触类而长之，则斯道之能事毕矣。

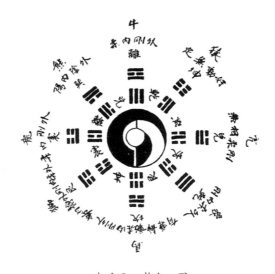

先后天八卦合一图

第一章　震卦龙象会真

☳震仰孟，震卦，雷象，震得乾初阳，主生长，其性属阳木，故居正东木旺之方。取诸身在脏为肝，又为心，属离火。象之于物为龙（龙性阳含真阴），《丹经》云："龙从火里出。"龙之为物，其动生云，云从龙，龙生六气，在拳象之有六法：（一）降龙法（谓龙象桩）；（二）云龙虎显（又谓游空探爪）；（三）龙飞万里（又谓神龙闹海翻江）；（四）神龙缩骨（又谓抖甲）；（五）潜龙在渊飞龙升天（《易》云：在田在天）；（六）神龙击地（俗称劈雷击地）。以龙之性灵言，神生目，威生爪，炁发丹田，劲起涌泉，刚柔屈伸，缠绕惊抖，隐现莫测，动如云行万里，势犹虎贲三千。与虎炁相接，一升，一降，互为循环，道家谓之水火相交，外刚，内柔。其象合，心内虚空，清气上升，而邪火下降，三田往返，关节通灵；其象谬，则气努，肝火旺，身被阴火焚烧，而心窍不能开矣。学者深思格物，勉力求其要义，以术延命。图解、步径列后。

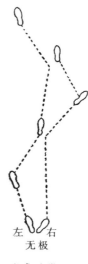

左　　右
无极

龙象路线

法曰：

震卦阳木，五脏属肝。心为离火，龙性起源。

（古仙云：降住真龙丹可圆）。

龙生六气，云龙虎显。神威生目，炁发丹田。

刚柔屈伸，莫测隐显。关节通灵，三田往返。

心窍开朗，道法真源。龙法心得，性源永安。

（《丹经》云：心性源头参不透，空从旁路去寻真）。

第一节 降龙象

开始

无极，先将左足向斜前进步，足心悬起，趾抓地，右足不动；左膝提劲，足腕挺力，右膝跪劲，两股曲弓，两膝里扣，小腹放于两腿根上，腰挺起；两手同足进时，向里合劲，合至手心阴阳相对，如捧重物相送之意，极力向前伸出，伸至左手心朝下，高齐眉，与鼻相顺；右手心朝上，伸至左手腕下，相离五六寸，平喉；两肱屈伸抱撑，肩肘

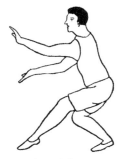

降龙法象一图

松开，微要垂劲，头劲顶起，脊柱直竖，臀坐力，怒目视左手大指。练此势心内不用力，先要虚其心，听息下行，至关节通灵时，再化右法象。

第二节 降龙象

右化象

左足先向右斜进步，右足随同向前大进步；（左右）两手心相对不拳回，同足进时，向右阴阳合劲，扭力前伸，右手心朝下，伸至高齐眉，与鼻相对；左手心朝上，仍在右手腕下，离五六寸，平喉。手足身法意，与开始相同，怒目视右手大指，停住。学者练此左右二象，宜慢不宜速，一势要站五六分钟工夫，左右化象，皆依此法，故谓之降龙桩。龙象各身法，皆用此法开始，书此二图，以备学者单习。单习，若演缩骨抖甲，仍归开始一图为之。

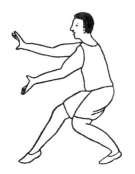

降龙法象二图

第三节　龙　象

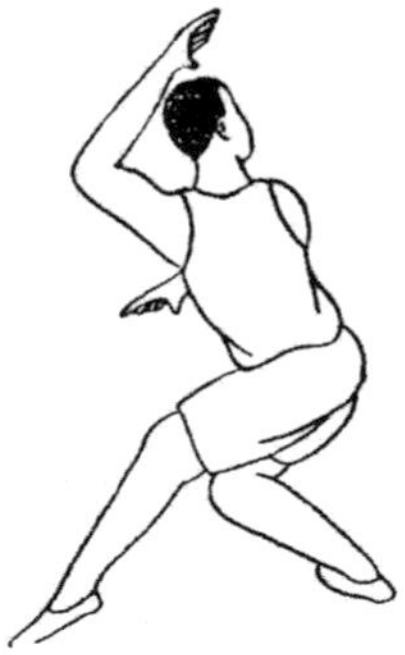
神龙右缩骨一图

化象

降龙一图，左足往右足前，斜进步，足尖斜横向外；两肱不拳回，左手同时再往里扭劲至极处，手心向上，蹭过顶抱头；右手往下合抱伸力，掌心朝内，顺左胯，齐胁，两肱合抱劲。形势右肩左膝，两股相拗，头顶、身拧、骨缩，腹在腿根上。气沉丹田，怒目，顺右肩上视，谓之神龙缩骨。

第四节　龙　象

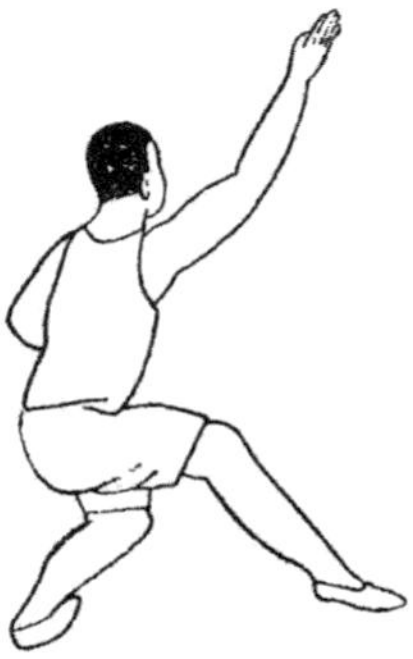
神龙右抖甲二图

化象

左足不动，右足往前进步；右手同足进时，极力猛向外，往上翻力抖劲，抖至手半朝前，高齐顶，与膝足相顺；左手亦同时向里合，抓劲，往下捋至手心朝下平脐，相离七八寸。头顶、身挺、臀坐、尾摇、晃身、怒目，视右手虎口。

第五节　龙　象

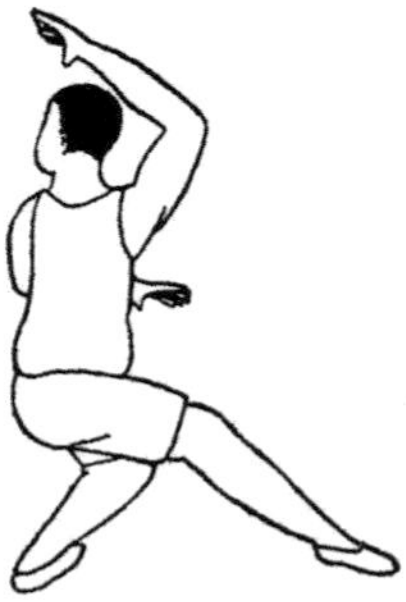
神龙左缩骨三图

化象

左足不动，右足斜横往左斜进步，两肱不拳回，右手同足进时，向里扭劲，至极处，手掌上起过顶抱头；左手往下合抱伸力，顺右胯齐胁。形势，劲力，两肱合抱，左肩右膝，两股相拗。头

顶、身拧、骨缩，腹在腿根上。丹田沉气，怒目顺左肩上视，手足身法意，与一图同。

第六节　龙　象

化象

抖甲，手足，身法，劲力，神意，与神龙右抖甲图二同。再演缩骨，抖甲，仍同前，唯练习缩骨、抖甲二势，要一气呵成，方得其真意。

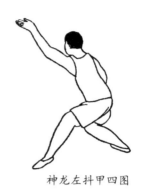

神龙左抖甲四图

第七节　龙　象

化象

右足在前，左转身，左足在前，右转身。（右转回身法）右足稍动，左足向右回扣，进步与右足成大八字势；两肱同时合抱力，左肱不拳回，向里合劲，合至手心半朝上，过顶抱头，右手亦向里合抱力，至手心半朝内，在左胁（相离六七寸）。形势右肩左膝，两肱曲抱，两股曲拗，头顶、身拧、骨缩、气沉，腹在腿根，目顺右肩平视。再回演，手足身法意，均与前化象同。左右回身，皆依此推，收势原地休息。

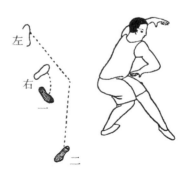

神龙右转回身缩骨五图

第二章　兑卦虎象会真

☱兑上缺，兑卦，泽象，得坤末阴，主消化，其性属金，故居正西金旺之方。取诸身，在脏为肺，属阳明燥金之气，又为肾，属坎水。形之于象，为虎（虎性阴含真阳）。道经云：虎向水中生。虎之为物，动则御风，风从虎。虎炁六法，以拳象之有六势：（一）伏虎法（又名虎桩）；（二）猛虎出林；（三）猛虎摇首搏食（又名翻蹄攫食）；（四）猛虎奔坡（内藏爬心剖食，又名怒虎惊哨）；（五）猛虎摇首摆尾（又名虎坐抖威，又名单爪搏食）；（六）猛虎搜山（又名摇首返身）。以性情言之，虎性灵，精壮有生气，劲力起于臀尾（名督脉穴），头顶爪抓，周身鼓荡，意相搏击，精炁催身，神发威严（神气精意目力也），进退猛烈，横冲竖撞，浩气勃勃，呼啸叱咤，谷应山摇，像犹虎贲三千，气若龙飞万里。与龙法之炁，联属升降，丹经谓之水火既济（演龙虎二法，非精神圆满内炁充足，不能得其要素）。形容于拳法，刚柔相济，法象顺，则督脉通，督脉为百脉之源，仙佛成道之途径。督脉一通，百脉皆通，则肺金气合，先天炁足，习久自臻上乘；法象逆，则肺金气努，而百脉亦因之不贯通，诸化象亦无法身矣。学者，苟细心默悟，不难得龙虎二炁之要素，以健身心，而性命双修焉。图解、步径，列后。

法曰：

兑虎命根，五脏属金。动则脚风，猛虎出林。

（丹经云：伏住真虎命永固）。

灵气贯顶，鼓荡周身。象取于拳，神气催人。

劲起臀尾，动生风云。叱叱谷应，勃勃精神。

虎贲三千，威力逼人。虎法心悟，立即成真。

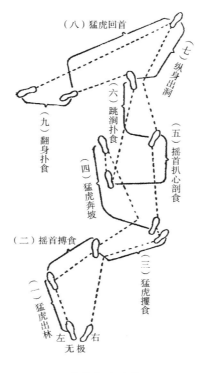

（八）猛虎回首

（七）纵身出洞

（九）翻身扑食

（六）跳涧扑食

（五）摇首扒心剖食

（四）猛虎奔坡

（二）摇首搏食

（三）猛虎攫食

（一）猛虎出林

左 右

无极

虎象合法路线

第一节　虎　象

开始

　　无极，右足不动，左足向左，前进步；两手同足进时，掌心朝下，猛向前，平胸扑出，手要有摧搓抓按劲力，两大指相对，平心口，与鼻相顺；两肱屈伸抱撑，肩窝吐气，意达指心，身腰挺劲，两股形曲，足趾抓地，臀坐摇尾，头顶、怒目，眼顺两大指中间前视，谓之出林。

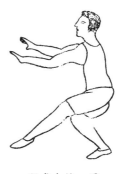

猛虎出林一图

第二节　虎　象

化象

　　左足，向右斜横进步；两手不拳回，掌心仍朝下（虎象之手心朝下，演法身永不朝上），同足进时，向右摇肩，晃肱，手往上起，至平顶，向下斜扑出，扑至两手平心口。身腰有拧、缩、伏力，右手肘顺左膝，向前屈伸，左手在右手腕后，两肱屈伸，两股剪子股势，怒目顺右手背前视，谓之搏食。

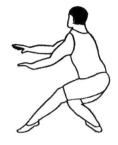

摇首搏食二图

第三节　虎　象

化象

　　左足不动，右足随往前大进步，着地；左右两手，俟右足着地时，极力猛向前推出，两肱屈伸撑抱，肩要松开，掌平，朝前，有摧搓抓按劲力，头欲冲人，足欲踏人，气欲催人，神欲逼人，威猛迫人，怒目顺两手中间前视。

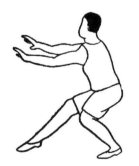

猛虎伏身攫食三图

第四节　虎　象

化象

　　右足稍进，右手不拳回，掌心向左平合，合至平顺左肩；左足随向前进步着地，左手亦同时顺右肱向前推出，平心口，右手俟左足着地时，

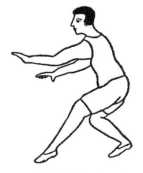

猛虎摇首奔坡四图

手心合下向后回拉，至左肘下脐上；两足蹬劲，头顶、腰挺、怒目，顺左手背前视。

第五节　虎　象

化象

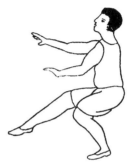

两足同时提起换步，右足向右进步，左足向后稍退步，两足成斜丁势；两肱不拳回，右手心朝下，同足换步时，顺左肱向前伸开，至极处，用抓劲，下按力，高与心口相平，足尖鼻尖相顺；左手亦同时抓力，撕劲，回捋至右肘旁平脐；两肱屈伸撑抱，足趾抓地，挺颈、臀坐、胯坠、尾摇、晃身、抖肩、怒目，顺右手背前视。

摇首扒心剖食五图

第六节　虎　象

化象

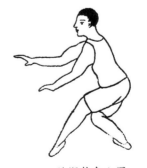

右足不动，左足斜横，向前进步；左右两手，同足进时，齐往前伸，出至极处，高平脐，右手稍向前，左手在右手腕下，两肱屈伸；腿剪子股势，身腰伏劲，臀向后坐力，腹放腿根上，气沉丹田，怒目，顺右手背前视。

跳涧扑食六图

第七节　虎　象

化象

　　左足不动，右足向前进步；左右两手，同足进时，向怀中搂劲，至肘，对脐不停，仍极力猛向前抖劲扑出，掌出平心口，大指相对；头顶、足蹬、摇首、怒目、坐胯、挺膝，目顺大指中间前视。

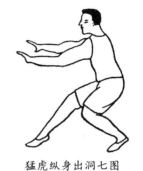

猛虎纵身出洞七图

第八节　虎　象

化象

　　左足在前，右回身，右足在前，左回身。回身时，前足微动，后足向后退进步；左右两手不拳回，向前仍存原势，身腰伏力，头顶、往回，后扭劲，神意、怒目，顺后腿向前远视。

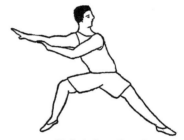

猛虎伏身回首八图

第九节　虎　象

化象

　　左足不动，右足向前大进步；左右两手，朝下随足进时，向左一同横劲斜行扑出，左手稍向前伸，右手在左手腕下，两肱屈伸；腿似剪子股势，身腰下伏，腹在腿根，臀部后坐，头顶、怒目，眼顺左手背前视；再进步，化象、劲力、神意、手足

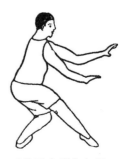

回首返身搏食九图

876

法身均与猛虎出林一图同。左右化象，互相联络，演之均同，数勿拘。推演此合法，须连贯一气呵成，不可中间断意，收势无极休息。

第三章　坎卦马象会真

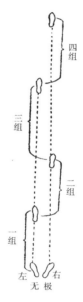

马象行步路线

☵坎卦，水象，坎陷也，坎得坤中阳，阳陷阴生，阳入而生潮，故有坎中满之象。取诸身内，则为意，意出心源，故道经名意马。意属脾为土，土生万物，而意通变万象。以性情言，谓之心猿；以象形言，谓之马象。马是离宫火畜，而居于坎位，坎属水，故有坎离相交，水火既济之功。法象于拳，用言，有龙之天性，有抖毛之威、迹蹄之功、撞山跳涧之勇，外刚、内柔，具有丹田氙满之能力，中心虚空之妙象。其法象和，心中虚灵，丹田氙足，阴火消减，而清气上升；法象不和，则肾水虚弱，先天失调，心中邪火不降，反为阴邪所侵，各疾因此而生。学者最宜细心研究，得其妙道，而体健身轻。图解、步径，列后。

法曰：

坎中水满，意生心源。脾为后天，肾为先天。

意马心猿，坎位中安。法象于拳，抖毛跳涧。

刚柔兼并，氙满丹田。心中虚灵，身轻体健。

水火即济，性命双炼。得其妙道，于佛有缘。

第一节 马 象

开始

无极，两足立正面微仰（练此象先宜调息），从鼻中吸气，绵绵不断，一直吸入丹田，微停（谓之后天深吸机）。此时两股下曲，左足直向前进步，左右两手同足进时，掌心半朝下，指分开，平小腹一齐极力，猛向前伸，伸至与心口相平，两大指相对；吸机之气，俟手足前进发出时，一同呼出（呼机），两肱屈伸，右膝下跪力，左膝提劲，足蹬力，腹在腿根，臀部下坐，头顶劲，目顺两掌中间前视。

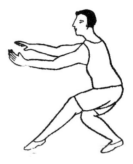

马象吸呼二机一图

第二节 马 象

化象

左右两足不动，两手心朝里合，向怀中抱劲，抱至脐腹，两手大指、食指、中指相对成△象形，两肱肘成阴阳鱼像◇，鼻子亦同时绵绵不断，向丹田内吸气，头上顶，腰身上挺；两股内意，似伸非伸，足趾蹬力，目向前平视，谓之坎中满（后天吸机）。

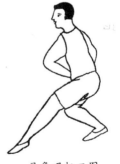

马象吸机二图

第三节　马　象

化象

左足不进，右足向前直进步；左右两手同足进时，手心半朝下，从脐向前极力猛劲发出，平心口，吸机之气，从丹田亦同时呼出。手足身法意，与一节一图同。向前接演，吸机手向回合抱，呼机手向外发出，数勿拘，自便。

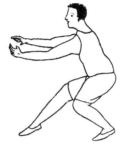

马象吸机三图

第四节　马　象

化象

左足在前，右转身，右足在前，左转身。（左转回身法）左足向右足旁进步，回扣成大斜八字，右足随提起并立，足尖着地；左右两手，同时亦向怀中合抱，掌心至脐，大指、食指、中指相对，两肱仍阴阳鱼象，气亦同时吸至丹田，头顶、身挺、股曲，目向前平视。回演吸机手合抱，呼机手伸出，左右回身均同。练此法象，宜静不宜动，总宜

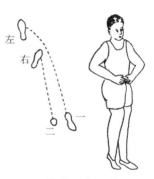

马象回身四图

深呼吸为佳，久练百日纯工，则丹田气足而坚凝，腹硬如石，有不思议之妙趣。《老子》云"身轻腹实"，正是此意也。以后手足动作，皆依法规为之，收势原地。

第四章　离卦牛象会真

☲离中虚，离卦，火象，为阴中阳，阴借阳生明，故居正南火旺之方。取诸身，为性，性定为禅，性动为机。又为心，心中有虚空之象，象取于物则为牛象。牛之为物，秉土气而生，有九宫之称，有火土合德之义。象形于拳，外刚、内柔，两足能栽根，性有挺劲之力（挺颈精神贯顶），有摆角之威（骨骼生锋芒），有厮斗之勇，与猛虎相搏，而其肘，且具有按点之术。其法象顺，则心中虚灵，抑心火，滋肾水，通任开督，真精化炁，流通百脉，灌溉三田，驱逐一身之阴邪，涤荡百脉之浊秽；其象逆，则心窍不开，脾衰胃满，五脏失调，而象内神化不能得。学者精力做去，以开心中灵窍，而得神化之妙道，图解、步径，列后。

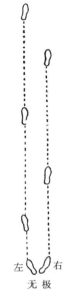

左　右
无极

牛象行步路线
步径谓之半骑马式

法曰：

　　动则为机，禅定为性。心生虚灵，道谓空空。

　　通任开督，化炁真精。流通百脉，灌溉三宫（黄庭土釜泥丸）。

　　象形于拳，摆角挺颈。猛虎相搏，厮斗之勇。

　　肘有按点，步行九宫。精力做去，神化自生。

第一节　牛　象

开始

　　无极，右足不动，左足向前进步；左右两手，同时攥拳，拳心向下，一齐从小腹，分张伸开平肩，手背向上，虎口相对，离八九寸，两肱合抱，肘向外扭；两股曲弓，足半骑马式，臀部下坐，与两膝盖平行线稍高，头顶、身挺、胯坠、气沉丹田，瞪目向前平视。久练此象，足下能生千斤力。

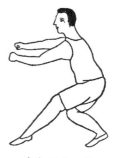

牛象开始一图

第二节　牛　象

化象

　　左足不动，右足半骑马式，向前进步；两肱两手不拳回，仍存原势，同足进时，摇肩、晃身。手足身法意，与图一同，左右互相化象，进步皆依此推，数勿拘。

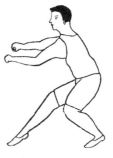

牛象化象二图

第三节　牛　象

化象

　　左足在前，右转身，右足在前，左转身。（右转回身法）左足往右足后进步，扣成大斜八字势；左右两手原势不拳回，右手拳随转身时，向里拧肘，拧至顺乳，

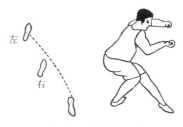

牛象回身摆角三图

拳心朝上，左拳亦拧至平肩，两拳心相对；身腰向右拧劲，目顺右肩平视，谓之牤牛摆角。再回演，两手两足，仍归原象，左右回身法均同，收势归原地休息。

第五章 乾卦象象会真

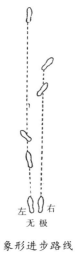

象形进步路线

☰乾三连，乾卦，天象，乾阳之性也。三爻相连，其性属金，以象体言，谓之天，以性情言谓之乾，以其不能生育万物，故退居西北阳弱之方。其象于物，则为象，象为南方水中之兽，水生木，取诸身则属肝肺；象之于拳法，外柔、内刚，能附益肝肺，活通筋络，有屈伸、卷掷之特能。故象势顺，则肺金肝木气和，血脉舒畅，精神活泼，神力倍增，而无咳嗽目疾之患；法象谬，则乾遇震，四体不得中和；乾临坤，心窍不能开朗。筋络发拘，百骸关节失灵。学者宜果力精心求其神化，证悟其理，以得其道。图解、步径，列后。

法曰：

乾卦三连，金木之精。退居西北，因其不生。

物形为象，神力无穷。象形于拳，身力反弓。

筋络舒畅，关节通灵。伸曲卷掷，精炁倍增。

得其神化，果力求精。证悟其道，即见虚空。

第一节　象象会意

开始

无极，左足向前直进步，右足不动；左右两手，同时掌心半朝上，平心口，向前直伸，伸至与顶相齐，左掌顺鼻，右掌中指、食指、无名指，在左手腕下相靠；两肱屈伸，肩松开，两股曲弓，臀坐，胯坠，足蹬力，目顺左掌心前视。

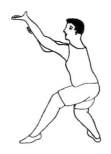

象象开始一图

第二节　象　象

化象

再将左足尖向外斜横进步，右足仍不动；左右两掌心，同时往里合劲，阴阳相合，向下将，身子亦向下伏；右手肘将至左膝，左手将至右肘下，两掌心，半阴阳相对。身法：右肩、左膝，两股剪子搿势，臀后坐，头顶力，目向上视。

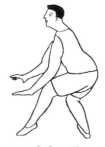

象象二图

第三节　象　象

化象

左足不动，右足向前直进步；两掌心相对，同足进时，一齐向上伸出，身子亦挺劲，右掌心半朝前，伸至左掌腕下；两肱屈伸，肩松开，两足蹬劲，两股曲弓，目顺掌前视。再向前演，两手阴阳向下将劲，身子下

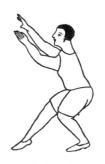

象象三图

883

伏劲，与二节图二同；再化象，图三同，左右互相化象，均同，数勿拘。
一二三图，要一气呵成，不可中间断意。

第四节　象　象

化象

左足在前，右转身，右足在前，
左转身。（左转回身法）右足向回扣
步，足尖与左足尖相对；左手同时向里
拧劲，拧至手心朝上齐顶，右手向下合
劲，合至左肘下，左足随同前进仍顺，
两掌相对，亦同时拧劲向前伸出，伸至
与顶相齐；两肱屈伸，身腰挺力，臀下

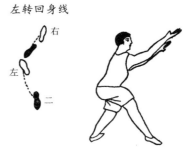

左转回身线

象象左转回身四图

坐劲，目向左手背前视。左右回身，手足身法意均同，收势归原地休息。

第六章　艮卦狮象会真

☶艮卦，山象，艮止也。艮得乾之末阳，主静，其性属阳土，故居东
北阳弱之方。取诸身内，则为胃阳之气，以胃气滋生各脏，故象发于外，
而化身万象。取之于物为猛狮，其象生威严，其性最勇猛，有攫食虎豹之
力，有抖毛之威。象取于身心，蕴于内者为意，意可蕴，亦可发，意由心
出，性由心生，性定神宁，则心藏于渊（谓之聚精会神）。气要绵绵，三
田上下而往返，精炁透泥丸（此节为禅功妙道），发于外而为狮象，以四
体、百骸，运用而形其象，效其神意。威严猛烈，龙蹲虎坐，摇首怒目，
晃身摆尾，而运尾闾，坐胯挺膝，而倒委窝。神发于目，威生于爪，炁发

丹田，劲起涌泉，头顶、足蹬、肩垂，两肱抱撑，神意（劲力也）贯爪，丹田蓄炁（吐气发声），鼓荡周身，吞吐惊抖，关节灵活，筋络伸缩（有缠绕缩放力）。动如神龙探爪，蹿似猛虎出林（此法象内含龙虎二炁，故有是论），神意合一，光线芒芒，长伸（有攻击力）大扑（有擒拿力），短用（有返弓力）猛翻（有蹿纵力），神气逼人，身力摧人，步要过人，足要踏人，手要抓人，大小关节，无处不有分争含蓄混元力。外柔内刚，外静内动，有丹田炁足之妙，有中心虚空之灵。其象顺诚于中发于外；其象逆，而神炁亏，难入其境。学者深思格致，以得其神意。图解、步径，列后。

法曰：

狮象性体，其灵最猛。抖毛之威，虎豹心惊。

取之于意，心定神宁。尾闾中正，精炁贯顶。

炁生绵绵，即是禅功。象形于拳，神威爪锋。

丹田蓄炁，吐气发声。鼓荡周身，吞吐抖惊。

关节灵敏，中心虚空。得其妙理，法象为宗。

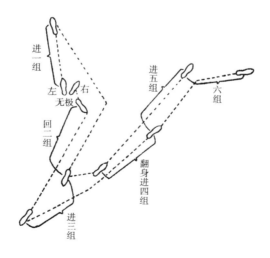

狮象行动路线

第一节　狮　象

开始

　　无极，右足不动，左足向左进步；左右两手掌心半朝前，同足进时，平胸猛向前，一齐扑出，与心口相平，两大指相对。掌有搓搓抓按劲力，两肱抱撑屈伸，肩窝吐气，力贯指心，身腰挺起，两股弓曲，足趾抓地，头顶、目怒，尾摇、坐臀，精焉搓人，目顺两大指中间前视。

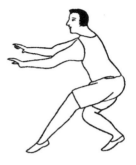

猛狮滚球一图

第二节　狮　象

化象

　　右足向后退进步，左足随向右转身大进步，进至右足前；左右两手不拳回，掌心向下，同足进时，用横劲挺力，往右画半弧形。俟右手顺右胯时，向回拢劲合抱，抱至肘顺心口，掌心半朝上。左拳亦抱劲，合力至右腕旁平肩，相离七八寸，两掌半相抱，似抱球之意。身腰拧劲，两股相扣合拗，目顺右肩前视。

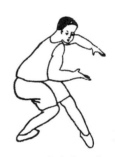

猛狮回首抱球二图

第三节　狮　象

化象

　　左足不动，右足向右前进步，左右两手同足进时，身腰挺劲，一齐向前，猛烈右拧搓搓扑出，两

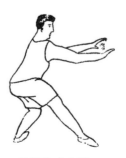

猛狮滚球三图

肱屈伸，大指相对，指掌有摧搓抓按力；臀后坐劲，两股曲弓，足趾抓地，头顶、怒目、摇首、摆尾，鼓荡周身，神气逼人，目向两大指中间前视。

第四节　狮　象

化象

左足（在后之足）向回后退进步，右足随转身斜横，向左足前大进步；两肱不拳回，掌心朝下，同足进时，一齐向左摇肩晃肱。手往上起，俟至顶斜横向前扑出，扑至两掌在心口下，与左膝相顺，左手前伸，右手在左手腕后；两肱曲弓，身腰有拧缩伏力，两股弓曲相拗，头顶、怒目，顺左手背前视。

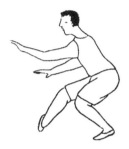

猛狮翻身扑球四图

第五节　狮　象

化象

右足不动，左足向前进步，左右两手同足进时，身腰挺劲，极力一齐，猛向前，平胸扑出；两掌半朝前，有摧搓抓按劲力；两肱屈伸抱撑，肩窝吐气，神意贯指；头欲冲人，足欲踏人，爪欲抓人，神欲逼人，气欲摧人，摇首、摆尾，坐胯、挺膝，怒目前视。

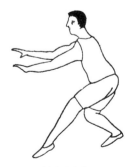

猛狮搓球五图

887

第六节　狮　象

化象

左足不动，右足向右进步；左右两手阴阳相合，向左将劲不停，同足进时，向右极力猛烈扑出，与第一节开始一图同。

以上六节，谓之左开始，化象，再演，右化象，六节，为右一图之开始，二、三、四、五图手足、身法、劲力、神意均与左化象同，收势，归于左开始一图休息。

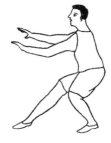

猛狮摇首扑球六图

第七章　巽卦熊象会真

☴巽下断，巽卦，风象，巽入也。巽得坤初阴，主潜进，其性属阳木，故居东南阳盛之方。其于物也为熊，熊之为物，其性最钝笨，而刚直不曲，象最威严，有竖项之力。其象外阴而内阳，属之人身为肝，能使心中虚灵下归丹田，真精化炁，补还于脑（古仙云：欲得不老，还精补脑。正是此象之要义）。法象于拳，以心意效其性能，有晃海（下丹田腰身）移山（两旁）之力，有拔山之能，斗虎之勇，抖擞之猛。其象顺，则真精化炁，穿关透顶入泥宫，永无头痛肝目之疾；其象不顺，则真劲不能贯彻四体、流通百脉，反为阴火所侵，心窍不能虚空，而生头眩目晕之疾。学者于此法象，当

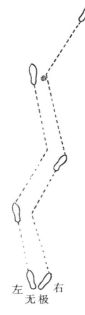

左　　右
无极

熊象行步线

至诚无息，以求其真意，而得之于心。图解、步径，列后。

法曰：

熊之为物，其象威严。外阴内阳，身中心肝。

灵性下降，水火往返。意效其象，晃海移山。

抖擞斗狠，精神勇敢。真精化炁，上升泥丸。

流通百脉，灌溉三田。得其妙道，体健身安。

第一节　熊　象

开始

无极，左足向左进步；左手同时向左顺膝，掌心半朝上，上起推出（似推物之意），肱半屈伸，肘暗含劲，指掌平肩，右肱肘，向里合扭力，扭至右掌心朝下，向后在胯；两股势曲，头顶、晃肩、摇身、挺腰、沉气、坐臀，目顺左掌大指梢前视。

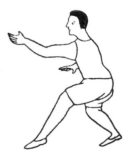

老熊出洞左推山一图

第二节　熊　象

化象

左足不动，左掌向里合劲，合至手心朝下，顺膝下捋至左胯，手指向外扭；右足提起，俟靠左足胫骨不停，随向右进步，右手亦同时向里合劲，合至掌心朝上，顺膝向右推出，平肩，肱半屈伸，肘暗含劲；摇肩、晃身、头顶、尾摆，目向右掌上视。再化象，进左足出左手，进右足出

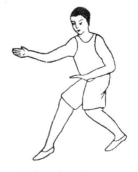

老熊化象右推山二图

右手，左右互相化象，手足身法、神意，皆与一二图相同，数勿拘。

第三节　熊　象

化象

左足在前，右转身，右足在前，左转身。（左转回身法）左足后退进步，右足随转身，向左足旁前进，扣步与左足成大斜八字势；左手原势，仍在左胯，右手随转身，向里合劲，合至掌心朝上齐鼻，肱半屈伸，肘暗含劲顺右膝，目向左斜上视。再化象，右掌下落，左掌上起推出，仍归原象。左右回身法，依此，收势原地休息。

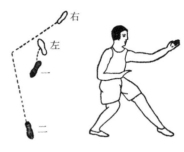

老熊左转身望日三图

第八章　坤卦猿象会真

☷坤六断，坤卦，地象，顺阴之性也，其性属阴土。以象体言，谓之坤，以性情言，谓之地。其于物也为猿，性最机警而灵巧，有纵跳之神、伸缩之法、化身变象不测之妙。取之于身内为心，心为一身之主宰，心定则神宁，心动则变化万象。猿性好动而无定，人心好动，出入无时，莫知其乡，取名心猿，正此义也。道经有言"锁住心猿为修性，拴住意马为立命"，譬喻至为显著。象形于拳，其功用，有封猴挂印之精，有偷桃上树坠枝之性，有返身旋转、三闪六躲之灵。法象顺，则心内虚空，而神炁圆满，身轻体健，动转灵活；法象逆，则心窍不开，灵光不生，骨节失灵，四体失和，迄无学成之一日焉。学者倘虚心诚意，仿之效之，积久而神意逼真，其象成矣。图解、步径，列后。

法曰：

猿之为物，其性最灵。三闪六躲，天生奇能。

法象于拳，纵跳身轻。取诸人身，心无定形。

心若大定，即得禅功。至诚无息，法象神通。

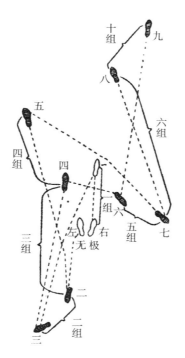

猿左右化象路线

第一节 猿 象

开始

无极，左足不动，右足向前进步；左右两手，同足进时，掌心朝下，一齐上起，向前极力出伸，右手伸至过顶，左手伸在右手腕后；肩松开，肱屈伸，五指张开抓力，两股势曲，足趾蹬力、臀坐、尾摆，摇肩、晃身、头顶、目瞪，眼顺右手背前视。

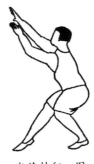

老猿挂印一图

第二节 猿 象

化象

（左转身）左足向后退进步，右足尖斜横向左转身，进步着地，两股相拗，左右两手亦同时往回捋劲，俟右足着地不停，顺左膝向前直伸，手心朝下，右手心朝下伸至掌在左肘，身腰向下伏劲，头向后扭，目向后上视。

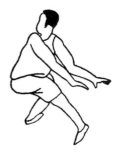

老猿转身回首望月二图

第三节 猿 象

化象

左足稍动，右足回退，向前进步；左右两手阴阳相合捋劲，俟右足前进着地时，一齐向前伸开不停，再向右扭，扭至左手心朝上齐鼻，右手扭至掌心朝外齐眉；两肱皆半圆弓，两股弓曲，相拗。法象，左肩、右膝，身腰拧力，目顺左掌上视。

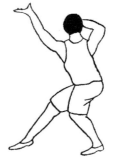

老猿坠枝摘果三图

第四节　猿　象

化象

　　右足不动，左足直向前进步；左右两手，阴阳下合，一齐向左拧，至右肘顺左膝，掌心朝上齐鼻，左肘拧至平肩，掌朝外齐眉。此两手法不停，左手下合，顺右肱向前直伸过顶，手心朝下，右手里合，手心朝下，回拉至左腕后肘前，两肱直伸，指爪有抓力；摇肩、晃身，目顺左手背上视，与第一节开始一图同，以上四节谓之右开始，再演左化

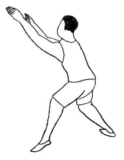

老猿抖身四图

象，四节为左一图之开始，二、三、四图，手法、身法、神意均与右化象同，收势归于右开始一图，休息。

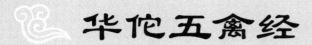

华佗五禽经

华佗　传

灵空禅师　著

华佗五禽经目录

绪　言

自伏羲画卦，阐明阴阳，而象已寓其中；阴康作大舞，以却人疾；黄帝作内经，以按摩导引而去病苦；庄子演象，以态熊经鸟伸以求难老，吐故纳新而益寿延年；华佗因而推广作五禽经以救世人。此皆古圣贤倡明体育运动之先声也。

且五禽者，以虚灵为本，以炼神养气为体，以用意藏神为用，贵乎象之性能，以会意运神，运动肢体俯仰屈伸而效其灵性，以身心（神意也）合一，以意导气而通其神明，由呼吸阖辟以练其气，由体之灵觉以敏其神，使象体合一，虚而灵，灵而通，通而变，变而化，化而虚空，空而缥缈，动则为意，静则为性，妙用为神，正是象意之谓也。唯人体之运动，贵于从容，不贵于急迫，贵于自然，不贵于勉强，使身体关节灵活，内部放松，筋络舒畅，谷气易消，疾不得生，如户枢之终不朽也，天行健，君子以自强不息，明此道理，万象可通神明矣。

古仙有言：此图最秘，无有德性，不可轻泄天机。

星出西方消息路，露出西方极乐城，如来真道路，存行步步真。达摩西来一字无，全凭真意用功夫，不从任督寻佛法，如何能安八卦炉。心息相依如种火，鹤胎养神抱丹田，炁穴一内有火种，八卦炉上炼仙丹。

玄关大道非等闲，天缘鬼神暗里传，从天感应能信授，若无德性难遇缘。一条直路少人寻，寻至山根始入门，长生龟息行任脉，运动河车转法轮，鹿运尾闾天关上，丹田藏炁心藏神。

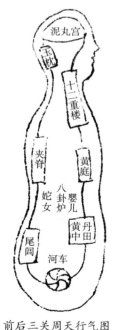

前后三关周天行气图

行立坐卧任呼吸，一呼一吸立丹基，唇齿着力学龟息，龟息洗心圣人知。四个橐龠八卦炉，不知不能立丹基。

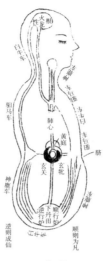

三车图

（河车）鹿车、马车、白牛车。白牛谓之元精，马谓之元气，鹿谓之元神。

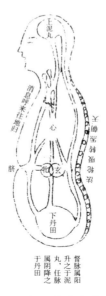

任督二脉升降图

鹿运尾闾上天关，龟息纳炁降坤田，鹤胎养神藏北斗，河车旋转上昆山。

灵 根

灵根者，真命也，即先天虚无之一炁也。浑浑沦沦，恍恍惚惚，杳杳冥冥，其中有物，其中有精，至无而含至有，至虚而含至实，能生天地万物，故又谓之祖炁。释曰圆觉，道曰金丹，儒谓太极，名虽殊，无非形容灵根之气也。混沌初开，天开于子，地辟于丑，人生于寅，以明天地人三才，因此而定位三才，即自一炁而生，虚圆不测，寂然不动，感而遂通，非色非空，具象理而应万象（即包罗万象之意），道经云：天得一以清，地得一以宁，人得一以灵，故谓灵根也。

灵 神

灵神者，真性也，即灵根之光辉，一点阳刚之正炁。且灵神者，妙万象而言也。神之本体，即生气，阴阳之化生，神之妙用。动则而含妙有，妙有而藏造化之神（妙也）。悟得此神则性灵，性灵则圆觉，以灵神之妙用，意动则为机，神静则为性，妙用则为神，故谓灵神之为用也。

灵 觉

灵觉者，心之灵明机警之谓也。神能预知过去未来之朕兆，换而言之，以一身之灵体关节而有知觉性，以应其外也。以蛇之性灵言，击首则尾应，击尾则首应，击中则首尾相应，即是灵觉之性也。

灵 光

灵光者，乃是人身灵炁法象发动之神光也（神威也）。此光至大至刚，放之则弥六合，卷之则退藏于密。换言之，猛狮之吼，怒虎之啸，而人闻声畏惧，百兽俱惊，此灵气发动，神光之所以使然也。

灵 明

灵明者，三心之谓也。（一）天心者，纯阳之正炁，灵明觉兆，圆坨坨，光烁烁，无贤无愚，可以成圣成贤成佛成仙。（二）道心者，口不妄言，足不妄行，儒谓正心修身克己复礼。（三）人心者，良心也，有善恶之分，行善者，而近于道，心恶者，而入于幻境，无良好之因果，即天理循环之谓。故圣人云"人心唯危，道心唯微"，正是此义也。

真空妙义

虚无缥缈，无象而入于有象，有象而入于无象，一气浑然（天理也），空空洞洞，不空而空，是谓真空，真空而含妙有，妙有而具真空，真空悟得透彻，则广大法力无边，妙义深也。

道法自然

自然者，至虚至灵，至大至刚，浑然天理，一炁流行，如长江大水滔滔，绵绵不断，以后浪推前浪，一波未定一波生，以神意演此法象，内意外象千变万化，亦正是此义也。以龙虎之性灵言，龙之行云，虎之御风，皆是自然之气也。

三步功夫

（一）法象：以四体百骸运动而形容其象。（二）性灵：以心意会悟而致其良能。（三）神意：以存神养气聚精会神，意动神发而通其灵明。

阴阳化生

阴阳动静刚柔虚实，一阴一阳一动一静。动而生阳，静而生阴，动之始则阳生，动之极则阴生，静之始则柔生，静之极则刚生，动而生阴阳，静而生刚柔。虚实则阴阳动静之机，刚柔则一动一静之理。一阴一阳之谓道，生生之谓易，成象之谓乾，化育之谓坤，通变之谓化，阴阳不测之谓神。刚柔相推而生变化，阴阳相摩八卦成象，而易行其中，以法象会意言之，无处不合乎阴阳，无处不合乎法象，无处不合乎天理。心动即机，禅定为性，妙用为神，动而未发谓之机，发而中节谓之和。中者，阴阳之大本也，和者，天地之大道也，致其中和，则天地位焉，万物育焉，五禽法象之理而成乎其中矣。

修养要论

盖夫人之生也，有从先天不足，而生体质虚弱者，有由后天失调而罹诸种病苦者。要而言之，以人主宰论，则一人能系乎阖家荣辱存亡，一人身体有病，则能使一家人等不安，精神上尤其生痛苦（关系重所以然也）。苟能以法象演之，内存神而炼灵根，外演象以通其筋络，而使患根拔除。此法象之真意，善变化人之气质，刚者使之柔，弱者使之强，病者使之愈。以术延寿，莫大乎法象，故先哲通义，正是此意也。学者若能恒心，每日费数十分钟之光阴，运动而得无穷之实益，以俾身心除一切之烦恼痛苦，而增加人生无上之快乐。古圣千辛万苦始得之法门不传（择人而授），今一朝启其秘藏，若悟通法象之玄机，可以通三教之真髓而入道，尤愿上等有根器者，笃行之也。

> 去尽妄心入道门，道门法宝炼灵根；
>
> 灵根本是先天宝，识得灵根能求真；
>
> 不识灵根妄演象，空用口禅说知音。

生理呼吸

人生最切要者，曰呼吸，呼吸是人之生命。故圣人视息为命，可知生命与呼吸是非有二，一吸二呼，即吾人之生命也。欲要生命之安全，必须寻本求源，藉呼吸而延寿，且吾人肉体中，最重要之物质为血液，夫血液之营养分，非藉呼吸不能变化成纯良鲜红质。因空中气体内有一种养料名为酸素（氧气），此质吸入腹内，则能使全体成酸化作用，且酸素与肉体中细胞组织部老废物化合而成碳酸素。藉呼吸作用以吐出之，将空中新酸素吸入腹内，则能使身体中黑暗色之旧血液，化成深红色纯良质新血液，辗转交流循环全身而身体健康，即是呼吸收效果目的之法门也。

呼吸与精神之关系

呼吸者，则谓之调息也。息调则心静，息外无心，心外无息。欲得心外无息之妙，必须真调息。息调则心定，心定则神宁，神宁则心安则清静，清静则无物，无物则气行，气行则绝象，绝象则觉明，觉明则性灵，性灵则神充，神充则精凝，而大道成，万象归根矣。

正身法

最切要者身体相当之姿势及态度，无论行止坐卧，务要使骨柱正直无曲，首勿倾于前后；耳与肩对，鼻与脐对，道经有言："尾闾中正神贯顶，炁透三关入泥宫。"（精满，名神存之法）此姿势宜常保守，不但行时为然，无论何时何地，勿忘此法，《中庸》云"道不可须臾离"者，是也。正身用意，行止皆守法规，不可随意倾跌，学者慎之。

注意法

欲实行修养法时，最要注意正身法之姿势。如练习时，须择天朗气清之处，先用略粗之呼吸以开通气道，以意力吸至小腹（丹田也），待腹中气满，然后呼出（此谓后天呼吸）。次数至十或廿次不等，后须换为细呼吸，此细呼吸与前粗呼吸稍异。呼吸之法，呼出也，小腹反鼓大，吸入气也，小腹反微缩（谓之先天呼吸，又名丹田呼吸）。如练此法时，先将气沉至丹田，微停，随时用吸机将腹内之气提升，使气提至平心，再将气从鼻中呼出，以意力使气向下沉，小腹鼓出（常人不知此法）。但初行功时，总苦气不及于小腹。其法最要者，即闭口齿，以鼻向外徐徐出气，气出至力不能出时，下腹自然定出向外也。

随意法

即权便之法门也，无论行止坐卧车上马上，皆可随意而练之（此法用意而练），有一时之功夫修一时道，有一刻功夫练一刻心。一日内十二时，意所至皆可为。道经云："行立坐卧任呼吸，一呼一吸立丹基，唇齿着力学龟息，息字身息圣人知，四个橐籥八卦炉，不知不能立丹基。"即是演法象之妙。

组织调息法

练功夫时，宜择天朗气清之时，或择空气清新之处，静坐或静立或行步皆可为之。至其练时，则先藏神于丹田，作丹田中之意识，使头脑渐渐冷静，杂念消除，妄念次第消散，以全身之精神注意气穴（丹田也），入于无念状态，丹田呼吸，自然发现于意识界而有法象，任从两足行动处，一灵常与气相随。《坛经》云："行也谓禅，坐也谓禅，行也绵绵，坐也绵绵，醒也绵绵，睡也绵绵。气升乾项，气降坤田，出息微微，入息绵绵，至诚不息，性命永安。"

三步调息法

调息者，即调和气息之谓也，分为努力呼吸（后天）、丹田呼吸（先天）、体呼吸（周天）。此三节功夫，乃是修道之本，始终之法规，由粗入细，由细入微，由微入道。入道者，若论其极，绵绵若存，若有若无，若实若虚，勿忘勿助，五蕴皆空，呼吸不从鼻中而出，从身毛窍中云蒸气雾起，往来而出入。法象至此时，全体安怡，悠悠然入于极乐世界矣。

努力呼吸法

努力呼吸与自然呼吸并无大异，唯呼吸息稍微用力，呼吸腹部耳。开始行功之时，须将身体立正，面微仰，目斜上视，先从口中念呼字，念得气不能外出时（念时切莫有声，有声反损心气），然后再用鼻徐徐吸空中新鲜清气，使腹十分充满，则横膈膜向上，气提升至心口，再从鼻中微微向外呼出（小腹突出向外），而气下至坤田，则使横膈膜次第向下，而胸部肺底之浊气排泄而出。以上呼吸二法，循环为之，其呼吸之机能，练至百日，则丹田之气必坚如金石，有不可思议之妙趣，丹田充实，元气既足，则电力（即一身法象）增加，磁气（即全身精气）发动，则神光能照射于数步之外，有鬼神不测之妙用，可以通神明矣。

丹田呼吸法

此法与前努力呼吸，而外无象，使气上下往返，呼息，气入丹田而谓之阖；吸息，气辟而上升谓之开，又谓阴阳相交。呼息下贯丹田，吸息上至心脑,谓之水火既济,《易》曰:"一阖一辟谓之变,往来不穷谓之通。(明心见性之谓也)"道经云:"三田(泥丸、黄庭、土釜)往返调真息,混元二炁造化机。"神不离气,气不离神,呼吸往来通乎二洁,久行此功,则丹田气充而精凝,精凝则性灵,性灵则神合一,呼吸之息如无呼吸状态。工夫至此,然后可以论体呼吸矣。

体呼吸法

体呼吸者,乃是呼吸最上乘之法门也,前两步呼吸不过为达此步之途径,虽由丹田呼吸渐进而至于体呼吸,是周天法轮之内呼吸也,此呼吸全不赖呼吸器而出,气息从全体八万四千毛孔中而为呼吸。然此呼吸,实为呼吸最终之目的,最上乘之法门。练体呼吸,要充气力于下腹,以意在内换气旋动,呼吸从尾闾上升透夹脊通过玉枕入泥丸,而下至鹊桥(舌也),度重楼穿黄庭(离宫心也),至坤田(丹田),而谓之一周(周天)。以意力转法轮,由脐向左,从小而至大,再向右转脐轮,由大而至小,由中达外全行,由外至中为无极。此节功夫,乃是精神真正体呼吸,非有真传难入其道,非有恒心难达其境,非有天法难遇其机,而结天缘也,盖真体呼吸虽不易得,而至诚不息,不难由近似而得真实。学者达此境域,益寿延年。须知"我命不由天"言似离奇,实习自明,故圣人云:"道不远人,人之为道而远人。"即谓之此也。

第一章　鹤　象

鹤者,灵而寿长,善飞腾之鸟也。性灵属火,为离火。虚无而飞扬,丹家谓之汞象,取于身内为元(神意也),以法象神意演之而大舞,息化刚柔，能活通周身筋络，使关节灵敏，气透三关入顶门（脑海也），以呼吸往来而使灵神下潜于渊（气海也），三元合一而车固，法象顺灵光不昧而性定，性定则神宁，神宁则炁充（满足也），神藏北斗（北斗者丹田也）妙象生，即是此义，法象逆，而神不定，火上炎而失灵明之窍，入于幻境而难得其迩也。学者若灵心诚意以求其要素，则体健身轻益寿延年矣。

鹤善养神而寿长，灵神下降入坤方，气通三关虚实敏（虚灵不昧实甚慢），三元会合寿无疆，妙用丹田联上下（三田往返），须知一体会西东（卯酉周天），至人笑指昆山上（乾顶），分明夹脊有路通（督脉后三关）。

手打者注：以下各象，图在上，对应的文字在下。

虚无先天一炁图　开始预备式

预备：为立正之姿势，头顶、面微仰，两眼微合而平视，椎骨要直，两手下垂，两足立成九十度，心要虚空，杂念摒除，神气合一，下注意丹田，如是无论演何法象，皆依此而为开始。

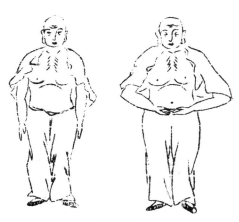

鹤象图一

两手徐徐而起，手心向上，两手中指相对，平脐，稍停。

（吸机）两手依原式，徐徐上起至胸口，同时从鼻中向内绵绵吸气，此时全身毛孔皆开，谓之辟，并将两手渐渐落下至脐（与第一图同），同时向外将气用口呼出，呼出时丹田仍要鼓荡充实，谓之阖，此象以呼吸二机随手掌之起落，反复行之，其数无拘。俟其通时，再换演其他者。

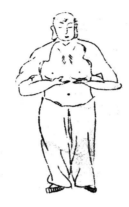

鹤象图二

两手自胸前左右分开伸直，两手心仍向上，同时绵绵吸气。

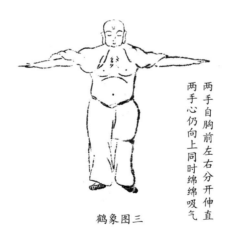

两手自胸前左右分开伸直
两手心仍向上同时绵绵吸气

鹤象图三

两手心下翻渐渐下垂，左右手垂至与脐相平，同时将气呼出，而丹田须充实，然后两手不动，再回原位，呼吸二机，随手之起落，不拘次数。

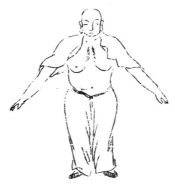

鹤象图四

两手手心向下，左右同上起，同时两足心悬起，两足尖点地，两腿曲弓，两膝向前，臀部下坐，坐至半蹲半坐为止，头顶，腰挺，脊直，同时行吸机，演此象时，以慢为妙。

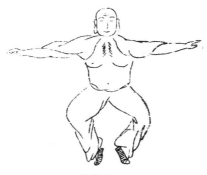

鹤象图五

两手徐徐垂下，臀腰往上提劲，两腿渐渐由曲而直，两足复回原式，丹田充实而将气呼出。

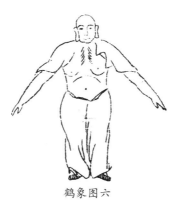

鹤象图六

两手向后，手心向上，同时向外拧，拧至不可再拧时为止，同时两腿曲弓，头顶臀坐，右足心悬起，足尖点地，同时行吸机。

两手由拧劲，继续向左右分开，掌心下翻，两肱渐渐向前，与肩相平，同时两腿由臀腰提劲直起，左足由悬起而复回原位，此象演时，两手动作相同，两足动作互相替换，呼吸二机亦随手起落而行之。

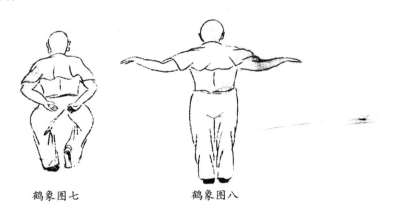

鹤象图七   鹤象图八

（进步）两手动作与七八图同，左足于两手向后时向前进步，足尖点地，曲膝提足，右膝跪力，两膝里扣，身略向前，鼻尖与左膝相对，直腰坐臀，实其丹田，而置于两腿根上。

两手左右向前，起时，左足不动，右足向前进步。如是两手动作同两足替换前进，其数无拘，呼吸二机随手前后而行之。

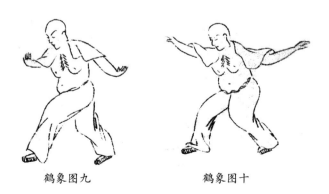

鹤象图九   鹤象图十

（转身）左足在前右转身，右足在前左转身，左转身法：左足在前不动，右足前进向左斜进步，与左足成八字形，随右足着地时，腰向左拧，左足进步，同时两手向后拧。

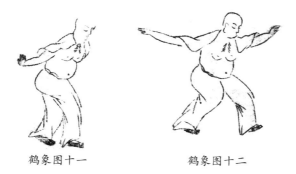

鹤象图十一　　　　　　鹤象图十二

两手左右向前分开，同时右足向前进步，与前演法同。

第二章　熊　象

熊者，其象外阴内阳，性刚直不屈，为坎宫之水，肾中之阳，又名真一之祖炁，以意效其法象，外静内动，能使心中虚灵下降坤田，而性命相会，法象顺，则灵根生，真精化炁，穿关透补还于脑，道谓周天，名白云朝顶，释谓法轮，名不死方，故曰立命，此性命妙用之机，皆归乎象，法象逆，则真炁不能贯通四肢，百脉不能舒畅，反为邪火所侵，灵根不生，阴阳不交，性命不立，诸象亦失其真意，天行健，君子以自强不息，学者当法象求其真实意也。

　　先天之炁阴含阳，心中灵根坤田藏。

　　性命双修此法象，灵根化生妙无疆。

自预备式起，两手自前方上起，起至过肩，手心向上手向前，五指分开，虎口要圆，随两手上起时，两足分开，腰挺臀坐，两膝前曲，头顶，目微合，略向上方注视，使气充丹田。

　　手足仍依原式不动，腰与臀向右拧，拧至不可再拧时，原式再往左拧，如是演法，其数无拘，呼吸二机随身腰拧时行之。

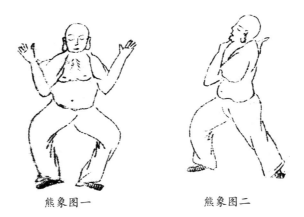

熊象图一　　　　　　　　　熊象图二

　　两足不动，两膝仍前曲，左手随身。腰拧时向左下推出，头向左，目平视，左手推出时，身腰向右拧，右手与左手动作同如是，两足不动，两手交替行之，其数无拘。

　　两足不动，左手先顺身向下按，随左手起时，右手下按，同时身腰随左右手起落而向前，左右摇摆。

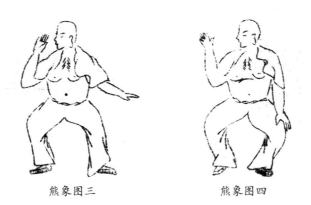

熊象图三　　　　　　　　　熊象图四

　　两足不动，两手手心向上，右手与头平，随身腰向右拧时，自左向右，动作如画半圆形，左手在下与腹平，自左向右画半圆形，头顶臀坐，目注视前方。

两足不动，左手随身腰左拧时，自右向左，动作如画半圆形。此象与前图式同演时，两手随身腰左右拧，两手皆自内向外画正圆形。

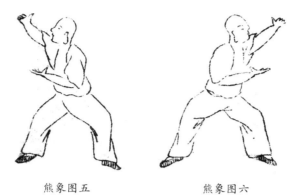

熊象图五　　　　　　　　熊象图六

两足原位不动，两手同起如抱如撑，随身腰向右拧时，两手心向右，左手在上，右手在下，同时向外用推劲拍出。

继前图式，左右手随身腰左拧时，右手在上，左手在下，反掌向左拍出（推劲）。

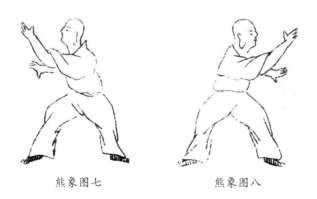

熊象图七　　　　　　　　熊象图八

（进步）左足向左进步，左手同时向左上推出，肱半曲半伸，右手掌心向下按劲，臀坐腰挺，头微仰，目顺左手向上注视，谓之"老僧指日"。

左足不动，左掌心向下按劲，右足提起，顺左足内踝向右进步，右手同时向右上推出，摇肩，晃身，头略仰，目顺右掌上视。

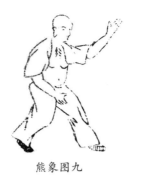 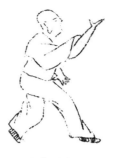

熊象图九　　　　　　　熊象图十

（转身）左足在前左转身，右足在前右转身，右转身法：右足不动，左足向右足旁斜进步，与右足成八字形，同时左手向右推出，与头相平，掌心向外，右手向下回捋，目视左方。

右足提起向前进步，随右足进时，左右阴阳抱劲不停留，右手向上推出，左手向下按劲。

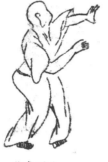 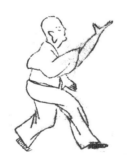

熊象图十一　　　　　　熊象图十二

第三章　虎　象

虎者，其象威严勇猛，性刚正不屈，外阴内阳，取之身内为坎中真水，肾中真阳，真一之祖炁，性命之灵根，万物之灵本，生死造化之源。丹经云：虎白水中生，释谓圆觉，道谓金丹，儒谓太极，皆此一炁也。以神意蕴其内而养灵根，则命根永固，以四体百骸运动而效其灵性（法象也），动则御风，外刚内柔，外动内静，内静神发于目，威生于爪，恧发于丹田，动起云涌泉（足心也），头顶、爪抓、摇首、怒目、坐胯、挺膝，而摇尾间，通其督脉也，鼓荡周身，怒气悖悖，精气摧人，神威逼人，哨声惊人，两目光耀（精气电力也），气如云行万里，象犹虎贲三千，法象顺，则督脉通，真化恧入泥宫（上丹田也），而寿命常存，法象逆，则四体失和，灵根不生，则性命失其灵明，学者，当至诚不息，以术其要素，而神乎道法也。

灵根生处名玄关，正在人身天地间。

内蕴神意外法象，伏住真虎丹可圆。

由开始预备式起，两腿向下曲，两手同时攥拳，右足不动，左足前进，两手同足进时，上起平胸向前推出，高平心口，手指各分，其形相钩，两大指相对，两肱屈伸如抱如撑，肩松开，肘塌劲，脊骨与腰挺起，身向下伏，臀后坐力，两股象曲，膝微上提，足腕挺劲，足趾抓地，右足向下跪力，两膝里合，小腹放于两大腿根上，鼻与足膝相顺，头顶怒目视两大指中间，使气下注丹田，将气呼出，演此法象，以慢为妙。

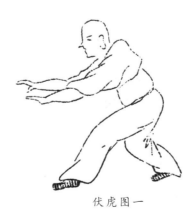

伏虎图一

左足先向前垫步，两手同时抓力攥拳，于右足提时向怀内搂劲，至拳心向下近小腹时，右足再向前大进步，同时绵绵吸气，随右足着地时，两手扑出，将气呼出丹田，要实。怒目摇首，坐胯挺膝，慢演此象，曰"伏虎"

913

进退猛速，又谓之猛虎出林。

（回身）左足在前右转身，右足在前左转身，左转身法，左足微动，右足向左足旁扣步成八字形，两手攥拳抓力向下按劲，搂至小腹，左足随转身向前进步，两拳同时顺胸向前伸开成掌扑出。

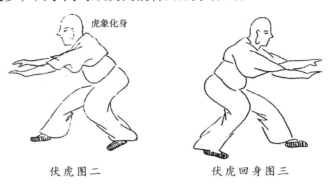

伏虎图二　　　　　　　　　伏虎回身图三

虎爪力步行直径，左足尖斜横向前先垫步，右足随后大进步，右手平拳回，同右足前进时，向前伸开推出，手指平肩，左手抓力成拳，向回往下搂劲至右肘下，头顶，足蹬，腰挺，胯坐，身腰微向前下伏劲，两肱曲弓力达指尖，气充丹田，目向前平视。

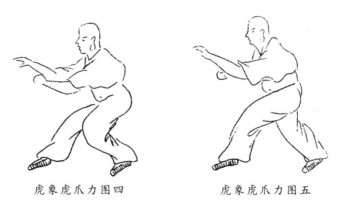

虎象虎爪力图四　　　　　　　虎象虎爪力图五

（化身）右足尖斜横，向前垫步，左足随同向前大进步，右手同足大进步时向回搂劲，抓力成拳至心口前停止，左拳顺右肱旁向前伸开成拳，指尖平肩，神意劲力与前图同，再演，左右互相化身皆此式，数勿拘。

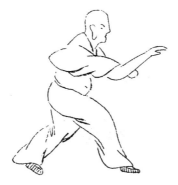

虎象虎爪力回身图六

（回身）左足在前右回身，右足在前左回身。右回身法：左足回扣与右足尖对成八字，右足随向前直进步，左手随回身时向里合劲，握拳至右肘下，右拳同时上起齐顶，随回身时，伸开扑出与前象同。

第四章　鹿　象

鹿者，最寿长之良兽也，其性灵，善运尾闾，而通任督二脉，督脉乃是真阳上升之大道（名漕溪路），为仙佛成道之途径，故修之士，演鹿象以神意致其良能而以术延寿。内蕴其意，则使乾坤旋转，炁行周天，而灵炁、灵神觉明。外形其象，则后通周身之筋骨，一身之血液川流不息，法象顺，真精化炁入泥丸，下转丹元（周天炁也）；法象不顺，则河车不转，真精不化，筋骨不舒，关节失灵，而心窍亦不开。学者，宜会悟其性灵而求实益也。

消息呼来降坤田（下丹田也），周天吸转炁朝天（上丹田也）。
鹿运尾闾上天关（昆仑顶），乾坤旋转本固源（任督二脉）。

玄关大道练汞铅，搬运河车上昆山。
入门妙在牢关锁，一炁阴阳自循环。

自预备式起，右足前进，随足进时，两手平肩伸出，手心向前，左足弓，右足挺直，腰挺，丹田放于左腿根上。

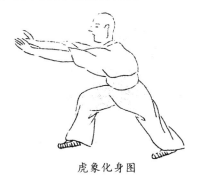

虎象化身图

两手不拉回，左足不动，右足前进，头顶，腰挺，左腿伸直，丹田放于右腿根上。

第五章　猿　象

猿者，坤卦地象，顺阴之性也，其性属阴土。以性体言，谓之坤；以性情言，谓之地。性最机警而灵明，取诸身内曰：灵性至虚至灵亦名道心。此心乃是一点阳刚之正炁，圆陀陀，光烁烁，即灵根之光辉（苗也）。无贤无愚，成圣成贤，成佛成仙，故《华严经》云：菩提种子心，是人之灵明一窍，人心好动，出入无时，莫知其乡，故名曰：猿，猿性好动而无定，以其难定之意也。道经有云：心猿锁住为修性，意马缚住为立命。意属土，为戊己土，土有真假，土生万物，而意化万象，正是此意象。意取于运动静，兼有外练内练。神凝，法象顺，则心内虚空而神炁圆满，身轻体健；法象逆，心窍不开，灵光不生，关节失灵，四体失和，而若神意合一，则灵光生矣。

猿本灵明生道心，意为黄土分假真。

假者幻象不成道，真意性通即成真（信息相通）。

心性源头参不透，空从旁路费搜寻。

自预备式起，右足不动，左足向前进步，两手同足进时，掌心朝下，一齐上起，向前尽力伸出，左手伸至齐顶，右手在左手腕后，五指张开，臀坐，尾摆，摇肩，晃身，头顶，目顺左手背前视，演猿象分二步功夫：（一）慢演曰凝神聚气，（二）合法化身而炼神灵。

左足不动，右足前进步，左右两手阴阳相合，同足进时，一齐向左拧劲，拧至右手心朝上，高与鼻齐，左手拧至掌心朝外，齐眉，两肱皆半曲弓，两股曲弓相拗，法象右肩左膝，身腰拧力，目顺右手掌上视，演此法宜慢，停住再进步化身。

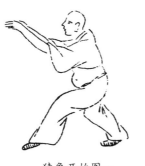 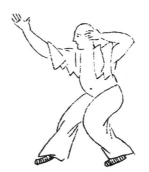

猿象开始图一　　　　　　　猿象化身图二

右足不动，左足向前进，左右两手，同足进时，阴阳相合，一齐向右拧劲，拧至左手心朝上，高与鼻平，右手拧至掌心朝外，齐眉，肱半屈伸，两股相拗，形曲，法象左肩右膝，腰身拧劲，目顺左手掌上视，再进步，左右互相化身，神意劲力皆依此类推。

（回身法）左足在前右转身，右足在前左转身，（右转回身法）右足不动，左足向右足旁进步扣成八字形，右足同时前进仍顺，左右两手不回，亦同转身进步时，向右拧劲拧至手足身法神意与右化身法同。

917

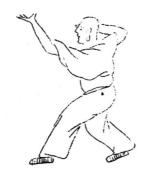
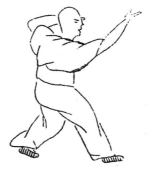

猿象左化身图三　　　　　　　猿象右转回身法图四

自猿象开始图一化身演猿象二步。（右转身法）右足向后退步，左足尖斜横向右转身进步着地，两股相拗，左右两手亦同时往回摆劲，左足着地不停，顺右膝向前直伸，两肱屈伸，右手与肱顺左膝前伸，掌心朝下，左手掌朝下伸至右肘旁，腰身向下伏劲，头向后扭，目顺后上视。

右足尖微向回合，成斜横。左足后退平衡着进步蹬出，不停，仍落顺势（两足成斜丁式），此时身随步转，左右两手随足落地成顺时，向左横力一齐伸出，左手伸至与顶相齐，右手伸至左手腕后，两掌心向下抓力张开，股肱皆半曲象，头顶，胯坠，臀后坐劲，目顺右手背前视。

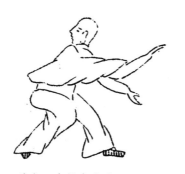
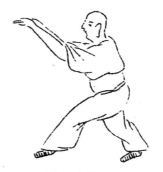

猿象二步转身法图一　　　　　　猿象化身摘果图二

右足不动左足向前进，左右两手同足进时，阴阳相合一齐向右拧劲拧至左手，心朝上高与鼻平，右手拧至掌心朝外齐眉，肱半屈伸两股相拗，形曲。法象左肩右齐，腰身拧劲，目顺左手掌上视再进步，左右互相化身，神意劲力皆依此类推。

（回身法）左足在前右转身，右足在前左转身。（右转回身法）右足不动，左足向右足旁进步，和成八字形，右足同时前进，仍顺左右两手不回亦同转身进步，时向右拧劲，拧至手足身法神意与右化身法同。

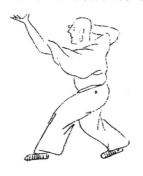 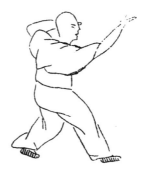

猿象左化身图三　　　　　　猿象右转回身法图四

左右两手不动，两肱一齐向左拧劲，拧至左掌心朝外齐眉，肘平肩，右肱肘顺左膝，掌心朝上前伸平喉，股曲弓，目顺右手掌心前视。

左足不动，右足向前进步，左右两肱同时一齐向右拧横力伸出，右手心朝下伸至高与顶平，左手心朝上伸至右手腕后，两肱屈伸，两股曲弓，头顶，目顺右手前视，指爪抓力，摇肩晃身。

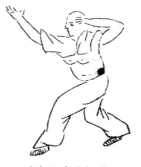 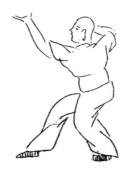

猿象化身坠校图五　　　　　　猿象化身坠校图六

以上四图谓之左开始，化身再接演右化，其手足法、神意均同，左右互演，数勿拘，收式归于预备式休息。

灵空禅师点穴秘诀

灵空禅师 传

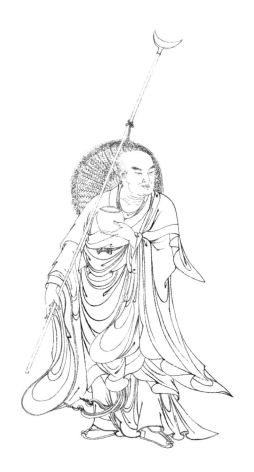

灵空禅师像

目　录

第一章 总纲图解

第一节 正面总穴图

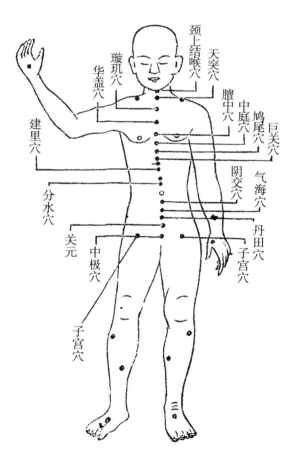

正面总穴图

第二节　背面总穴图

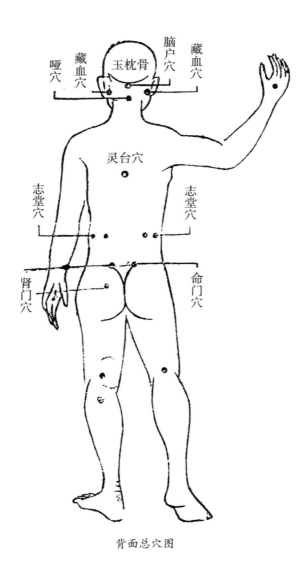

背面总穴图

第三节　正背侧面周身分图

巨关穴

在鸠尾下一寸，心之幕也，又谓之返魂穴。点重者，昏迷，人事不省。

用打法
在右边肺底穴，半分，使掌一推，即醒。

法用
十三味方，加桔梗一钱，川贝一钱，同煎二副服。再服夺命丹三五副，紫金丹二三副。不愈者，一百二十日死。

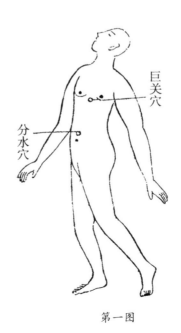

第一图

气海穴

在脐下一寸五分（男子生精之源），二寸丹田（男子藏精之室）。
此二穴，以拳、足击伤者，三二日亡。

调治

法用十三味方，加木通一钱，三棱钱半同煎，冲七厘散一分五厘。再服，
加减十四味方，二副。服药不愈，四十八日死。

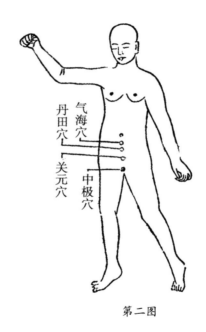

第二图

志堂穴

在项上大椎，下数第十四节，两旁各开三寸，属肾经。以五法八象之化身，点伤者，三日发笑而亡。

调治

法用十三味方，加桃仁、菟丝子各一钱，同煎服。再用夺命丹，三五副，再以药酒服之愈。如不除根，症发而死。

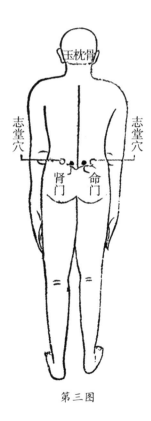

第三图

督脉穴

臀股尾梢（名督脉穴），骨梢下二分，为海底穴。以足点重者，全身失联络，七日主亡。

调治

法用十三味，加引经药：大黄、月石、木瓜各二钱，煎冲夺命丹三副。如尾梢骨伤，不治而愈，一年发黄胖而死。

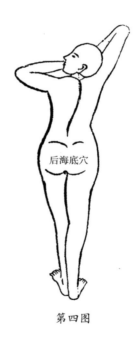

后海底穴

第四图

关元穴

在脐下三寸，为小肠之幕。用足点重者，五日必死。

调治

法用十三味方，加青皮、车前子各二钱，同煎，冲七厘散三分服；再服
夺命丹三副。若服药不除根，二十四日死。

中极穴

在脐下四寸，为足三阴之会。以拳、足击重者，大小便不通，五日死。

调治

法用十三味方，加生大黄、蓬术、三棱各一钱，同煎，冲七厘散一钱五厘，
再服紫金丹二副。若不除根，百日必死。

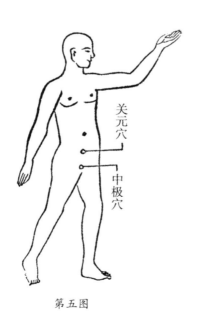

第五图

幽门穴

左属肝，右属肺，在心下巨阙穴两旁，各开五分。以五法八象化身，击伤者，一日死。

调治

法用十三味方加白豆叩、木香各一钱，同煎，冲七厘散三钱服，再服夺命丹三副，再服加减十四味方二副，冲紫金丹三副外上吊药。如服药不除根，其伤必发，一百二十日死。

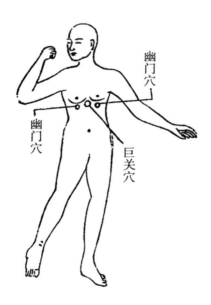

第六图

复结穴

在左胁梢骨下一分，此处气血相交，又名气血囊，右胁亦同。如左受五法八象化身点伤者，四十日亡。

调治

法用十三味方，加蒲黄二钱、生韭菜子钱五分，同煎服。

右腹结穴，拳指点伤者，四十日亡。

调治

法用十三味方，加丹皮、红花各一钱，同煎服，冲夺命丹二三副。如不食药，不除根，一年必亡，左右皆同。

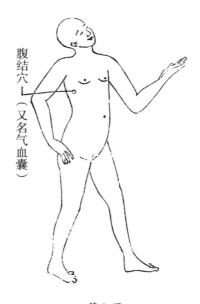

腹结穴（又名气血囊）

第七图

命门穴

在项上大椎，下数第十四节，骨下缝间，左旁开一寸五分。以龙爪拳法或足踢，击重者，一日昏迷不醒而死。

调治

法用十三味方，加桃仁一钱，同煎服，再用夺命丹三副。

肾门穴

在项上大椎，下数十四节，骨下缝间，右旁开一寸五分。以虎爪拳法或足踢，击伤者，吐血，吐痰，三日亡。

调治

法用十三味方，加补骨脂、杜仲各一钱五分，同煎，冲服夺命丹三副，次服药酒痊愈。如不除根，后发症而死。

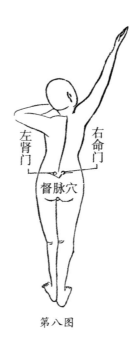

第八图

心经穴

头额前，正中，属心经，主血。用云龙探爪手，点伤见血，怕风发肿，三五日死；不肿、不见风不死。如受伤。

调治

法用川羌活、防风各一钱，加十三味方，同煎服，再用夺命丹三四副即愈。

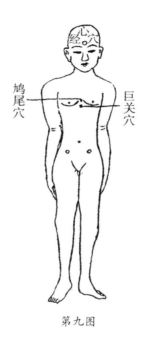

第九图

结喉下一寸，天突穴，天突下一寸六分璇玑，璇玑下一寸六分华盖穴（即心口上），此穴为五脏之华盖（故名之）。以神龙探爪或猛虎奔坡手法点伤者，不省人事，失去知觉性，血瘀心经，不治必死。

调治

法用枳壳三钱、良姜一钱，加十三味煎服，冲七厘散二分五厘，行心胃中瘀血，泄泻愈。或泄泻不止，用冷粥止，再服夺命丹，两副愈。如不除根，三五日死。

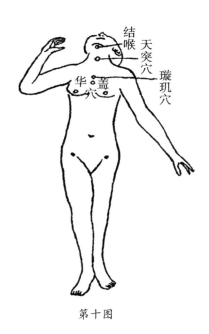

第十图

934

乳根穴（左）

在左乳下一寸六分，又谓之翻肚穴，名下血海，属肝经。以云龙虎显、狮子滚球手法，点重者，吐血死。

调治

法用十三味方，加郁金、刘寄奴各一钱半，冲七厘散二分，再服夺命丹二副。服药不愈，三十日死。

乳根穴（右）

在右乳下一寸六分，又谓之下血海，属肺经。以五法八象手势击伤者，两鼻出血，九日亡。

调治

十三味方，加百部草、桑白皮各一钱，同煎，冲七厘散一分五厘，再服紫金丹三副。若不除根，一年必死。

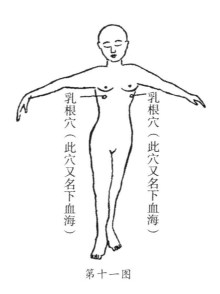

乳根穴（此穴又名下血海）　乳根穴（此穴又名下血海）

第十一图

期门穴

直乳二胁端，一寸五分，属厥阴肝经；膺窗穴，在左乳上一寸六分，又谓之上血海，属肝经，主血。以龙、虎、猿、象手法，神意点重者，十二日亡。

调治

十三味方，加青皮、乳香各一钱，煎服，冲七厘散三分，再服夺命丹三副，每服三钱，冲十三味方药内。

膺窗穴

在右乳上一寸六分，又谓之上血海穴，属肺经，主气。以拳指点重者，十二日死。

调治

十三味方加广木香一钱五分，同煎，冲七厘散二分，可行瘀血，再服夺命丹三副愈。如不治好，则终身有肺痨之症。

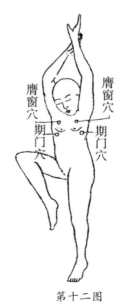

第十二图

章门穴

属足厥阴肝经，在大横肋外，季胁之端，骨尽处，软肉边，脐上二寸，两旁六寸，又名血囊。以八象手法，点重者，四十日死。

调治

法用十三味方，加归尾、苏木各一钱，同煎，冲七厘散二分五厘，再服紫金丹，三五副愈。如服药不除根，一百日亡。

天池穴，手厥阴经，属心包络，腋下三寸，乳后一寸，着胁直腋，撅肋间。

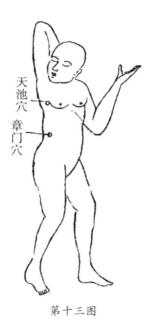

第十三图

哑穴

脑户下，一寸，哑穴。以云龙探爪点伤者，成哑巴，无治。

脑户穴

脑后玉枕骨，又名脑户穴，为督脉、阳气上升入泥丸之门户，通十二经络。用云龙探爪，击伤重者，五七日死。

调治

法用十三味方，加当归、川芎各一钱，冲七厘散三分，再服夺命丹三五副愈。

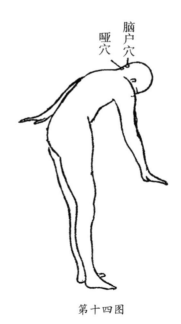

第十四图

太阳穴

两眉梢边，属太阴太阳，为命门穴。以拳指点伤者，七日死；轻者，十五日亡。如损伤耳目，瘀血化脓，不死。如伤风发肿者，亦主死。

调治

法用十三味方，加川芎、羌活各一钱五分，同煎，冲七厘散二分服，再服夺命丹二副，再以八宝丹粉药，敷之立效。如不治愈，十人死九人，慎之！慎之！

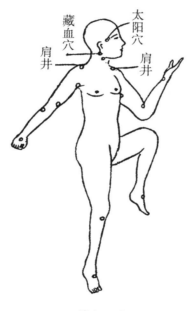

第十五图

藏血穴

在两耳后，属太阴、太阳经，又属肝胆脉。以神龙探爪化象所伤者，见风则发肿，轻者两目失明，重者四十日亡。

调治

法用十三味方，加生地、当归、川芎各一钱，同煎，冲七厘散三分，再服夺命丹，三副愈。

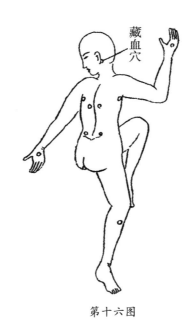

藏
血
穴

第十六图

灵台穴

谓之人心，在项上大椎下数第六骨节之内。如受拳、足击伤，重者，立时而死，无治。

大概言之，且人身上之穴窍，凡与心脑接近者，受戟刺皆危险，不容时间，难治，练此术者，不可不慎之。

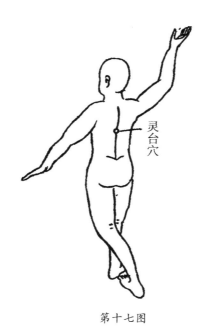

第十七图

941

眉心穴

两眉中间，谓之眉心穴，通脑髓。以拳指点重者，头大如斗，三日死。

调治

法用十三味药方，加川羌活、川芎、荆芥穗、防风各一钱半。不肿不死，受伤必须服药为佳。

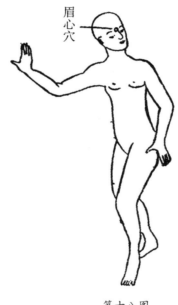

第十八图

气海俞穴

分左右二穴，在背后，肾俞穴下两旁。以拳、足击重者，一月而死。

调治

法用十三味方，加补骨脂一钱半、乌药二钱同煎服，再服紫金丹三副。

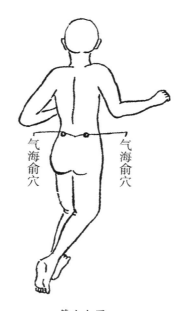

第十九图

鸠尾穴

两蔽骨中间鸠尾穴，又名黑虎偷心穴。以手上擦下按，点重者，两目昏花，人事不省。

调治

法用十三昧方，加肉桂一钱、丁香五分，同煎，冲七厘散三分，再服夺命丹三副，再用紫金丹三五副。若不用药治之，一百二十日亡。

又方：金竹叶二钱、柴胡一钱半、钩藤一钱、当归、陈皮、查肉、苡仁、麦冬各五分，沉香、炙草、荆芥、防风各三分，青柿蒂三个，水酒各半，同煎，加胆草五分，调服。

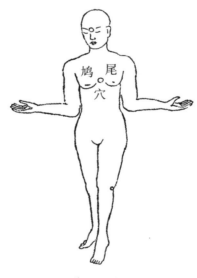

第二十图

血门商曲穴

在右胁脐处，此处气血相交，又谓之气血囊穴。以象形拳法，手术击伤重者，六个月死。

调治

用十三味方，加羌活、五加皮各一钱半，同煎，冲七厘散一分五厘服，再服夺命丹，三副愈。如服药不除根，一年死。

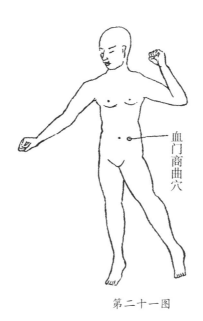

血门商曲穴

第二十一图

气门商曲穴

又谓横血海门穴，在右肋脐下，二寸旁开并横。以拳、足击伤，重者五个月死。

调治

法用十三味方，加柴胡、当归各一钱，同煎，冲七厘散二分五厘，再服夺命丹二三副。伤重后，大小便不通，加车前子、木通各二钱；仍不通，用大葱头，捣泥，酒炒贴脐上，即通。如服药不除根，一百二十日死。

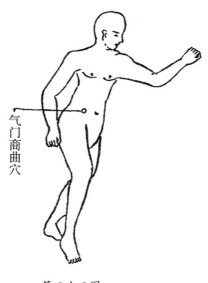

气门商曲穴

第二十二图

气血囊穴

在胁梢骨下一分。

分水穴

在脐上一寸，属膀胱经，此处是大小肠二气相汇之穴。若以拳、指点伤或足击，重者，大小二便不通，十四日亡。

调治

法用十三味方，加蓬术、三棱、生军各一钱五分，同煎，冲服七厘散二分五厘，再服紫金丹二副。如不治痊愈，一百八十日亡，不治。

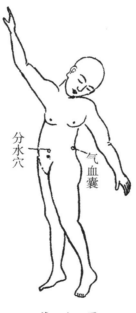

第二十三图

期门穴（左）

在左乳下，一寸六分，旁开一寸，属足厥阴肝经。以飞、云、摇、晃、旋五法手势，点伤者，十八日亡。

调治

法用十三味方，加木香、广皮各一钱半，同煎，冲七厘散二分五厘，再服夺命丹三副。

期门穴（右）

右乳下，一寸六分，旁开一寸，属肺经。以拳、指点重者，则成肺病，咳嗽之症，不治三十日亡。

调治

法用十三味方，加五灵指一钱五分，蒲黄一钱，同煎，冲七厘散二分五厘，再服夺命丹三副。如不去根，五十日必死。

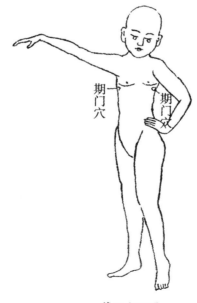

第二十四图

会阴穴

肛门前，肾囊后，谓之会阴穴，又名下海底穴。此处穴，用足、膝击之，如点伤，重者当日死，宜急救。

调治

法用十三味方，加大黄、朴硝各一钱，同煎服，再服夺命丹二副、紫金丹，三副愈。

百会穴

在人头顶之中，又谓昆仑顶，此穴为人一身百脉会聚之处。如若受伤，轻者头昏头肿；重者，立时死。

调治

法用川芎、当归各二钱，赤芍、升麻、防风各八分，红花、乳香去油各四分，陈皮五分，甘草二分，共二剂，酒水各一碗，煎半碗，温服。

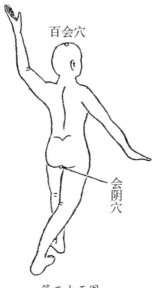

第二十五图

949

鹤口穴

在尾闾骨上,两腿骨进处。若以足、膝击伤,重者一年死,轻者全失联络。

调治

法用十三味方,加牛膝、薏苡仁各一钱,同煎服,再服紫金丹三四副,即愈。

涌泉穴

在足心中间。如受伤,重者,七个月死。

调治

法用十三味方,加木瓜、川牛膝各一钱,同煎服。

攒心穴

在两腋窝下,与心脉相通。伤则血迷心窍,重者立时而亡,不容下手医治。轻者先服金砖五分,后服煎药,方见后。以上之穴窍谓之死穴皆可致命,麻木穴不在此列。

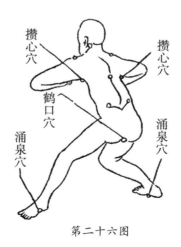

第二十六图

第二章

第一节　诸穴损伤医治法

前身部位穴：

脑门骨髓打出，不治；两眼相对中间，山根及鼻柱，打断不治；两边太阴、太阳穴，打重伤者不治；结喉骨打断不治；气管打伤不治；天突下数胸前横骨，一直至人字骨，一寸三分为一节。人字骨上，第一节受伤，一年死；二节伤二年死；三节伤三年死。心坎即人字骨，打伤立时晕闷，久则必成血症。巨阙又名食脽，在心坎下一寸，打伤成反胃之症。气海穴在脐下一寸五分，为男子生气之源。丹田在脐下二寸，为男子藏精之室，此二穴为一身之主宰，以拳、足击伤，重者丧命，轻者小便不通，如不医治，一月而亡。小肚旁横骨左右子宫穴，若受伤，心迷口噤，目反上视。身强五绝之症，七日内先服夺命丹数剂，若伤内有瘀血，再服紫金丹，吐出瘀血，次煎剂，服行血药。

凡五绝之症，可治者有五：（1）嘴唇不黑，略有微气可治；（2）指爪不黑，中心温暖；（3）面无舒纹，鼻无微气；（4）目不绝轮，筋骨软宽；（5）海底不伤，肾子不碎，可治。此谓之五也。

前身侧面部位穴：

左乳上脉动处，为气门，又曰上血海，属肝，主血气。以拳、掌击伤，当时闭气，重者吐血，急救无妨，迟则不治。右乳上动处，为痰血海，又曰上血海，属肺，主气。以手击伤，重者气闭而亡，轻者发嗽，如治不愈，久成肺痨之症。左右乳下软肋处，属气血，左伤失血，右伤发嗽。右乳上下伤，先服夺命丹，助以虻虫散，左右伤加柴胡两钱，胸前背后加桔梗、青皮两钱；血海伤，久则成痞，用朴硝熨法，不必用末药（即没药），宜

951

服核桃酒数剂，外用千槌膏贴三，血痞自然消散。先服夺命丹，后贴千槌膏，再服虻虫散一二分为度。治上部等症，以散血药为主，用夺命丹一日一服，吃不得红花、当归等丸药。凡少年人，以静养为主，药次之。壮年力强，药宜加重分量；老弱之人，药宜减少。凡服药，切忌猪、羊、鸡、鸭、鹅、蛋、鱼、糟、油煎、麦食等物，戒房事、恼怒，宜要静养、食药二种并行为佳，伤重者，忌一百二十日。

凡去宿血，虻虫散；吐血，紫金丹、危急夺命丹；发表，冬瓜散；重伤，调理加减十三味方。牙关紧闭，先用吹鼻散，用鹅管吹入，男左、女右；无嚏再吹两鼻；再无嚏，用灯心草道之口中，有痰吐出为妙。如无嚏是凶症，不可用药。气门受伤，气闭塞不通，口噤身直如死，此症过不得三个时间，宜急救，迟则气从下降，大便洩出则无治矣。亦不可慌张耳，须近病人口鼻，探其气有无，如有气者必是拳足明暗劲击伤，不是神意击伤。须用一人揪其发，伏在背上，再用轻敲、挪运之法，使气从中而出复苏。左右受伤、晕闷皆不可服表汗之药，左伤服紫金丹，右服夺命丹，至三日不凉者，可服表汗药去其风邪。凡治新伤，血未归经者，只可服七厘散，如七日以后，再服行泄之药。

背身部位穴：

头上、脑后，骨打碎，与脑前症同，此乃绝症，不治。天柱骨，即脊柱骨打断，宜用手术能治。两肾穴左为肾门、右为命门，在背脊左右与脐平对之处，如受伤，发笑或哭，不治。长强穴，即督脉阳气上升之路，受伤重者当日屎出，后成脾泄之症。海底穴，又谓会阴穴，在谷道前、外肾后两可中间，以足膝击伤，重者丧命，轻者血气上冲，头昏耳鸣，心内闷绝，先服护心丸止痛，伤虽在下，其痛在上，可服活血汤方。如便闭，急用灸脐法。治外肾伤，与上同治；外肾受重伤，恐其血气上升冲心，急用一人靠其背后，再将两手从受伤者小肚两旁慢慢向下推摩，先用喜子草、盐酸草煎汤，待冷洗之。尾闾伤，先服车前子七钱，米汤送服，或先用熨运法，表汗药。腰脊伤，用麸皮熨运腰痛之处。骨折伤，此指全身骨断而言，先贴鼠菜膏，壮骨之药，上用运法；断骨如不能接，故意用刮药，如南星、半夏、草乌等毒药，不得过三时辰，药毒自解不必用解药。治伤四种法：运、熏、灸、倒。最轻，用冬瓜皮散，次用运法，内有宿血，若在皮肉膜外，面皮浮肿，宜先服冬瓜皮散，调治以药为先。然后用熏法。如有宿血伤，可熏，凡新伤血未归经，不可熏洗，恐其血攻心窍。如久症、重伤可用灸治法，能消久瘀宿血。凡骨节酸疼、行走不能者，定有瘀血、风湿，如不治，后恐发毒，先服冬瓜皮散，次用灸法。再重伤，人噤口不语，饮药不下，先灌硫射散，然后用倒法，吐其恶物；次服虻虫散一二剂，法用倒诀，将人用棉被捸住，以壮年人扯其四角，着病人左右滚翻十数次，使其吐出恶物方可治，如不吐出不能活矣。亦有仙一味丹，名十八返魂丸，服诸般毒药，灌下五分即解，重者一钱，即吐毒物，神效。

第二节　调治诸穴伤要论

（1）"百会穴"打伤，脑髓不破，只有疼痛、头晕、不能行路者，照方医治，神效。方列下：

川芎、当归各二钱，赤芍、升麻、防风各八分，红花、乳香去油，各四分，陈皮五分，甘草二分，共二剂，酒、水各一碗，煎半碗，温服。

（2）"太阴、太阳二穴"受伤，虽不入内，终有后患，瘀血行于两旁，难以救治，七日内须进活血丹，为妙。

当归一钱五分，红花、黄芪、白芷、升麻、橘红各五分，荆芥、肉桂、川芎各八分，甘草二分，药引童便，陈酒煎服。

（3）"洪堂二穴"，又谓藏血穴，受伤，可用活血舒筋汤为主。大黄八分，毛竹节灰、松桙炭各五分，金砖一钱，加陈酒送服，此名为五虎散。后食煎药，灵仙、桂枝、川芎、川断、桃仁各一钱，陈皮八分，甘草三分，当归一钱五分，水煎，酒冲，温服。

（4）"气食二管"若受伤，不出鼻血，不用调治，七日自愈。若伤重可服金砖五分、川芎二钱，煎汤送下即愈，外伤贴膏药。

（5）"肩窝筋池脉二穴"若受重伤，难治，恐筋缩不能复直，可用活血膏一张贴之。内服汤药，方下列：

苏木心、木耳炭、毛竹节炭、归身_{各钱五分}，升麻、川芎_{各一钱}，水煎，酒引服。

（6）"命脉穴"，谓上血海，受伤，本通心窍，而能走痛，七日内可治。宜服夺命丹，再服汤药：归尾、紫草、苏木、红花_{各一钱五分}，肉桂、陈皮、枳壳_{各一钱}，石斛、甘草_{各五分}，童便制陈酒，煎服三剂。

（7）"脉宗穴"谓上血海，若受伤，转手难以调治，是二七之症，三日内可用散血安魂汤为妙。归尾、桃仁、川断（即续断）、寄奴、红花_{各一钱}，枳壳_{一钱二分}，甘草_{二分}，骨碎补、藕节_{一钱五分}，山羊血_{三分}，酒水各半煎好，山羊血，冲服。

（8）"痰凸穴"谓鸠尾，受伤，其气必急，可用宽解、活血利气汤为主，当归、川芎、红花、大腹皮、骨碎补_{各一钱}，荆芥、杏仁、紫草、苏叶_{各八分}，木耳炭_{一钱五分}，灯心_{一九}，酒水各半，煎好，木耳炭冲服。

（9）"玄机一穴"，谓下血海，受伤，恐血冲心，速饮五虎散，后服煎药：猍狲竹根、扁根锦酱树根、连根狮子草、槿添树根（去心）、天翘麦根（去皮）_{各五分}，陈酒煎服。若翻吐，加姜汁一匙，冲温服。忌油煎、生冷食，七天，以外不妨。

（10）"肺苗一穴"谓华盖，若受伤，胸部刺痛，三日身上微热，不时发嗽，过三七日不治。"方"：归尾_{一钱三分}，红花、陈皮、杏仁_{各八分}，白芥子_{一钱}，没药_{四分，去油}，独活、石斛、苏叶、甘草_{各五分}，加灯心_{一九}，陈酒煎服。

（11）"腕心"谓胃口穴，若受伤，须要泻出，不可内消。"方"：归尾、陈皮、川断、白芥子_{各一钱}，大黄_{三钱}，枳壳_{八分}，红花、羌活_{各五分}，黑丑_{一钱五分}，大甘草_{四分}，小蓟_{一钱五分}，加灯心_{一九}，酒水煎服。

（12）"巨阙一穴"谓之锁心，通心窍，若伤重，七日可服山羊血、五虎散，后服汤药。"方"：桃仁_{七粒}，红花_{八分}，白芥子_{一钱}，陈皮、枳壳、羌活、归尾_{各一钱二分}，肉桂_{一钱五分}，苏木_{一钱五分}，赤芍_{五分}，甘草_{二分}，酒水各半煎服。

（13）"食结穴"谓建里，若受伤，则血裹食而不能消，腹渐渐能大，周年之症。"方"：大黄、谷芽各一钱五分，莪术、陈皮、川芎各一钱，桃仁、查肉、石斛各一钱，当归五分，芥子八分，甘草二分半，虎骨醋制一钱，童便药引，陈酒煎服。

（14）"血池穴"谓心包络，受伤，重者，当日死；轻者十八日亡，急宜调治。"方"：牛膝一钱五分，归尾一钱五分，肉桂一钱三分，川芎一钱三分，银花一钱，陈皮一钱，石斛一钱，虎骨一钱五分，川断一钱五分，碎补一钱五分，酒水各半，煎十剂，每日早晚一副。

（15）"脚面脉穴"，若受伤，不破与涌泉穴同方。如不破皮，方列后：强筋草四分，杨梅树皮五分，松丝毛六钱，活血丹二钱，活血丹（俗名红鸡子草，即茜草）共陈酒糟，捣烂，敷之。若破伤筋：大黄、山芋各一钱五分，研末敷伤处。次用白玉膏，贴之神效：白占、黄占各一两，儿茶、乳香去油、没药去油，各三钱，银砵三钱，生猪油二两，熬去渣，加葱白，共煎为灰色形油，滴水成珠，入白占化过，收入碗内，投入药和匀，存性，三日可用。

（16）"海底穴"，为一身阴阳交会处。以足膝击伤，大小便不通，饱肚发胀，难医之症。"方"：地鳖五十个，参三钱，酒煎服，渣捣烂敷伤处。大忌房事，如不忌，难治。"方"：威灵仙、归尾、杜仲各一钱三分，川芎、桑皮、川牛膝、大腹皮、刘寄奴各一钱，红花五分，甘草三分，童便炙，水酒煎冲服，五剂。

（17）"锁腰二穴"，谓肾腰，若受伤，重者，一时发笑，难医治，不过一日即亡；轻者，三日可治。"方"：杜仲、虎骨、狗脊、毛竹节灰各一钱五分，川芎、归尾、赤芍、桑皮、古钱各一钱，川断一钱三分，乳香一钱五分，去油，核桃仁一两，酒水各半，童便炙法，煎好，核桃仁冲服，两剂。

（18）"肝经穴"，若受伤，眼珠发红色，而失血，六七之期。医法"方"：藕节一钱五分，肉桂、乌药、川续断、白芥子、乳香去油、当归各一钱，刘寄奴八分，木耳炭五分，甘草二分，水煎，食三剂。

（19）"肺经一穴"，若受伤，发喘嗽，难医之症，如治不愈，久成肺痨之症，方见后。

（20）"鹤口穴"，若受伤，重者一年死。"调治"：十三味方，加牛膝、薏苡仁各一钱，同煎服，再服紫金丹，三四副。

第三章　秘传伤科奇方

目　录

汤药类

总煎十三味方（通治跌打损伤）

川芎二钱，归尾三钱，玄胡二钱，木香二钱，青皮二钱，乌药二钱，桃仁二钱，远志二钱，三棱一钱五分，蓬术二钱，碎补二钱，赤芍二钱，苏木二钱；如大便不通加生军二钱，小便不通加车前子三钱，胃口不开加厚朴二钱、砂仁二钱，水二碗，煎半碗，陈酒冲服。

加减十三味方

红志去油，一钱五分，寄奴三钱，肉桂一钱五分，广皮二钱，香附二钱，杜仲二钱，当归三钱，玄胡二钱，砂仁二钱，五加皮三钱，五灵脂二钱，生蒲黄二钱，枳壳一钱五分，水煎，酒冲服。

丹药类

飞龙夺命丹（凡用胎骨以猴骨化之）

川芎三钱，酒炒，五灵脂三钱，醋炒，前胡三钱，炒，青皮三钱，醋炒，五加皮一两，童便制，月石一两，川贝四钱，枳壳小麦皮炒，三钱，韭子三钱，炒，蒲黄三钱，生熟各半，元胡四钱，醋炒，自然铜八钱，醋煅，三棱四钱，醋炒，飞朱砂三钱，桑寄生三钱，炒，沉香三钱，血竭八钱，秦艽三钱，酒炒，桃仁五钱，去皮，蓬术五钱，羌活三钱，炒，地鳖八钱，酒洗，木香六钱，生晒，广皮四钱，炒，乌药三钱，炒，当归六钱，酒炙，破故纸四钱，盐水制，制胎骨五钱，炒葛根三钱，麝香一钱五分，杜仲四钱，盐炒，橘红三钱，肉桂三钱，去皮，砂仁二钱，去壳，土狗三钱，去肠醋炙，苏木四钱，共三十六味。

各制好，再加牛乳一碗，拌和，焙燥，贮瓶内。如重伤，每服三钱，轻者一钱五分，陈酒送下。

加减十四味方

菟丝子一钱，肉桂一钱，刘寄奴一钱，蒲黄一钱，杜仲炭一钱，元胡索一钱 青皮一钱，枳壳一钱，香附子一钱，五灵脂一钱，归尾一钱，缩砂仁一钱，五加皮一钱半，广皮二钱，酒水各半同煎服。

紫金丹方

乳香、没药去油，五钱，木耳炭六钱，大黄四钱，地鳖六钱，火酒醉，用瓦炙干，去头足，血竭五分，麝香三分，碎补五钱，乌药六钱，归尾五钱，酒浸，麻皮四钱，炒，自然铜五钱，醋炙七次，盆硝一两，共研细末，每服三分，陈酒送下；如吐血一分，妇女血崩一分五厘，童便和酒送下；骨折八分，酒下，看病轻重，服为止，每日一服，不可多服；如妇人经水不通，八厘加麝，七厘酒调，服即通。

夺命接骨丹

损伤，略有微气，内有三四穴，绝命处不伤，用之即效。地鳖五钱，制，自然铜二钱，煅，乳香、没药一钱五分，去油，血竭二钱五分，透明，古钱一钱五分，醋炙七次，红花二钱，碎补二钱，去毛，童便炙，麻皮根二钱，炒，归尾二钱，酒浸，蜜二两。

上药共研细末，每服一分二厘，火酒送下。

末药方

大黄三钱，地榆二钱，乳香、没药各二钱，去油，龙骨五钱，血竭一两，麝香二钱，象皮二钱，阿魏一两，地鳖一两，茧绵灰一钱，胎发灰二个，脐带二条，牙齿四五个，酒炙七次，胎骨一两，狗胎二个，青归三钱，牛膝三钱，九死还魂草四钱，防风三钱，肉桂三钱，仙桥五分，鹤虱草三钱，猢猴竹根三钱，落得打三钱，檀香四两，降香五钱，速香三钱，沉香五钱。

共研细末，临用时调药内。

又方

地鳖十个，酒炙，白地龙十条，即白项曲蝉，洗干，自然铜二钱，醋煅，骨碎补三钱，去毛，乳香、没药一钱，去油。

共研细末，每服一钱，酒送下。

加减十三味又方

赤芍、乌药、枳壳、青皮、木香、香附、桃仁、玄胡、三棱、蓬术、寄奴、砂仁、苏木。

危急者去寄奴，加葱白；如吐血，加荆芥三钱，炒焦，藕节一两，陈酒煎服。

又方

广皮一钱五分，青皮一钱，五灵脂三钱，生蒲黄二钱，赤芍二钱，归尾三钱，桃仁二钱，香附一钱，五加皮二钱，红花一钱五分，枳壳二钱，乌药二钱，砂仁二钱，元胡一钱五分，陈酒煎服。

通治发散方

凡损伤，先须发散瘀血，不遇重症，宜通用一二剂。

川芎二钱，归尾二钱五分，防风二钱，羌活二钱，荆芥二钱五分，泽兰二钱五分，枳壳二钱，独活二钱，猴姜二钱五分，加天葱豆三枝，水煎酒冲，神效。

发散上部方

防风二钱，白芷一钱，红木香一钱，川芎二钱，归尾二钱，赤芍二钱，陈皮二钱，羌活二钱，法夏（即法半夏）二钱，独活一钱五分，骨碎补一钱五分，甘草一钱，生姜三片，水煎，酒冲服。

发散中部方

杜仲、川断、贝母、桃仁、寄奴、蔓荆子各二钱，当归、赤芍、自然铜醋煅，各三钱，肉桂八分，茜草一钱，细辛一钱，水煎，酒冲姜汁服。

发散下部方

牛膝、木瓜、独活、羌活各三钱，归尾二钱，川芎二钱，川断、厚朴、灵仙、赤芍、银花各二钱五分，甘节一钱，水煎，酒冲姜汁服。

上中下三处受伤加减发散方

凡人上、中、下三处受伤，须用发散药一二剂为要。气急有痰，加制半夏二钱，风痰加制南星二钱，心惊加胆星一钱五分，桂心八分，香附一钱五分，同煎服，看症加减，通经引药列后。

头腰痛者，加川芎、藁本三钱；手肩用桂枝、柴胡三钱；胸胃加吴茱萸、草头蔻三钱；肚腹加白芍、厚朴二钱；心胸疼者加肉桂二钱、陈皮三钱，去白；腰肾加核桃肉、破故纸、川断、杜仲；左胁气刺痛，枳壳、青皮三钱；右肋血瘀痛，桃仁二钱；破血，延胡索二钱；调诸血，当归二钱；活血，川芎二钱；补血，川芎；筋脉痛，甘草二钱；周身骨节痛，川羌活三钱；腹肠中窄痛，苍术、广木香；调诸胃气，广木香，男加减木香为君，女加减香附子为君，左用青皮、香附、蔓荆子各二钱，右用柴胡二钱、赤芍、当归三钱；如发潮热，重用柴胡为君；出虚汗，蜜制黄芪为君。人参，补元气，脾胃寒者更妙；白术消痰化气，肌皮热，黄芩三钱；去胃痰，制半夏；消风痰，制南星；上焦湿肿，防风、龙胆草二钱；中焦湿热，黄连；下焦湿热，黄柏；恼渴者，加白茯苓、葛根；虚嗽者，五味子；嗽无痰，杏仁、防风、生姜；嗽有痰，制半夏、枳壳、防风各二钱。

治泄泻，白术、白芍；痰喘，阿胶、天门冬、麦门冬；水泻，白术、茯苓、泽泻；痢疾，当归、白芍；上部见血，防风；中部见血，黄连；下部见血，地榆；眼暴发，当归、防风、黄连；目昏暗，熟地、当归、细辛；破伤风，防风为君，白术、甘草为佐；伤寒，甘草为君，防风、白术为佐；诸风痛，明天麻、防风为君；诸疮毒，黄柏、知母为君，连翘、黄芩为佐；小便不利，黄柏、知母、茯苓、泽泻为佐。以上诸药，悉按经络部位。主治凡损伤人，略代内症，服药不效。临症时，须将前项何病何药治之，无不立见奇效，看病之要诀也。

受伤发癫症方

乌药、天竺黄各一钱，砂仁、麻黄、陈皮、寄奴、肉桂、紫丁香各五分，胆星朱砂六分，川羌活、升麻、金箔各一钱五分，水煎服神效。

受伤恍惚急治方

人参二钱，辰砂八分，远志一钱五分，金箔一钱，水煎服。胃寒者，加厚朴、桂心、橘红各二钱。热者加条芩二钱，嫩柴胡一钱，前胡一钱五分。身发冷加人参二钱，白芍三钱，麻黄一钱五分，郁金一钱五分。热不凉加连翘二钱，三棱、薄花各一钱五分，大腹皮二钱。小便自出加紫丁香一钱五分，荔枝核七分。小便不出加车前子。发寒噤加防风二钱，细辛一钱，制南星八分，旋覆花、白菊花一钱，荆芥穗一钱五分，煎服。

受伤，眩晕，言语恍惚，是脏腑受损，急治方。

辰砂八分，琥珀一钱，广木香一钱五分，川楝子一钱五分，白茯苓二钱，杜仲二钱，枸杞子二钱，当归一钱五分。如翻肚有痰者制半夏一钱五分，赤丁香一钱，酒炒砂仁二钱，制附子二钱，旋覆花一钱五分。如呕吐不止饮食不安，紫丁香、草果、制南星、法夏、砂仁、赤檀香、生姜汁各一钱五分，煎服三次不效，必是肠断，七日内死。

破伤风方

防风三钱，羌活三钱，荆芥三钱，制南星一钱，根生地二钱，白芷二钱，归尾三钱，红花二钱，寄奴二钱五分，明天麻一钱五分，煨，煎服，神效。

大成汤

重伤，昏晕不醒，二便不通，定防脏腑瘀血，宜服此方：

陈皮一钱，当归二钱，苏木二钱，木通一钱五分，红花二钱，厚朴一钱五分，枳壳一钱五分，大黄二钱，朴硝一钱，甘草一钱五分，水煎，加蜜三匙，冲服效。

贰成汤

陈皮一钱，法夏二钱，茯苓三钱，枳壳二钱，红花、当归、川芎、白芷各一钱，槟榔八分，黄芪二钱，桔梗、青皮、乌药各一钱五分，枳实、黄芩六分，苏木一钱，加紫苏三钱，姜三片，红枣五枚，同煎服。

上三穴（头肩胸上中下三部受伤方）

头、肩、胸，凡上中下三处受伤方，看明用药，更妙。

川芎、当归、红花各二钱，野地黄四钱，木耳炭二钱，麦麻二钱，炒，研末，酒吞下，立效；狗脊灰五钱，大腹皮三钱，车前子二钱，木通二钱，建杏仁五钱，砂仁三钱，童便制，研末，酒吞下，神效。

下三穴臀腿足受伤方

木瓜、米仁、赤芍、红花、寄奴各二钱，川牛膝三钱，研末，酒冲服。

内伤汤方

赤芍、乳香、没药、藿香、郁金、防风各三钱，加葱白三根，煎服。

内外肚伤方

红花、寄奴、香附、白芷、桃仁各三钱，葱叶、生姜各五钱，同煎服。

跌打反肚方

当归六钱，枳壳、桃仁去衣、锦纹各三钱，赤芍五钱，红花一钱五分，韭子二钱，去壳，生蒲黄二钱，酒、水各一碗，煎好冲蒲黄服，立效。

骨节断方

白地龙五条，酒洗去肠泥，焙干，川乌去皮，松节、没药、乳香各三钱，去油，陈皮煎服。

腰痛方

蜜炙黄芪二钱，盐水炒杜仲三钱，破故纸一钱五分，核桃肉二钱，陈酒煎服三副，效。如不饮酒，将酒炙各药，以水煎服，亦可。

又方

杜仲三钱，盐水炒，破故纸三钱，炒，凤凰衣三钱，研末。猪腰一副，不可落水，忌铁器，用竹刀破之，将药末入腰内，用线扎紧，水煎，配酒吃。

瓜皮散（兼治腰痛闪挫之症）

冬瓜皮一两，小青皮一两，阴干研末，每剂盐调服二钱。

又方

广木香二钱，麝香三分，研末，闪左吹右鼻，闪右吹左鼻。

跌打闪伤

天荞麦根三两，老姜半斤，陈酒二碗，煎，酒渣敷痛处，即散。

惊风方

酒法：制南星、防风、指甲灰，冲药服，神效。

边成十三味方（调理）

明天麻二钱，小麦粉包裹，外以湿纸包煨，川芎二两，炒，研末，蜜炼丸，如圆眼大，每服一丸，热酒送下，如不饮酒，汤送亦可。

行药方（即劈药，专治瘀滞）

巴霜一钱，滑石一钱，大黄二钱，研末，用端午粽角尖为丸，如绿豆大，每服七丸，酒送下。

损伤不破皮方

当归三钱，羌活二钱，独活一钱五分，白芷一钱，碎补二钱，地鳖三钱，桃仁二钱，地骨皮二钱，生甘草二钱，红花四钱，陈酒冲服。

跌打皮肉破方

五加皮五钱，土贝一钱五分，红花二钱，当归三钱，生地五钱，独活二钱，甘草二钱；头上加川芎三钱；胸胁加乳香、没药各二钱；脾肚加赤芍、白术各二钱；手膀加桂枝二钱；足腿加薏苡仁、木瓜各二钱，水煎好，酒冲服。

全身受伤洗治方

碎补、川羌活、地骨皮、金银花、吴茱萸、桑白皮、甘木瓜、秦艽、川乌、苏木各一两，苗松二两，黄皮一两半，共药十二味，陈酒三升煎洗。

跌打伤煎药方（重伤三四剂足矣）

川芎、独活、赤芍、天麻、当归、白芷、木香、姜黄、防风、羌活、紫苏、苍术、碎补、五加皮、生草；胸腹不宽，加红花；上部，升麻、泽泻；中部用杜仲；下部用川牛膝、木瓜；左右胁，柴胡；胸前、背后，桔梗二钱，青皮一钱，轻伤八分，酒水各半煎服，神效。

跌打方一

当归三钱，防风五分，乳香一钱，红花八分，生地二钱，丹参二钱，麦冬一钱，桔梗一钱，川断一钱五分，北沙参八分，地骨皮一钱，生草五分，加灯芯一丸酒服。

又方二

乳香一钱五分，灵仙二钱，桃仁一钱，没药一钱五分，川断一钱五分，红花八分，羌活二钱，砂仁一钱，归尾二钱，木香一钱，丹参一钱五分，酒煎服。

又方三

独活二钱，川断一钱五分，没药一钱五分，防风一钱五分，红花八分，丹参一钱五分，归尾二钱，牛膝二钱，乌药、赤芍、乳香各一钱五分，灵仙一钱，酒煎服，忌葱、豆、醋，又加荔枝花冲服，若破伤亦忌。

重伤方一

红花一钱，防风二钱，碎补、生地各三钱，川芎、连翘各二钱，当归三钱，灵仙二钱，乳香五分，桃仁一钱，五加皮、没药各一钱，川乌三分，加蜂蜜、核桃，酒煎服。此药口吐白痰，解之用冷浓茶汁。

又方二

乳香、砂仁各一钱，没药一钱五分，木香、桃仁各一钱，羌活二钱，红花八分，灵仙二钱，归尾、川断各二钱，丹参一钱五分，陈酒煎服。

又方三

独活三钱，乳香二钱五分，去油，没药去油，防风、归尾、牛膝、赤芍、丹参、川断、灵仙各二钱，乌药一钱五分，红花一钱，加荔枝花，先冲，酒服。

跌打损伤方

有草药名，七里香茎二钱，头一钱五分，陈酒吞服，叶可敷。

无名肿毒跌打损伤吐血方（服此方神效）

金银花根，捣碎取汁，合口加童便，热酒冲服，渣敷痛处，即愈。

胡桃散兼酒方

血海穴受伤，久则成痞，核桃一岁一个，捶碎，陈酒浸，每个加朴硝二分，入锅内煎，酒干为度，吃核桃肉，立效。

洗疮方

葱头、花根，煎汤洗，加酒更妙。

三乌一点黄药方

乌药、泽泻、乌米、饭根（即老鸦米）、黄皮香。

三乌一点红药方

乌药、泽泻、乌米、饭根、鹤顶红各五钱，酒煎服。

吃素人受伤荤药不用方

如地鳖、地龙、耳骨、象皮、胞胎等药，各用代之，多用牛乳、人乳、陈酒、米醋制炼，各药亦效。

喉管割断方

兼治肚腹皮破，用桑棉线缝之。如腹皮破，肠不损可救，将万年青连根捣汁，洗伤自收，用桑丝线缝之，先用止血丹，搽伤处，服夺命丹二钱，次服接筋骨丹方、丸散药，痊愈。

草药方

槿松树根、猢猴竹根每岁一钱，金雀花根、乌桕树根少用，格荬根、狮子头草根、天荞麦根每岁一钱，凤尾草、牛口刺根、酸草多用。

上部分上中下三部用药方

形色相似，分其真假，均不可乱用误人。单鞭救主、马兰藤、铁用藤、龙瓦金钱、遇山龙（茜草）、活血草（同上）、牛口刺（即蔷薇）、对开花、金钱薄荷、倒插金钗、五爪金龙、大五爪、小五爪各一钱，陈酒煎服。

上部活血方

苏木、防风、马兰藤、刘寄奴、苏薄荷，酒煎服，如发肿，金鸡独立、金钱薄荷，陈酒煎服。

中部草药方

黄水蔄、雪里开花、山东青（山内有即万年青）、闹杨花根（必须用根，余俱不可用）、小将军、七里香、独将擒王、金将花根（即金雀花根）、锦添树根、金丝毛草、七重宝塔，酒煎服，中部瘀血不清，必至泻，泻去自愈。

蝴蝶花即射干，水竹根即葱根，扁豆花，金丝吊鳖、九死还魂草（即卷柏），酒煎服。

下部草药方

威灵仙、川牛膝、七里香（茶，圆花似桂花，一叶甚香）、金蒂钟、蛟龙还山遍地香、红木香。

下部伤筋损骨药加方

倒挂金钟、活血草、夜合珠（即赤首乌）、健筋草同煎。

上中下部草药方

洞里仙、七星剑、凤尾草、九龙尾、莺爪刺、天荞麦（同荞麦）、金不换（即三七，似竹鞭根）、乱纷窠（细叶是草）、岩姜，陈酒煎服。

五虎散

闹杨花根、独将擒王、锦添树根、倒挂金钟各二钱，陈酒煎服，加灯芯一丸，搏实，如圆眼大，和药煎。

地鳖紫金丹

血竭八钱，月石八钱，川断三钱，盐炒，五加皮五钱，童便制，川牛膝五钱，酒炙，麝香四分，自然铜八钱，醋炙，制胎骨三钱，地鳖五钱，酒制，土狗五钱，制，贝母三钱，苏木三钱，乌药五钱，炒，元胡五钱，醋炒，香附四钱，制，青木香四钱，当归五钱，酒炒，桃仁五钱，广皮三钱，灵仙五钱，酒炒，泽兰三钱，续随子二钱五分，去油，五灵脂三钱，干醋炒，共二十三味，研末，如重伤每服三钱，轻伤一钱五分，陈酒送下。

七厘散

盆硝八钱，广皮五钱，蓬术五钱，大黄六钱，赤川芎二钱五分，砂仁四钱，去壳，乌药三钱，地鳖八钱，酒洗，枳壳三钱，麦麸炒，当归六钱，酒浸，续随子五钱，去油，三棱三钱，醋炒，青皮三钱，木香六钱，去皮，血竭八钱，醋炙，土狗六钱，肉桂四钱，五加皮八钱，童便炙，巴豆霜二钱五分，炒，去油，五灵脂六钱，乳制，生蒲黄六钱，麝香二钱，胎骨粉五钱，共为二十三味研末，如重伤二分半，轻伤一分半，再轻者一分，陈酒吞服，神效。

治跌打方

地鳖三钱，胎骨二钱，龙骨二钱，地龙三钱，猴骨三钱，参三七三钱，血竭三钱，麝五分，没药三钱，飞朱砂二钱，自然铜三钱，木耳炭一钱，熊胆二钱，碎补二钱，黄连三钱，樟脑一钱，山羊血一钱五分，白用胆一个，南蛇胆一钱，研末用。

郑天文祖保命丹

专治一切跌打、损伤、筋断、骨碎、皮破、血迷心窍、闷绝将死、饮食不进，撬齿灌下三分，待寸香时，便得还苏，神效。

落得打，滴乳香去油，桃仁去皮，上官桂晒，血见愁，地鳖二两，醋炙酒洗，元胡索酒炙，没药去油，琥珀同灯芯研细末，自然铜醋煅七次，鲜红花微炒，广木香晒，无名异煅研水飞，全当归酒炒，真降香晒，红志肉纸包，赶去油净，半两钱七个，核桃肉酒洗七个，同捣糊，以上药各一两，共研细末，每服三分，陈酒吞下；不饮酒，用当归、苏木各二钱，煎汤送下，吃酒一杯，及重伤临危者，服之神效。

又方

乳香、没药三钱，去油，雄精二钱，飞朱砂一钱，麝香、冰片各五分，血竭三钱，红花二钱，自然铜四钱，煅，当归四钱，酒炙，赤芍三钱，童便炙，白芷二钱五分，盐炒，红曲三钱，地鳖四钱，酒洗，碎补四钱，去毛，白木耳炭一两，共研末，凡遇伤者，先服三钱，后用治伤药，加胡椒一钱五分。

接骨丹一

当归二两，酒炒，乳香、没药各八钱，去油，泽兰、碎补各二两，酒炒，续随子生，二两，地鳖五钱，制，桂枝五钱，参三七三钱，自然铜二两，煅，血竭五钱，煅龙骨五钱，共十二味制，研细末，陈酒冲服二钱。

又方

制地鳖一钱，乳香、没药各一钱，去油，煅龙骨一钱，真血竭一钱，归尾一钱，酒浸，红花一钱，巴豆霜去油净，一钱，制半夏一钱，共九味，研末，每服一分酒送下。

治跌打伤风散药方

地术四两，去皮，石斛一两，川乌、草乌去皮，一两，羌活、麻黄、蝉蜕、明天麻、细辛、防风、甘草各一两，荆芥二两，雄黄三钱五分，共研末，每服四钱。

加葱白、紫苏、生姜，煎汤冲服，神效。如损伤，瘀血阻滞，遍成毒，系风火结毒，服之亦效。

丸药类

接骨丸一方

地鳖五钱，法夏、巴豆霜各二钱，乳香、没药去油，各三钱，归尾四钱，盆硝三钱，血竭二钱五分，共研末，烧酒为丸，陈酒冲二分，立效。

接骨丸二方

巴豆霜去净油、当归五钱，桃仁、青皮各八分，赤芍、枳壳、桔梗、麦芽、木通各一钱，红花、山药五钱，丹皮五钱，乳香、没药各三钱，去油，川甲火酒炒、白檀香各三钱，酒为丸，红糖火酒吞下，立效。

治伤夺命丸

木耳炭，紫金藤二两，桃仁、当归一两，红花五钱，五加皮二两，灵仙、还魂草一两半，白蚯蚓、地鳖各四十，制，前冲狗胎骨一个，滚酒冲洗，去毛、肠、脑、爪，火煅燥，研末为丸，似圆眼大，金箔为衣，每一丸，陈酒吞服神效。

扶身丸

血见愁五钱，落得打三两，蝼蛄叶三两，真辰砂五钱，没药去油净，三两，真麝香一钱，白木耳炭三两，共七味，研细末，大枣肉为丸，似圆眼大，金箔为衣，凡遇干戈时，口含一丸嚼咽，有神效。

六味地黄丸

茯苓乳浸，生地、杏仁、山萸、山药各四两，砂仁五钱，前胡三两，去皮蒸晒七次，陈皮、泽泻各三两，丹皮、肉桂各二两。共研末，蜜丸，梧桐子大，清汤空腹服。

三花丸

闹杨花，对开花，雪里开花。

三木香丸

青木香，白木香，红木香。

三香丸

七里香，遍地香，并地香。

敷药类

跌打掺药方

乳香、没药去油，各二钱，煅龙骨五钱，无名异二钱，炒，共研末，瓷器收贮，如骨折者，外体用。

封药方

治刀斧破伤，疼痛，出血不止，或腐烂，敷之立效。

乳香、没药各二钱，去油，轻粉二钱半，雄精五钱，共研细末，贮瓶内。用时，菜油调敷破伤处。若有脓血，用甘草汤洗净，以线系烤燥，封药敷之，外用旧黑绵纸贴，再缚上，止痛神效。

又方一

五倍子三两，炒蒸出汁，研末，五分，人参研末少许，松香五两，研末，敷之即愈。

又方二

小青皮，梓树根、叶，研末敷之，立止血。

又方三

松香，白灰为青鱼脑壳即圹内古石灰，少些研末，取韭菜汁，和捣成团，放壁上通风阴干，收贮听用，此药宜三月初三、五月初五、七月初七，虔诚修合，方效。

又方四

乳香、没药、白占、胎骨、甘石煅、象皮、冰片、阿魏、龙骨、儿茶、朱砂、轻粉、血竭、赤石脂、硼砂各二钱，研细末用。

又方五

千年藤二钱，木瓜灰一钱，石圹灰三两，花蕊石一钱五分，共研细末，韭菜汁调，阴干，再研细用，敷之立止血，神效。

立效散 治破伤出血

煅龙骨、赤石脂、胎发灰、灯芯灰、真白占各三钱，冰片一分，儿茶三钱，生半夏二钱五分，血竭一钱，乳香、没药各二钱，去油，海螵蛸一钱，麝五分，共研细末，贮瓶听用，勿令出气。

膏药类

损伤接骨活血膏方

苍术四两，川椒三钱，赤芍四钱，元参三钱，莪术二钱，碎补三钱，川贝三钱，木瓜三钱，连翘四钱，苦参三钱，槟榔七钱，升麻二钱，白术三钱，地丁三钱，麻黄二钱，枳壳二钱，薏苡三钱，秦艽五钱，陈皮三钱，大黄三钱，黄柏二钱，白芷二钱，元胡三钱，红花二钱，柴胡三钱，大茴二钱，细辛二钱，川甲五钱，赤芍四钱，花粉二钱，杏仁三钱，杜仲四钱，黄芪二钱，防胶四钱，乌药三钱，良姜五钱，紫苏四钱，熟地五钱，知母二钱，当归三钱，泽泻二钱，牛膝四钱，黄连二钱，黄芩二钱，滑石三钱，三棱二钱，桃仁五钱，川断四钱，香附三钱，厚朴四钱，桔梗三钱，青皮五钱，薄荷五钱，羌活四钱，独活四钱，木香三钱，赤敛二钱，前胡四钱，天冬二钱，麦冬二钱，姜虫三钱，丹皮五钱，猪苓二钱，官桂三钱，木通四钱，桂枝二钱，巴豆十粒，川芎三钱，生地六钱，查肉五钱，寄奴四钱，阿魏二钱，灵仙三钱，白敛二钱，加皮五钱，荆芥三钱，苏木五钱，桑皮三钱，共七十八味，真麻油七斤二两。夏浸药十日，春秋十五日，冬一月，入锅内，以文、武火，煎至药化炭，去渣，加葱白十个，梅干十个，酒三盏，山黄草一两一钱，蜈蚣十条，再熬数沸，去渣，煎熬至滴水成珠，加黄丹一斤，水飞，炒七次，铅粉三斤，炒，筛，松香一斤，文火下之，收贮埋地，存性，十数日，可贴，另加渗药。

治损伤膏药方

归尾、桃仁、红花、川断、五加皮、碎补、灵仙各五钱，肉桂、赤芍、防风、羌活、荆芥、淮药各四钱，白芷二钱，甘草二钱，虎骨一两，金银花三钱，松香五两，水粉四两，炒黄，黄丹四钱，炒，铅粉四两，炒，麻油三斤十两，药浸油内，春秋五日，夏三日，冬七日，宜天一生气，吉日，放入锅内，煎至枯焦，去渣，再煎，油滴水成珠，方入松香、水粉、铅粉、黄丹等，加阿魏四两，血竭四两，麝香一钱，除火，投入和匀。凡煎药膏丹，须用桑枝、杨柳条，共搅，煎好，收起，须存性。

又方

五加皮二两，紫丁香三钱，荆芥八钱，知母、厚朴一两，虎骨一两，血竭一两，松香五钱，老姜四两，大蒜四两，蒜头四两，桑白皮一两，麻油二斤半，煎成膏，加铅粉半斤炒黄，麝香一钱，轻粉五钱，除火，取起，存性，贴，神效。

治年久损伤、翻覆骨脊疼痛、湿漏、风骨等症膏

鹤合五斤，油五斤，煎好，用铅粉一斤十两，炒黄，收之为生膏药，存性，效。再加肉桂三钱，麝八分，麻油四两，木香一钱，香附一两，当归一两，红花一两，灵仙一两半，寄奴一两半，黄丹油炒黑，血竭、五加皮酒炒，各二两，乳香去油、没药去油，各二钱，共研末，煎贴患处，无不痊愈。

千槌膏

治跌打、损伤，兼治无名肿毒、顽疮、瘰疬，神效。

铜绿二两，杏仁三两六钱，轻粉一钱，松香透明，四钱五分，黄占二钱，草麻子去壳，五钱八分，没药三钱，去油净，龙骨煅，三钱，上药，水浸去毒，共捣千余槌，瓷器收贮。用时温汤化软，红布、油纸摊贴，松香调化，放铜绿。若烂疮，加龙骨、轻粉。

洗疮膏

麻油三两，黄蜡二两，黄丹炒，一钱，乳香去油，三钱，先将油煎滚，次入蜡一滚，又下黄丹、乳香，除火，和匀，听用。

敷药膏

乳香、没药去油，各一两三钱，龙骨三钱，大黄、地榆、血竭各三钱，桃仁、红花、陈皮、川断、五加皮、灵仙、碎补、赤芍、丹皮、川芎、参三七、当归、白芷各二两，共研末，麻油斤半，煎至滴水成珠，不散，入黄丹十两，调匀末药，收膏，存性，贴。

金疮长肉膏

赤石脂醋煅，五钱，乳香、没药去油，各三钱，龙骨醋煅，三钱，朱砂二钱，川连二钱，胎骨三钱，贝母五钱，文蛤焙，五钱，黄柏三钱，角黄二钱，童便煅，儿茶二钱，鹿角二钱，煅炭，生石膏二两一块，用黄泥、童便调烂，将石膏一味入泥内，火煅燥，取出，存性，共研细末，同加麻油煎成膏，看伤轻重，轻上二三钱，重上四五钱，贴患处，立效。

接骨膏（一名豆尖膏，又名鼠蒙膏）

用鼠粪两头尖者，槌晒干，研末，绿豆粉炒黄色，飞罗面粉亦可，生猪油去筋膜，槌捣成膏，略炒微熟，用棉絮做成膏，贴患处，小榆树皮夹之，或桑树皮亦可，夹之。

损伤接骨膏

五加皮一两，乳香、没药各三钱，葱头四个，大蒜四个，糯米饭一匙，红曲三钱，白药一个，共捣糊贴患处，三日一换，二服，其骨自接，第七日用膏贴，痊愈。

白玉膏

白占、黄占各一两，儿茶、乳香去油、没药去油，各三钱，银硃三钱，生猪油二两，熬去渣，加葱白，共煎如炭色，取油滴下成珠，入白占化过，取入碗内，投入药和匀，存性，三日可用。

治损伤，远年不愈，内有瘀血，全身疼痛，风雨时遍身酸胀者，是也。发疼胀时，从何处起即将穴内灸一火针，神效，用雷火针。

雷火针切忌、血运行部位、时辰法（欲知气血论）

欲知气血注何经，子胆丑肝肺主寅，大肠胃主卯辰真，脾巳心午未小肠，若问膀胱肾络焦，申酉戌亥是本根。

（血行止十二时各大穴道诀云）

子踝丑腰寅在目，卯面辰头巳手足，午胸未腹申心中，酉脾戌头亥踝续（此是内外血运）。

（又定四季八神血运切忌云）

春左胁，夏膝足，秋右胁，冬腹肾。

（又十天干神）

甲气血顺行，甲头，乙喉，丙肩，丁心，戊腹，己背，庚辛膝，壬胸，癸足。凡内外，血运行之处，切须看明，不可误人。血运即人一身之命根也，故云凡灸火更不可乱治，慎之慎之！

雷火神针方（此方针灸，必须看明穴道，格外神效，或灸痛处亦可）

乳香、没药各三钱，去油，川乌、草乌各一钱，去皮，天竺黄、雄黄、甘松、山奈、苏子、白芷、苍术、香草、脑冰各二钱，檀香、川羌、防风各三钱，鹁鸽粪干，四钱，蜈蚣三条，蕲艾二两，减分一两，真麝一钱，共研细末，用火纸包卷，外用荆川纸，同卷紧，再用鸡蛋清、乌金纸封定，不可令其出气，用时以红布四五层，替人身上，又用蒜一片，贴肉，点正穴道，更妙，或灸痛处，亦效。

又方

麝香八分，甘松五分，山奈一个，苍术三个，白芷三钱，细辛一钱，川羌二钱，蕲艾一两，薄荷二钱，五加皮三钱，独活二钱，附子四钱，草乌一个，去皮尖，共研极细末，纸卷筒，照前法灸之，神效。

凡雷火针，百病皆可灸治，大忌气、色二月，以及新鲜、油、腻、煎、炒，一切发汛动气等物，要忌一月。十日内忌茶叶、灯芯、广皮，凡养病者，一切心事，诸般放宽，培养精神为要。

艾灸法

治膀胱、胞肚、打伤、小便闭急。

先用麝香_{一分}入脐内，又用白矾_{一钱五分}，水飞盐一撮，盖之。用艾，火灸三次为度，其便即通，立效。

吹鼻散

煅猪牙皂_{三钱}，皂角_{焙干，二钱}，白芷_{炒，二钱五分}，麝香_{三分}，淡砂_{二钱}，细辛_{一钱五分}，半夏_{二钱}，共研细末，瓷器收贮，不令出气，无论缢死、魇死、产后血晕死，胸中稍有暖气者，将药吹入鼻内，即苏，神效。

点穴秘诀终

脉 纬

罗哲初 著

自 序

　　《脉纬》何为而作乎？曰：继《脉经》之后也。晋太医令王叔和撰用《四时经》、《素问》《伤寒》、平脉辨脉法以成脉经，可谓知要，人咸重之。然不录《灵枢》《八十一难》，或者以《灵枢》为针经，《难经》为秦越人所著，多不合于《素问》欤。然《伤寒论》序，仲景亦曾撰用《八十一难》矣。又考唐王子安，本其师曹元之说以序《难经》，曰：《八十一难经》为医经之秘录。岐伯以授黄帝，黄帝历九师以授伊尹，伊尹以授汤，汤历六师以授太公，太公以授文王，文王历九师以授医和，和历六师以授秦越人。自秦越人始定章句，历九师以授华佗，佗历六师以授黄公，黄公以授其师曹元，是《难经》固与《灵》《素》同一师承者也。吾师桂林左修之先生尝云："《难经》《灵》《素》始读之，似多抵触，细按之实相发明。"每忆师言，未尝不叹读书之难与师承之不易也。倘微师说，几何不与世之读《难经》者同一眼孔哉！惜未知历几师始至吾师也。是编所述，皆散见于《灵》《素》《八十一难》之文，集而贯之，分为上下两篇，一言脉之大体，一言脉之运用，或以《难经》释《灵》《素》，或以《灵》《素》释《难经》，悉本师承，不附臆说，间有欲伸愚见之处，则以按字法或称名以别之。世之君子，或有因《脉纬》而进求《脉经》，更进而求诸《灵》《素》《八十一难》，则余是编之集，其裨世或不浅乎？是为序。

目　录

上　篇

经　脉

经脉者，所以决生死，处百病，调虚实，不可不通者也。

此言经脉为处病之源，非通其精微，不足以致用也。

肺手太阴之脉，起于中焦，下络大肠，还循胃口，上膈，属肺系，从肺横出腋下，下循臑内，行手少阴心主之前，下肘中，循臂内上骨下廉，入寸口，上鱼，循鱼际，出大指之端；其支者，从腕后直出次指内廉，出其端。

此言肺脉所行之部位也。中焦，谓胸中也；臑内，臑肉之内也；肘中，尺泽穴处也；鱼际，手鱼腹之边际也。

大肠手阳明之脉，起于大指次指之端，循指上廉，出合谷两骨之间，上入两筋之中，循臂上廉，入肘外廉，上臑外前廉，上肩，出髃骨之前廉，上出柱骨之会上，下入缺盆，络肺，下膈，属大肠；其支者，从缺盆上颈，贯颊，入下齿中，还出挟口，交人中，左之右，右之左，上挟鼻孔。

此言大肠脉循行之部位也。合谷，穴名；两筋之中，即阳溪穴也；髃骨之前，即肩髃穴也；柱骨之会上，即巨骨穴也；人中，穴名；鼻孔两旁，迎香穴也。

胃足阳明之脉，起于鼻之交頞中，旁约太阳之脉，下循鼻外，入上齿中，还出挟口环唇，下交承浆，却循颐后下廉，出大迎，循颊车，上耳前，过客主人，循发际，至额颅；其支者，从大迎下人迎，循喉咙，入缺盆，下膈，属胃，络脾；其直者，从缺盆下乳内廉，下挟脐，入气街中；其支者，从胃口，下循腹里，下至气街中而合，以下髀关，抵伏兔，下膝膑中，下循胫外廉，下足跗，入中趾内间；其支者，下廉三寸而别入中趾外间；其支者，别跗上，入大趾间，出其端。

此言胃脉循行之部位也。承浆，穴名，在下唇中央；大迎，穴名，在颐下两旁；客主人，穴名，在发际额颅，即头维穴也；人迎，穴名，在结喉两旁动脉应手，即人迎脉也；气街，穴名，在毛际髀关、伏兔二穴相连，在股内前廉。

脾足太阴之脉，起于大趾之端，循趾内侧白肉际，过核骨后，上内踝前廉，上腨内，循胫骨后，交出厥阴之前，上膝股内前廉，入腹，属脾，络胃，上膈，挟咽，连舌本，散舌下；其支者，复从胃别，上注胸中。

此言脾脉所循行之部位也。核骨后，谓大都、公孙等穴处也；腨，腿鱼腹也；舌本，廉泉穴也。

心手少阴之脉，起于心中，出属心系，下膈，络小肠；其支者，从心系，上挟咽，系目系；其直者，从心系上肺，下出腋下，循臑内后廉，行手少阴心主之后，下肘内，循臂内后廉，抵掌后锐骨之端，入掌内后廉，循小指之内出其端。

此言心脉所行之部位也。锐骨之端即神门穴处也。

小肠手太阳之脉，起于小指之端，循手外侧，上腕，出踝中，直上循臂骨下廉，出肘内侧两筋之间，上循臑外后廉，出肩解，绕肩胛，交肩上，入缺盆，循咽，络心，下膈，抵胃，属小肠；其支者，从缺盆循颈上颊，至目锐眦，却入耳中；其支者，别颊，上䪼，抵鼻，至目内眦，斜络于颧。

此言小肠脉所循之部位也。踝中，即养老穴处也；肩解、肩胛，即肩髎、肩贞二穴处也；䪼，面骨也。

膀胱足太阳之脉，起于目内眦，上额，交巅；其支者，从巅至耳上角；其直者，从巅入络脑，还出别下项，循肩髆内，挟脊，抵腰中，入循膂，络肾，属膀胱；其支者，从腰中下挟脊贯臀，入腘中；其支者，从髆内左右别下贯胛，挟脊内，过髀枢，循髀外、后廉，下合腘中，以下贯腨内，出外踝之后，循京骨，至小指外侧。

此言膀胱脉循行之部位也。锐眦，目外角也；内眦，目之大角也；膂挟，脊之膂筋也；臀，尻骨两旁之髀肉也；髀枢，即环跳穴处也；京骨，膀胱之原穴也；腘，腿弯中之小肉也。

肾足少阴之脉，起于小趾之下，邪走足心，出于然谷之下，循内踝之后，别入跟中，以上腨内，出腘内廉，上股内后廉，贯脊属肾，络膀胱；其直者，从肾，上贯肝膈，入肺中，循喉咙，挟舌本；其支者，从肺出络心，注胸中。

此言肾脉循行之部位也。足心，涌泉穴也；然谷，穴名，在然骨之下，肾经荥穴也。

心包络手厥阴之脉，起于胸中，出属心包络，下膈，历络三焦；其支者，循胸出胁，下腋三寸，上抵腋下，循臑内，行太阴、少阴之间，入肘中，下臂，行两筋之间，入掌中，循中指出其端；其支者，别掌中，循小指次指出其端。

此言心包络脉之所行也。两筋之间，即内关、大陵等穴处也；三焦无专府，故云历络三焦也。

三焦手少阳之脉，起于小指次指之端，上出两指之间，循手表腕，出臂外两骨之间，上贯肘，循臑外，上肩交足少阳之后，入缺盆，布膻中，散络心包，下膈，属三焦；其支者，从膻中，上出缺盆，上项系耳后，直上出耳上角，以屈下颊至𫐐；其支者，从耳后入耳中，出走耳前，过客主人前，至目锐眦。

此言三焦脉所行之部位也。因其无专府，故曰散络心包也。膻中，穴名，气之所会也。

胆足少阳之脉，起于目锐眦，上抵头角、耳后，下循颈行手少阳之前，至肩上，却交出手少阳之后，入缺盆；其支者，从耳后入耳中，出走耳前，至目锐眦；其支者，别锐眦，下大迎，合于手少阳，抵于𫐐下，加颊车，下颈，合缺盆，以下胸中，贯膈，络肝，属胆，循胁里出气街，绕毛际，横入髀厌中；其直者，从缺盆下腋，循胸过季胁，下合髀厌中，以下循髀阳，出膝外廉，下外辅骨之前，直下抵绝骨之端，下出外踝之前，循足跗上，入小趾次趾之间；其支者，别跗上，入大指之间，循大指歧骨内出其端，还贯甲，出三毛。

此言胆脉循行之部位也。髀厌，即髀枢之里也；季胁，季肋下之软处也；绝骨，穴名，髓之所会也，三毛，肝之井穴大敦也。

肝足厥阴之脉，起于大指丛毛之际，上循足跗上廉，去内踝一寸，上踝三寸，交出太阴之后，上腘内廉，循股阴入毛中，过阴器，抵小腹，挟胃，属肝，络胆，上贯膈，布胁肋，循喉咙之后，上入颃颡，连目系，上出额，与督脉会于巅；其支者，从目系，下颊里，环唇内；其支者，复从肝别贯膈，上注肺。

此言肝脉所循之部位也。颃颡，头盖骨也；踝上三寸，三阴之所交也。

络　脉

手太阴之别，名曰列缺，起于腕上分间，并太阴之经直入掌中，散于鱼际。实则手锐掌热，虚则欠㰦，小便遗数。取之去腕半寸，别走阳明也。

手少阴之别，名曰通里，去腕一寸半，别而上行，循经入心中，系舌本，属目系；实则支膈，虚则不能言，取之掌后一寸，别走太阳也。手心主之别，名曰内关，去腕二寸，出于两筋之间，循经以系于心包，络心系。实则心痛，虚则头强，取之两筋间也。

手太阳之别，名曰支正，去腕五寸，内注少阴；其别者，上走肘，络肩髃；实则筋弛肘废，虚则生疣，小者如指痂疥，取之所别也。

手阳明之别，名曰偏历，去腕三寸，别入太阴；其别者，上循臂，乘肩髃，上曲颊偏齿；其别者，入耳，合于宗脉。实则龋聋，虚则齿寒痹隔，取之所别也。

手少阳之别，名曰外关，去腕二寸，外绕臂，注胸中，合心主。实则肘挛，虚则不收，取之所别也。

足太阳之别，名曰飞扬，去踝七寸，别走少阴。实则鼽窒，虚则鼽衄，取之所别也。

足少阳之别，名曰光明，去踝五寸，别走厥阴，下络足跗。实则厥，虚则痿躄，坐不能起，取之所别也。

足阳明之别，名曰丰隆，去踝八寸，别走太阴；其别者，循胫骨外廉，上络头项，合诸经之气，下络喉嗌。气逆则喉痹卒喑，实则狂癫，虚则足不收，胫枯，取之所别也。

足太阴之别，名曰公孙，去本节之后一寸，别走阳明；其别者，入络肠胃。厥气上逆则霍乱，实则肠中切痛，虚则鼓胀，取之所别也。

足少阴之别，名曰大钟，当踝后绕跟，别走太阳；其别者，并经上走于心包下，外贯腰脊。气逆则烦闷，实则闭癃，虚则腰痛，取之所别也。

足厥阴之别，名曰蠡沟，去内踝五寸，别走少阳；其别者，循胫上睾，结于茎。气逆则睾肿卒疝，实则挺长，虚则暴痒，取之所别也。

任脉之别，名曰尾翳，下鸠尾，散于腹。实则腹皮痛，虚则痒搔，取之所别也。

督脉之别，名曰长强，挟膂上项，散头上，下当肩胛左右，别（走）太阳，入贯膂，实则脊强，虚则头重，高摇挟脊之有过者，取之所别也。

脾之大络，名曰大包，在渊腋下三寸，布胸胁。实则周身尽痛，虚则百节皆纵，此脉若罗络之血者，皆取脾之大络也。

凡此十五络者，实则必见，虚则必下，视之不见，求之上下，人经不同，络脉异所也。

以上十五络之部位，其中有可通于奇经者，如肺络列缺可通任脉，心主内关可通阴维，少阳外关可通阳维，脾络公孙可通冲脉是也。

奇经八脉

督脉者，起于下极之腧，并于脊里，上至风府，入属于脑。任脉者，起于中极之下，上至毛际，循腹里，上关元，至咽喉，上颐，入舌而络于目。冲脉者，起于气街，并足阳明之经，挟脐上行，至胸而散。带脉者，起于季胁，回身一周。阳跻脉者，起于跟中，循外踝上行，入风池。阴跻脉者，亦起于跟中，循内踝上行，至咽喉，交贯冲脉。阳维者，其脉起于诸阳之会。阴维者，其脉起于诸阴之交，维络于身，溢蓄不能环流灌溉诸经者也。阳不能维于阳，则怅然失志，阴不能维子阴，则溶溶不能自收持也。

经脉循环

经脉者，行血气，通阴阳，以荣于身者也。其始从中焦，注手太阴、阳明，次注足阳明、太阴，次注手少阴、太阳，次注足太阳、少阴，次注手厥阴、少阳，次注足少阳、厥阴，次复还注手太阴，如环无端，转相灌溉，朝于寸口、人迎，以处百病而决生死也。

此言经脉之行，循环不已也。气逆不通则病，气绝不行则死，可不慎与！

脉　度

手三阳之脉，从手至头，合三丈。手三阴之脉，从胸至手，合二丈一尺。足三阳之脉，从头至足，合四丈八尺。足三阴之脉，从足至胸，合三丈九尺。两足跻脉，从足至目，合一丈五尺。督任二脉，各长四尺五寸，合九尺。共长一十六丈二尺。

此言脉之长短也。平人一息，脉行六寸，二百七十息，脉行一十六丈二尺，是为一周也。平人一日夜一万三千五百息，脉行五十周于身，过之者病，不及者亦病。故脉法曰：脉来一呼再至，一吸再至，不大不小曰平。一呼三至，一吸三至为适得病。前大后小，即头痛目眩；前小后大，即胸满短气。一呼四至，一吸四至，为病欲甚。脉洪大者苦烦满，沉细者腹中痛，滑者伤热，濇者中雾露。一呼五至，一吸五至，其人当困。脉沉细者夜加，浮大者昼加，不大不小，虽困可治。其有大小为难治。一呼六至，一吸六至，死脉也。沉细夜死，浮大昼死。一呼一至，一吸一至，名曰损，人虽能行，犹当著床，所以然者，血气皆不足故也，再呼一至，再吸一至，名曰无魂。无魂者，当死也，人虽能行，名曰行尸。上部有脉，下部无脉，其人当吐，不吐者死。上部无脉，下部有脉，虽困无能为害，所以然者，人之有尺，譬如树之有根，枝叶虽枯槁，根本将自生；脉有根本，人有元气，故知不死也。

脉分轻重

初持脉，如三菽之重，与皮毛相得者，肺部也。如六菽之重，与血脉相得者，心部也。如九菽之重，与肌肉相得者，脾部也。如十二菽之重，与筋相得者，肝部也。按之至骨，举之来疾者，肾部也。

此言持脉之轻重也。如三菽之重者，肺脉浮短而涩也；如六菽之重者，心脉浮大而散也；如九菽之重者，脾脉在中，轻重相得也；如十二菽之重者，肝脉牢而长也；按之至骨，举之来疾者，肾脉沉而营也，亦浮中沉之法也。

经脉病

手太阴病，是动则病肺胀满，膨膨而喘咳，缺盆中痛，甚则交两手而瞀，此为臂厥。是主肺所生病者，咳上气喘渴，烦心胸满，臑臂内前廉痛厥，掌中热。气盛有余则肩皆痛，风寒汗出小便数而欠；气虚则肩背痛，寒，少气不足以息，尿色变（臂厥与手少阴同，泽火革也）。

此言一脉辄变为二病也。是动病者，气也，所生病者，血也。邪在气为是动病，邪在血为所生病。气主呴之，血主濡之，气留而不行者，气先病也，血滞而不濡者，血后病也。故先为是动，后为所生也，各脉准此。

手阳明病，是动则病齿痛，颈肿。是主津液所生病者，目黄，口干，鼽衄，喉痹，肩前臑痛，大指次指不用。气有余则当脉所过者热肿，虚则寒栗不复也（主津液，泽水困也）。

足阳明病，是动则病洒洒振寒，善呻数欠，颜黑；病至，则恶人与火，闻木声则惕然而惊，心欲动，独闭户塞牖而处；甚则欲上高而歌，弃衣而走，贲响腹胀，是为骭厥。是主血所生病者，狂疟温淫，汗出，鼽衄，口喎，唇胗，颈肿，喉痹，大腹水肿，膝膑肿痛，循膺乳、气街、股、伏兔、骭外廉、足跗上皆痛，中趾不用。气盛则身以前皆热，其有余于胃，则消谷善饥，尿色黄；气不足则身以前皆寒，胃中寒则胀满（骭厥、骭，足胻骨也，主血）。

足太阴病，是动则病舌本强，食则呕，胃脘痛，腹胀善噫，得后与气则快然如衰，身体皆重。是主脾所生病者，舌本痛，体不能动摇，食不下，烦心，心下急痛，溏，瘕泄，水闭，黄疸，不能卧，强立，股膝内肿厥，足大趾不用。

手少阴病，是动则病嗌干，心痛，渴而欲食，是为臂厥。是主心所生病者，目黄，胁痛，臑臂内后廉痛厥，掌中热痛（臂厥，与手太阴同，火泽睽也）。

手太阳病，是动则病嗌痛，颔肿，不可以顾，肩似拔，臑似折。是主液所生病者，耳聋，目黄，颊肿，颈颔、肩、臑、肘、臂外后廉病（主液，与手阳明同，火水未济也）。

足太阳病，是动则病冲头痛，目似脱，项如拔，脊痛，腰似折，髀不可以屈，腘如结，踹如裂，是为踝厥。是主筋所生病者，痔，疟，狂，癫疾，头囟项痛目黄泪出，鼽衄，项、背、腰、尻、腘、踹、脚皆痛，小趾不用（踝厥，主筋不主骨，而主筋其示人之诀在此，水雷屯也）。

足少阴病，是动则病饥不欲食，面如漆柴，咳唾则有血，喝喝而喘，坐而欲起，目䀮䀮如无所见，心如悬若饥状。气不足则善恐，心惕惕然如人将捕之，是为骨厥。是主骨所生病者，口热，舌干，咽肿，上气，嗌干及痛，心烦，心痛，黄疸，肠澼，脊股内后廉痛，痿厥，嗜卧，足下热而痛。

手厥阴病，是动则病手心热，臂肘挛急，腋肿，甚则胸胁支满，心中澹澹大动，面赤，目黄，喜笑不休。是主脉所生病者，烦心，心痛，掌中热。

手少阳病，是动则病耳聋浑浑焞焞，嗌肿，喉痹。是主气所生病者，汗出，目锐眦痛颊痛，耳后、肩、臑、肘、臂外皆痛，小指次指不用。

足少阳病，是动为病口苦，善太息，胸胁痛不能转侧，甚则面有微尘，体无膏泽，足外反热，是为阳厥。是主骨所生病者，头痛，颔痛，目锐眦痛，缺盆中肿痛，腋下肿，马刀挟瘿，汗出振寒，疟，胸、胁、肋、髀、膝外至胫、绝骨、外踝前及诸节皆痛，小指次指不用（阳厥，主骨不主筋，而主骨最宜留心，风水涣也）。

足厥阴病，是动则病腰痛不可以俛仰，丈夫㿗疝，妇人少腹肿，甚则嗌干，面尘脱色。是主肝所生病者，胸满，呕逆，飧泄，狐疝，遗尿，闭癃。

八脉为病

阴跷为病，阳缓而阴急。阳跷为病，阴缓而阳急。冲脉为病，逆气里急。任脉为病，苦内结，男子七疝，女子带下，瘕聚。督脉为病，脊强而厥。带脉为病，腹满，腰溶溶如坐水中。阳维为病苦寒热，阴维为病苦心痛。

此言奇经八脉之为病也。其脉虽不当十二经所拘，其治法仍不离于十二经。故依灵龟八法之例，阴跷之治，在足少阴，阳跷之治，在足太阳；冲脉之治，在足太阴；任脉之治，在手太阴；督脉之治，在手太阳；带脉之治，在足少阳；阳维之治，在手少阳；阴维之治，在手厥阴。针灸然，方制亦然。实则泻之，虚则补之，其例亦同。

按：脉法曰：病有虚邪，有实邪，有贼邪，有微邪，有正邪。有邪从后来者为虚邪，从前来者为实邪，从所不胜来者为贼邪，从所胜来者为微邪，自病者为正邪。又九宫八风篇曰：风从南方来，名曰大弱风，其伤人也，内舍于心，外在于脉，其气主热。风从西南方来，名曰谋风，其伤人也，内舍于脾，外在于肌，其气主弱。风从西方来，名曰刚风，其伤人也，内舍于肺，外在于皮肤，其气主燥。风从西北方来，名曰折风，其伤人也，内舍于小肠，外在于手太阳之脉，脉绝则溢，脉闭则结而不通，善暴死。风从北方来，名曰大刚风，其伤人也，内舍于肾，外在于骨与肩背之膂筋，其气主寒。风从东北方来，名曰凶风，其伤人也，内舍于大肠，外在于两胁腋骨下及肢节。风从东方来，名曰婴儿风，其伤人也，内舍于肝，外在于筋纽，其气主湿。风从东南方来，名曰弱风，其伤人也，内舍于胃，外在于肌肉，其气主体重。此八风皆从其虚之乡来，乃能病人。三虚相搏，则为暴病卒死。两实一虚，则为淋露寒热。犯其雨湿之地则为痿。故圣人避风，如避矢石焉。其有三虚而偏中于邪风，则为击骨偏枯矣。

所谓虚之乡来者，谓邪从后来也；所谓三虚者，谓脉虚、病虚、证虚也。脉之虚，谓按之虚也；证之虚，谓痒者为虚，内快为内虚，外快为外虚。病之虚，谓出者为虚，言者为虚，缓者为虚也。三虚相搏，则为暴病卒死者，谓五神失守，五邪干犯，令人暴亡也。又或人病肝虚，厥阴司天失守，又遇木不及之年，有白尸鬼犯之，令人卒亡也；人病心虚，君相二火司天失守，又遇火不及之年，有黑尸鬼犯之，令人暴亡也；人病脾虚，太阴司天失守，感而三虚，又遇土不及之年，则有青尸鬼犯之，令人暴亡也；人肺病，阳明司天失守，感而三虚，又遇金不及之年，有赤尸鬼犯之，令人暴亡也；人肾病，遇太阳司天失守，感而三虚，又遇水不及之年，有黄尸鬼犯之，令人暴亡也。此亦三虚相搏，暴病猝死之因也。两实一虚者，谓脉病证，三者或虚其一也。

下 篇

三部九候法

脉分三部，部有三候，以决生死，以处百病，以调虚实，而除邪疾也。有上部，有中部，有下部。部各有三候，三候者，有天，有地，有人。上部天，两额之动脉也；上部地，两颊之动脉也；上部人，两耳前之动脉也。中部天，手太阴脉也；中部地，手阳明脉也；中部人，手少阴脉也。下部天，足厥阴脉也；下部地，足少阴脉也；下部人，足太阴脉也。

此言脉之部位也。两额之动脉，在额之两角，动应于手，足少阳脉气之所行也；两颊之动脉，在鼻孔两旁，近于巨髎之分，动应于手，足阳明脉气之所行也；耳前之动脉，在两耳前陷者中，动应于手，手少阳脉气之所行也。是为上部脉也。手太阴脉者，肺脉也，在掌后寸口中，是谓经渠，动应于手也；手阳明脉者，大肠脉也，在手大指次指歧骨间，合谷之分，动应于手也；手少阴脉者，心脉也，在掌后锐骨之端，神门之分，动应于手，是为中部脉也。足厥阴脉者，肝脉也，在毛际外羊矢下一寸半陷者中，五里之分，卧而取之，动应于手也，女子取太冲；足少阴脉者，肾脉也，在足内踝跟骨上陷中，太溪之分，动应于手也；足太阴脉者，脾脉也，在鱼腹上趋筋间，直五里箕门之分，宽巩足单衣沉取乃得之，女子取冲阳之分，亦动应于手，是为下部脉也。

下部之天以候肝，地以候肾，人以候脾胃之气；中部之天以候肺，地以候胸中之气，人以候心；上部天以候头角之气，地以候口齿之气，人以候耳目之气。

此言三部之候也。三而三之，适得九候也。

一候后则病，二候后则病甚，三候后则病危。所谓后者，应不俱也。

此言九候之相应，上下若一，不得相失也。

三部九候皆相失者死，上下左右相应如参春者病甚，上下左右相失不可数者死。

此言九候虽应不能若一则病甚，相失则死也。不可数者，谓一息十至以上也。

中部之候虽独调，与众脏相失者死，中部之候相减者死，中部乍疏乍数者死。

此以中部之脉决生死之法也。众脏，谓心肺也；减，谓气之偏少也；乍疏乍数，谓气之丧乱也；相失，谓不能七诊若一也。

独小者病，独大者病，独疾者病，独迟者病，独热者病，独寒者病，独陷下者病。

此言三部之候诊凡有七也，随其所异，以知其病，所为后也。

形盛脉细，少气不足以息者危；形瘦脉大，胸中多气者死。形气相得者生，参伍不调者病。

此言以形气决生死之法也。相得，谓形气与脉三者相和也；不调，谓相错也；相反者，死也。

尺内两旁，则季胁也，尺外以候肾，尺里以候腹中。附上，左外以候肝，内以候膈；右外以候胃，内以候脾。上附上，右外以候肺，内以候胸中；左外以候心，内以候膻中，前以候前，后以候后。上竟上者，胸喉中事也；下竟下者，少腹腰股膝胫足中事也。

此分寸口为三部之诊法也。尺内两旁，谓尺泽之内曲泽也；尺外，谓尺脉外侧也；尺里，谓尺脉内侧也；附上，谓关脉也；上附上，谓寸脉也；前，寸脉之前也；候前，谓候胸部也；后，寸脉之后也；候后，谓候背部也；上竟上，脉出鱼际也；下竟下，脉入足泽也。考三世脉法，以三寸为寸关尺之分，《难经》则曰尺得寸内九分；寸得尺内一寸，二说互异，学者其细审之。

脉有三部九候，各何所主之？曰：三部者，寸、关、尺也。九候者，浮、中、沉也。上部法天，主胸以上至头之有疾也；中部法人，主膈以下至脐之有疾也；下部法地，主脐以下至足之有疾也。

此以寸口分三部浮、中、沉，为三候之又一法也。

阴阳脉法

三阳在头，三阴在手，所谓一也。

此言阴脉阳脉诊察之所在也。在头，谓人迎脉也；在手，谓寸口脉也；一者，谓人迎寸口，两脉相应，俱往俱来，小大若一，则阴阳齐等而无病也。

所谓阴阳者，去者为阴，至者为阳。静者为阴，动者为阳。迟者为阴，数者为阳。

此言诸脉分阴阳之法也。

手太阴之脉盛者，寸口大三倍于人迎，虚者，寸口反小于人迎也。足太阴之脉盛者，寸口大再倍于人迎，虚者，寸口反小于人迎也。手阳明之脉盛者，人迎大三倍于寸口，虚者，人迎反小于寸口也。足阳明之脉盛者，人迎大三倍于寸口，虚者，人迎反小于寸口也。

此言人迎寸口三盛之脉，定病之在阴在阳及脉之虚实也。

手少阴之脉盛者，寸口大再倍于人迎，虚者，寸口反小于人迎也。足少阴之脉盛者，寸口大再倍于人迎，虚者，寸口反小于人迎也。手太阳之脉盛者，人迎大再倍于寸口，虚者，人迎反小于寸口也。足太阳之脉盛者，人迎大再倍于寸口，虚者，人迎反小于寸口也。

此以二盛之脉，定其病之在阴在阳或虚或实之诊法也。

手厥阴之脉盛者，寸口大一倍于人迎，虚者，寸口反小于人迎也。足厥阴之脉盛者，寸口大一倍于人迎，虚者，寸口反小于人迎也。手少阳之脉盛者，人迎大一倍于寸口，虚者，人迎反小于寸口也。足少阳之脉盛者，人迎大一倍于寸口，虚者，人迎反小于寸口也。

此以一盛之脉定其病之阴阳虚实也。

脉口三盛，病在足太阴。三盛而躁，病在手太阴。人迎三盛，病在足阳明，三盛而躁，病在手阳明。

此以脉之静躁分手足之阴阳也。躁，动也。

脉口二盛，病在足少阴，二盛而躁，病在手少阴。人迎二盛，病在足太阳，二盛而躁，病在手太阳。

此以脉之静躁分二盛之脉而决病之在阴在阳与在手在足之诊法也。

脉口一盛，病在足厥阴，一盛而躁，病在手厥阴。人迎一盛，病在足少阳，一盛而躁，病在手少阳。

此以脉之静躁定一盛之病阴阳虚实也。

人迎四盛以上为格阳，寸口四盛以上为关阴，人迎寸口俱盛四倍以上为关格，关格之脉嬴不能极于天地之精则死矣。

此言阴阳不可久盛，极则衰败也。四盛谓大于常脉之四倍也；关格者，谓阴阳相争不相营也；不能极于天地之精，谓不得尽期而死也。

诸浮不躁者，皆在阳，则为热，其有躁者在手。诸细而沉者，皆在阴，则为骨痛，其有静者在足。

此总言诸脉皆以静躁分手足也。

脉有阴阳，何谓也？曰：呼出心与肺，吸入肾与肝，呼吸之间，脾受谷味，其脉在中。浮者，阳也，沉者，阴也，故曰阴阳也。

此以浮沉分脉之阴阳也。

脉有一阴一阳，一阴二阳，一阴三阳，一阳一阴，一阳二阴，一阳三阴，如此之言，脉口有六脉俱动耶？曰：此非言有六脉俱动也，谓浮、沉、长、短、滑、涩也。浮、长、滑，阳也；沉、短、涩，阴也。所谓一阴一阳者，脉来沉而滑也；所谓一阴二阳者，脉来沉滑而长也；所谓一阴三阳者，脉来浮滑而长，时一沉也；所谓一阳一阴者，谓脉来浮而涩也，一阳二阴者，脉来长而沉涩也；一阳三阴者，脉来沉涩而短，时一浮也。各以其经之所在，名病之顺逆也。

此以浮、沉、长、短、滑、涩六法之错综，察其脉，审其经而知病之顺逆也。

脉有伏匿，何谓也？曰：阴阳更相乘，更相伏也。脉居阴部而反阳脉见者，为阳乘阴也；脉虽时沉若涩若短，此为阳中伏阴也。脉居阳部而反阴脉见者，为阴乘阳也；脉虽时浮若滑若长，此为阴中伏阳也。故重阳者狂，重阴者癫；脱阳者见鬼，脱阴者目盲。

此言阴阳相乘之脉，阳中时一见，阴为伏阴，阴中时一见，阳为伏阳也。重阳者，阳部见阳脉，阴部亦见阳脉也；重阴者，阴部见阴脉，阳部亦见阴脉也；脱阳者，阳离于阴也；脱阴者，阴离于阳也。

脉有太过，有不及，有阴阳相乘，有覆有溢，有关有格，何谓也？曰：关之前者，阳之动也，脉当九分而浮，过者，法曰太过，减者，法曰不及，遂上鱼为溢，此为外关，阴乘阳之脉也。关以后者，阴之动也，脉当一寸而沉，过者，法曰太过，减者，法曰不及；遂入尺为覆，此为内格阳乘阴之脉也。故曰覆溢者，是其真脏之脉，得之者，不病而死也。

此以脉之部位言脉之太过不及相乘覆溢与关格也。覆溢亦为其脏之脉，得之者死。盖死脉各有不同，固不必如真心脉至、真肺脉至等形态，然后知其必死也。

人一呼脉再动，一吸脉亦再动，呼吸定息脉五动，闰以太息，命曰平人。平人者，不病者也。

此言平人之脉息也。经脉一周于身，凡长一十六丈二尺。一呼一吸，脉行六寸，计二百七十息。脉行一周，如是则无太过不及之病，故曰平人也。

人一呼脉一动，一吸脉一动，曰少气。

此言不及之脉息也。其气减平人之半，计二百七十息，脉行仅八丈一尺，故曰少气也。

人一呼脉三动，一吸脉亦三动而躁，尺热曰病温，尺不热，脉滑曰病风，脉涩曰痹。

此言太过之脉息也。一息脉六动，已过平人之半，计二百七十息，脉行二十四丈三尺，病生之兆，即此可见。滑为阳盛，风为阳邪，涩为阴盛，痹为阴邪，各从其类故尔。尺热，谓尺泽热也。非尺脉也。

人一呼脉四动以上，一吸脉亦四动以上曰死，脉绝不至曰死，乍疏乍数曰死。

此言将死之脉息也。考脉法曰：人一呼一吸，再至曰平，三至曰离精，四至曰夺精，五至曰死，况绝而不至者耶。乍疏乍数，是胃气已败，皆死征也。

寸口之脉：中手短者，曰头痛；中手长者，曰足胫痛；中手促而上击者，曰肩背痛；沉而坚者，曰病在中；浮而盛者，曰病在外；沉而喘者，曰寒热；沉而横者，曰胁下有积，腹中有横积痛；盛滑而坚者，曰病在外；小实而坚者，曰病在内；小弱以涩，谓之久病；浮滑而疾，谓之新病；脉急者，曰疝瘕少腹痛；缓而滑曰热中，盛而紧曰胀。

此言寸口脉之诊法也。

尺涩脉缓，谓之解㑊。尺涩脉盛，谓之脱血。尺涩脉滑，谓之多汗。尺寒脉细，谓之后泄。尺热脉大，谓之热中。

此以寸口之脉与尺泽之肤互诊之法也。解㑊者，如寒无寒如热无热之名也。

妇人手少阴脉动甚者，妊子也。

此言妊妇之诊法也。动甚者谓大如豆，厥厥动摇也。

数动一代者，病在阳之脉也。泄及便脓血。

此言脉数而动时一代者之脉证也。数，热象也，亦虚象也。动则为痛，代，止也。虚热而动，故泄热；痛时止，故便脓血。

五十动而不一代者，五脏皆受气；四十动一代者，一脏气绝；三十动一代者，二脏无气；二十动一代者，三脏无气；十动一代者，四脏无气；不满十动一代者，五脏无气，予之短期。

此以代脉决脏气之有无多寡也。脉法曰：吸者，随阴入，呼者，随阳出。今吸不能至肾至肝而还，知一脏气绝者，肾气先尽也。依例推之，则次为肝，次为脾，次为心，再次为肺，无疑义也。

结阳者，肿四肢。结阴者，便血一升，再结二升，三结三升。阴阳结，并多阴少阳曰石水。二阳结，谓之消。二阴结，谓之痞。三阳结，谓之隔，三阴结，谓之水。一阴一阳结，谓之喉痹。

此言脉结之病也。结者，盛也。石水者，少腹肿也。胃与大肠结，则喜消水谷，故曰消。少阴与肾结，则水留心下，故曰痞也。小肠膀胱结，则血液燥于上，津液涸于下，上下闭塞，故曰隔也。肺脾结，则水居肠胃，腹胀如鼓，故曰水也。心包、三焦、肝、胆之脉，俱络于喉，热气内发，逆而上行，故曰喉痹也。

一阳发病，少气，善咳，善泄。

此言少阳之为病也。胆气贼胃，故善泄，相火灼肺，故少气善咳也。

二阳发病心脾，有不得隐曲，男子不精，女子不月。

此言阳明之为病也。金气横绝，则侮其所畏而自贼其生，故男子不精，女子不月，所以然者，肾藏精与志，胞脉系于心故也。

三阳为病，发寒热，下为痈肿，及痿厥腨㿗。

此言太阳之发病也。痿，无力也；厥，冷也；㿗，酸疼也；下，谓腰以下也。

一阴发病，主惊骇，背痛，善噫，善欠，名曰风厥。

此言厥阴之为病也。

二阴发病，善胀、心满，胀气。

此言少阴之为病也。

三阴发病，为偏枯痿易，四肢不举。

此言太阴之为病也。

诸过者切之。滑者，阳气有余也；涩者，阴气有余也。阳气有余为身热，无汗；阴气有余为多汗，身寒。阴阳俱有余，则无汗而寒。

此言切太过之脉法也。过而见滑，是阳气太过也，故热而无汗；过而见涩，是阴气太过也，故多汗身寒；过而阴阳俱盛，则血之与气相争于内，故无汗而寒也。

推而外之，内而不外，有心腹积也。

此言脉附于筋，推之不能外出者，心腹之中有积滞也。

推而内之，外而不内，身有热也。

此言脉远于筋，推之不能近者，热在外也。

推而下之，上而不下，头项痛也。

此言脉著于寸，推不至尺者，病在上也。

推而上之，下而不上，腰足清也。

此言脉著于尺，推不至寸者，病在下也。

按之至骨，脉气少者，腹脊痛而身有痹也。

此言脉沉至骨，按之不鼓者，病在阴分也。

四时脉法

春脉者，肝脉也，东方木也，万物之始生也，故其气来，耎弱轻虚而滑，端直以长，故曰弦，反此者病。其气来实而强，此谓太过，病在外；其气来不实而微，此谓不及，病在中。太过则令人善怒，忽忽眩冒而癫疾；不及则胸背引痛，下则两胁胠满。

此言者脉之象也。太过则自病，善怒，眩冒癫疾之病作于外也；不及则入于腑，故胸背胁胠之病作于中也。

夏脉者，心脉也，南方火也，万物之盛长也，故其气来盛去衰，故曰钩，反此者病。其气来盛去亦盛，此谓太过，病在外；其气来不盛，去反盛，此谓不及，病在中。太过则令人身热而肤痛，为浸淫；不及则令人烦心，上见咳唾，下为浸淫气泄。

此言夏脉之象也。来，谓从尺至寸也；去，谓从寸至尺也。气有余则病出于外，故身热肤痛之疾作矣，气不足则病郁于中，故烦咳之病作于上，气泄之病作于下矣。

秋脉者，肺脉也，西方金也，万物之所以收成也，其气来，轻虚以浮，来急去散，故曰浮，反此者病。其气来毛而中央坚，两旁虚，此谓太过，病在外；其气来毛而微，此谓不及，病在中。太过则令人逆气，而背痛愠愠然；不及则令人喘，呼吸少气而咳，上气见血，下闻病音。

此言秋脉之象也。来急者，阳气尚未沉下也；去散者，阴气将欲上升也。逆气背痛是阳气所致，喘咳上气是阴气之征。病音者，小腹鸣也。

冬脉者，肾脉也，北方水也，万物之所以收藏也，故其气来，沉以搏，故曰营，反此者病。其气来如弹石者，此谓太过，病在外；去如数者，此谓不及，病在中。太过则令人解㑊，背脉痛而少气不欲言；不及则令人心悬，如病饥，䏚中痛，少腹满，小便变。

此言冬脉之象也，营者养也，深藏其气以养其精也；如弹石者，搏而太过也；如数者，沉而不深也；䏚，季胁下两旁空虚也。太过则自病，故脊脉痛也，不及则入腑，故少腹满，小便变也。

长夏脉者，脾脉也，中央土也，孤脏以灌四旁者也，故其脉代，善者不可得见，恶者乃可见也。其气来，如水之流者，此谓太过，病在外；如鸟之喙者，此谓不及，病在中。太过则令人四肢不举，不及则令人九窍不通。

此言四季之脉象也。脾纳水谷之精，灌溉于四脏，不正主四时，故谓之孤脏。其代脉无病则不可得见，见则必死，故曰恶也。如水之流谓善之太过者也。如鸟之喙谓善之不及者也，九窍谓眼、耳、口、鼻及前、后二阴也。

春胃微弦曰平，弦多胃少曰肝病，但弦无胃曰死；胃而有毛曰秋病，毛甚曰今病。藏真散于肝，肝藏筋膜之气也。

此言春以胃气为本也。肝主春，春脉弦，微弦者有胃气也；毛为秋脉，曰秋病者，言病起于秋，乃宿疾也；毛甚曰今病者，言为新病，金贼木也；藏真散于肝者，肝欲散，宜食辛以散之也。

夏胃微钩曰平，钩多胃少曰心病，但钩无胃曰死；胃而有石曰冬病，石甚曰今病。藏真通于心，心藏血脉之气也。

此言夏以胃气为本也。心主夏，夏脉钩，微钩者，有胃气也；胃而有石，病本于冬也；今病者，火为水克太阳之为病也；藏真通于心者，心如奭，食咸以奭之也。

长夏胃微奭弱曰平，弱多胃少曰脾病，但代无胃曰死；奭弱有石曰冬病，石甚曰今病。藏真濡于脾，脾藏肌肉之气也。

此言长夏以胃气为本也。代者止也，脾之真脉也；其言石而不言弦者，脾恶石，脉之水湿故也；藏真濡于脾者，宜食苦以燥之也。

秋胃微毛曰平，毛多胃少曰肺病，但毛无胃曰死；毛而有弦曰春病，弦甚曰今病。藏真高于肺以行荣卫阴阳也。

此言秋以胃气为本也。毛而有弦，言病本本于肝，非肺病也；弦甚言风邪客肺，木乘金也；藏真高于肺者，以肺居上部，荣卫阴阳气皆统于肺，肺苦气逆，宜食苦以泄之也。

冬胃微石曰平，石多胃少曰肾病，但石无胃曰死；石而有钩曰夏病，钩甚曰今病。藏真下于肾，肾藏骨髓之气也。

此言冬以胃气为本也。石而有钩，火乘水也，藏真下于肾者，言肾居下部，其性恶燥，宜食辛以润之也。

春夏而脉沉细，秋冬而脉浮大，命曰逆四时也。

此言四时之脉分顺逆也。春夏当浮大而反沉细，秋冬当沉细而反浮大，不应四时，故曰逆也。

春日浮，如鱼之游在皮；夏日在肤，泛泛乎万余有余；秋日下肤，蛰虫将去；冬日在骨，蛰虫周密，君子居室。

此言脉之浮沉四时不同也。

太阳脉至，洪大以长；少阳脉至，乍疏乍数，乍短乍长；阳明脉至，浮大而短；太阴之至，紧大而长；少阴之至，紧细而微；厥阴之至，沉短而敦。

此言四时六气之脉也。当其旺时，其脉始至，欲知其旺，当知甲子，如冬至后，已得甲子，则知少阳旺，复得甲子，则知阳明旺，复得甲子，则知太阳旺，复得甲子，则知太阴旺，复得甲子，则知少阴旺，复得甲子，则知厥阴旺，旺各六十日也，此六甲之事也。

春不沉，夏不弦，冬不涩，秋不数，是谓四塞。沉甚曰病，弦甚曰病，涩甚曰病，数甚曰病，参见曰病，复见曰病，未去而去者病，去而不去者病，反者死。

此言四时之脉与气差相应也。春不沉者，谓孟春之月，冬气差未尽也；夏秋冬三孟准此参见，谓沉弦互见，弦钩互见之类也；复见，谓季月又见差脉也；未去者，差气未去也，去谓差脉已去也；去而不去，谓差气去而脉不去也；反，谓春秋相反，冬夏互异也；四塞，谓天地四时之气闭塞不通也。

至而和则平，至而甚则病，至而反者病，至而不至者病，未至而至者病，阴阳易者危。

此言六气之至也。和，无太过不及也；平，无病也；甚，太过也；反，谓气之反也，如太阳脉至，反细小而短之类也；至而不至，时至而脉不至也；未至而至，时未至而脉已至也；易，变易也，如阳位见阴，阴位见阳也；危，殆也。

脉从而病反者，其诊何如？曰：脉至而从，按之不鼓，诸阳皆然。

此言寒盛格阳之诊法也。从，顺也，阳证得阳脉之类也；不鼓者，不上击指也；阳者，热也，诸热脉从，按之反弱，乃寒盛于内，阳格于外，非病热也，故曰反也。

诸阴之反，其病何如？曰：脉至而从，按之鼓甚而盛也。

此言热盛拒阴之脉也。脉证是阴，按之反鼓甚而盛，乃热盛于内，阴拒于外，非病寒也，故曰反也。

五脏脉法

平心脉来，累累如连珠，如循琅玕，曰心平。病心脉来，喘喘连属，其中微曲，曰心病。死心脉来，前曲后居，如操带钩，曰心死。

此言心脉之诊法也。连珠琅玕，脉满而盛之象也；曲，谓脉形不直也；居，不动也；带钩，革带之钩也。

平肺脉来，厌厌聂聂，如落榆荚，曰肺平。病肺脉来，不上不下，如循鸡羽，曰肺病。死肺脉来，如物之浮，如风吹毛，曰肺死。

此言肺脉之诊法也。如落榆荚，浮薄而虚之象也；如循鸡羽，中央坚而两旁虚也；如风吹毛，轻飘而游移也。

平肝脉来，奘弱招招，如揭长竿末梢，曰肝平。病肝脉来，盈实而滑，如循长竿，曰肝病。死肝脉来，急益劲，如新张弓弦，曰肝死。

此言肝脉之诊法也。揭竿末梢，状其奘弱也；如循长竿，状其坚也；新张弓弦，状其紧也。

平脾脉来，和柔相杂，如鸡践地，曰脾平。病脾脉来，实而盈数，如鸡举足，曰脾病。死脾脉来，坚锐如鸟之啄，如鸟之距，如屋之漏，如水之流，曰脾死。

此言脾脉之诊法也。如鸡践地，言和柔而轻重均平也；如鸡举足，言实而急数也；如鸟啄，如鸟距，言坚锐而搏指也；如屋之漏，言缓急不定也；如水之流，言平而不鼓也。

平肾脉来，喘喘累累如钩，按之而坚，曰肾平。病肾脉来，如引葛，按之益坚，曰肾病。死肾脉来，发如夺索，辟辟如弹石，曰肾死。

此言肾脉之诊法也。如引葛，言长而坚也；如夺索，言速而急也；如弹石，言促而坚也。

真肝脉至，中外急如循刀刃，责责然如按琴瑟弦，色青白不泽，毛折，乃死。

此言真肝脉之象也。色青而白，金克木也。真脉者，无胃气也。

真心脉至，坚而搏，如循薏苡子累累然，色赤黑不泽，毛折，乃死。

此言心之真脉也。色青黑者，水克火也；不泽，言枯槁也；折，脱断也。

真肺脉至，大而虚，如以毛羽中人肤，色白赤不泽，毛折，乃死。

此言肺之真脉象也。色白而赤，得所不胜之色也；精枯液竭，故毛折也。

真肾脉至，搏而绝，如指弹石辟辟然，色黑黄不泽，毛折，乃死。

此言肾脉之真象也。见则必死，死时毛先折也。

真脾脉至，弱而乍疏乍数，色黄青不泽，毛折，乃死。

此言脾之真脉至也，色枯毛折，乃死期也。

诸真脏脉，见者皆死不治也。

此言五脏之真脉，不可见也，见则恶矣。

心脉搏坚而长，其色赤，当病瘛。舌卷不能言，其耎而散者，当消渴自已。

此以坚长耎散四法决诊心脉之病也。色赤者，色脉相应也，搏，动也。

肺脉搏坚而长，其色白，当病唾血；其耎而散者，当病灌汗，至今不复发散也。

此以四诊之法决肺脉之病也，灌汗，如汗出浴水，水居玄府之类也。久不得泄，故曰至今不复发散也。

肝脉搏坚而长，色不青，当病坠若搏，因血在胁下，令人喘逆；其耎而散色泽者，当病溢饮。溢饮者，渴暴多饮而易入肌皮肠胃之外也。

此以四诊之法，决肝脉之病也。色不青，不与脉相应也；色脉不应，知非肝之本病，必因坠若搏伤其血也。色泽者，皮中有水气也；易，变易也。各脏准此。

胃脉搏坚而长，其色赤，当病折髀；其耎而散者，当病食痹。

此以四诊之法，决胃（脉之）病也。色脉病因于外也。

脾脉搏坚而长，其色黄，当病少气；其耎而散者，色不泽，当病足胻肿，若水状也。

此以四诊之法，定脾脉之病也。色不泽者，水聚于下也。脾主四肢，足属下部，故肿若水状也。

（肾脉搏坚而长，其色黄而赤者，当病折腰；而耎而散者，当病少血，至今不复也）

心脉急甚者为瘛疭；微急为心痛引背，食不下。缓甚为狂笑；微缓为伏梁，在心下，上下行，时唾血。大甚为喉吤；微大为心痹引背，善泪出。小甚为善哕；微小为消瘅。滑甚为善渴；微滑为心疝引脐，少腹鸣。涩甚为喑；微涩为血溢，耳鸣，巅疾。

此以急、缓、大、小、滑、涩六法诊心脏之病也。伏梁，心之积也；喉吤，喉中不利也；喑，无声也。

肺脉急甚为巅疾；微急为肺寒热，怠惰，咳唾血，引腰背胸，若鼻息肉不通。缓甚为多汗；微缓为痿瘘偏风，头以下汗出不可止。大甚为胫肿；微大为肺痹引胸背，起恶日光。小甚为泄；微小为消瘅。滑甚为息贲；微滑为上下出血。涩甚为呕血；微涩为鼠瘘，在颈支腋之间，下不胜其上，其应善痠矣。

此以六诊之法定肺脏之病变也。痿者。腰背屈而难伸也；鼠瘘，颈腋结核也；息贲，肺之积也。

肝脉急甚为恶言；微急为肥气，在左胁下，若覆杯。缓甚为善呕；微缓为水瘕痹。大甚为内痈，善呕衄；微大为肝痹，阴缩。小甚为多饮；微小为消瘅。滑甚为溃疝；微滑为遗尿。涩甚为溢饮；微涩为瘛挛筋痹。

此以六诊之法定肝脏之病变也。肥气，肝之积也；水瘕痹，水气内结而为痹也。

脾脉急甚为瘛疭；微急为膈中，食饮入而还出，后沃沫。缓甚为痿厥；微缓为风痿，四肢不用，心慧然若无病。大甚为击仆；微大为疝气，腹裹大脓血，在肠胃之外。小甚为寒热；微小为消瘅。滑甚为溃癃，微滑为蛊毒，蚘蝎腹热。涩甚为肠溃；微涩为内溃，多下脓血。

此以六诊之法定脾脏之病变也。溃，溃也；癃，小便不利也；内溃，肠痈溃于内也。

肾脉急甚为骨巅疾；微急为沉厥奔豚，足不收，不得前后。缓甚为折脊；微缓为洞，洞者，食不化，下嗌还出也。大甚为阳痿；微大为石水，起脐下至小腹腄腄然，上至胃脘，死不治。小甚为洞泄，微小为消瘅。滑甚为瘛瘲，微滑为骨痿，坐不能起，起则目无所见。涩甚为大痈，微涩为不月沉痔。

此以六诊之法定肾脏之病变也。所谓变者，如肝脉弦，心脉钩，其本既变，病即随之。甚微攸分，病形乃定。

诸急者多寒，缓者多热；大者多气少血，小者血气皆少；滑者阳气盛，微有热；涩者阴气盛，微有寒。

此以寒热气血定六诊之变，以求六变之病。经曰"求其所属"，即此意也。

脉急者，尺之皮肤亦急；脉缓者，尺之皮肤亦缓；脉大者，尺之皮肤亦贲而起；脉小者，尺之皮肤亦减而少气；脉滑者，尺之皮肤亦滑；脉涩者。尺之皮肤亦涩。凡此变者。有微有甚。故善调尺者，不待于寸，善调脉者，不待于色。能参合而行之者，可以为上工。

此言尺寸皮肤脉色之相应也。

色青者，其脉弦；赤者，其脉钩；黄者，其脉代；白者，其脉毛；黑者，其脉石。见其色而不得其脉，反得其相胜之脉，则死矣；得其相生之脉，则病已矣。

此言色脉相应之所以然也。如东方青色入通于肝，肝脉弦，故色青者，其脉应弦之类；相胜之脉，如青得毛脉，赤得石脉之类；相生之脉如黄得钩脉，白得代脉之类。

赤脉之至也，喘而坚。诊曰有积气在中，时害于食，名曰心痹。得之外疾，思虑而心虚，故邪从之。

此言心脉之不应色也。喘为正气不足，坚为邪气有余也。

白脉之至也，喘而浮，上虚下实。诊曰有积气在胸中，喘而虚，名曰肺痹。寒热，得之醉而使内也。

此言肺之色脉不相应也。喘为不足，浮为肺虚；上谓寸口也，下谓尺中也；喘而虚，谓其人发虚喘也。

青脉之至也，长而左右弹。诊曰有积气在心下，支胠，名曰肝痹。得之寒湿，与疝同法。

此言肝之脉不应色也。弹，动也，搏也。肝居心下，故气在心下流于支肤也。疝亦寒湿所生，故曰同法。

黄脉之至也，大而虚。诊曰有积气在腹中，有厥者，名曰厥疝。女子同法，得之疾使四肢汗出当风。

此言脾脉之不应色也。厥，逆也，名曰厥疝。不曰痹者，因于肝也。女子疝痛最多，故曰同法。风气通于肝，四肢主于脾，故曰得之疾使四肢，汗出当风也。

黑脉之至也，上坚而大。诊曰有积气在少腹与阴，名曰肾痹。得之沐浴清水而卧。

此言肾之色脉不相应也。得沐浴清水而久卧其中，身半以下，为水气所中故也。

岁运脉法

北政之岁，少阴在泉，则寸口不应；厥阴在泉，则右不应；太阴在泉，则左不应。南政之岁，少阴司天，则寸口不应；厥阴司天，则右不应；太阴司天，则左不应。

此言脉不应指之例也。木、火、金、水四运，面北受气，名曰北政，少阴在泉，则两寸不应，厥阴则右寸不应，太阴则左寸不应。南政谓土运之岁，面南引令者也。三阴司天，其不应与北政在泉者同。

北政之岁，三阴在下，则寸口不应；三阴在上，则尺不应。南政之岁，三阴在天，则寸口不应；三阴在泉，则尺不应，左右同。

此言候尺之法也。

天地之气，何以候之？曰：天地之气，胜复之作，不形于诊也。脉法曰：天地之变，无以脉诊，此之谓也。

此言司天在泉之气，不能以脉候之也。

间气何如？曰：随气所生，期于左右。从其气则和，违其气则病，不当其位者，病迭移其位者病，失守其位者危，尺寸反者死，阴阳交者死。

此言间气之诊法也。左右，谓左间右间也；从，谓顺也；违，逆也；移，谓左右之脉相移易也；失守，谓本位见贼邪之气也；尺寸反者，谓子、午、卯、酉四岁，阴当在寸，反见于尺，阳当在尺，反见于寸，尺寸俱反，故曰死也；阴阳交者，谓寅、申、巳、亥、辰、戌、丑、未八年，阴当在右脉，反见左，阳当在左脉，反见右，左右交见，故曰死也；不当位者，谓厥阴之位，气见少阴，少阴之位，气见太阴之类也。

诸不应者，反其诊则应矣。

此言反诊之法也。反诊谓覆其手而诊也。凡脉之仰手而沉者，覆手则浮矣；仰手而细者，覆手则大矣，所谓反诊是也。

子午之年，少阴司天，阳明在泉。卯酉之年，阳明司天，少阴在泉。寅申之年，少阳司天，厥阴在泉。己亥之年，厥阴司天，少阳在泉。辰戌之年，太阳司天，太阴在泉。丑未之年，太阴司天，太阳在泉。司天为三气，在泉为终气，初气居终气之左，为地之左间，五气居终气之右，为地之右间，二气居三气之右，为天之右间，四气居三气之左，为天之左间，所谓随气所在，期于左右者此也，此六元之事也。北正谓乙庚、丙辛、丁壬、戊癸之岁也。南正谓甲己之岁也，此五运之事也。其详俱载六元正纪大论中，学者盍不于群居之暇，取《灵》《素》《难》经而一读之。

第三编

导　言

　　第三编主要收录了中国社会科学院大学研究生院的一篇硕士学位论文，题目是《国故如何入新世》，副标题是"20世纪五六十年代胡耀贞适应新社会的历程"，作者为该院2019届硕士研究生姬晓玄。

　　该文认为，胡耀贞是一生跨越了封建时期、民主革命时期与社会主义建设时期的中国传统文化传承人，通过整理其在特定社会背景下的人生轨迹，以及在不同时代中的不同人生经历与选择，可以帮助我们分析研究以胡耀贞为代表的"国故"传承人是如何适应新时代新社会的新要求。文章首先通过对文献资料和口述资料的对比整理，对胡耀贞的出生年份进行了考证。其次，因胡耀贞人生中最辉煌精彩的部分集中在其五六十年代在京活动期间，对胡耀贞这一阶段的主要社会经历进行整理，提炼出四个闪光点，分别为1953年与陈发科一同创办首都武术社、1956年进入北京市针灸门诊部工作、出版保健气功类书籍、培养徒弟。从近现代中医沉浮、气功沿革和胡耀贞在此时代背景下的转变展开分析，中医和气功发展的走向都对胡耀贞产生了极大的影响，从而促使其转变了自己的思想、工作方式、工作内容等，以适应时代的发展变化，概括出了胡耀贞的三大转变，分别是由个体开办诊所到在全民所有制门诊部工作的转变、由自练气功到对气功医疗展开科研的转变、由固守师徒私传规矩到公开传授所学的转变，胡耀贞完成了从小我到大我的超越。

　　从中医、武术、气功三个方面总结了胡耀贞这一生对社会做出的主要贡献和对后世的影响。最后，从胡耀贞的人生经历引发出对当下传统文化未来发展方向的几点思考。

本篇还收录了胡丽娟、曾传辉最新整理的《胡耀贞年谱》，关于胡耀贞生卒年考，《国故如何入新世》第一章有四种说法：一、1897 年—1973 年，二、1879 年—1973 年，三、1893 年—1973 年，四、1895 年—1973 年。

根据胡丽娟及其他与胡耀贞同时期的有关人士记忆，该年谱选用了第一种说法，即生卒年应该为 1897 年—1973 年。

国故如何入新世①

——20 世纪五六十年代胡耀贞适应新社会的历程

姬晓玄

摘　要

　　胡耀贞，中国近现代杰出中医、武术家、气功家，是一生跨越了封建时期、民主革命时期与社会主义建设时期的中国传统文化传承人，社会巨变在他身上留下了深刻的烙印。通过整理其在特定社会背景下的人生轨迹，以及在不同时代中的不同人生经历与选择，可以帮助我们分析研究以胡耀贞为代表的"国故"传承人是如何适应新时代新社会的新要求。这不仅有助于我们了解胡耀贞这一横跨中医界、气功界、武术界的传奇人物，也可以为当下如何更好地继承与发展中国传统文化提供历史的镜鉴。

　　文章首先通过对文献资料和口述资料的对比整理，对胡耀贞的出生年份进行了考证。其次，因胡耀贞人生中最辉煌精彩的部分集中在其五六十年代在京活动期间，笔者就对胡耀贞这一阶段的主要社会经历进行整理，提炼出四个闪光点，分别为 1953 年与陈发科一同创办首都武术社、1956 年进入北京市针灸门诊部工作、出版保健气功类书籍、培养徒弟。从这四件事情入手，可以对胡耀贞在时代转变之际的生活与工作经历有一个较为详细的了解和认识。

---

① 本文为作者硕士学位论文，完成于 2019 年 4 月。

　　文章的第三部分是核心论述内容，即从近现代中医沉浮、气功沿革和胡耀贞在此时代背景下的转变展开分析。近现代中医在社会上的地位经历了大幅度的起伏，受西方科技文明的冲击，中医在国人心中的地位急转直下，遭人质疑，政府政策也倾向西医，打压中医。中华人民共和国成立后，党和政府主张"团结中西医"，推行了一系列涉及中医的政策，其中的个体门诊集体化改造以及"中医带徒弟"政策都对胡耀贞产生了直接影响。其次是气功方面，笔者探究了"气功"一词的产生、气功的源流以及中华人民共和国成立后气功发展重心的转移。中医和气功发展的走向都对胡耀贞产生了极大的影响，从而促使其转变了自己的思想、工作方式、工作内容等，以适应时代的发展变化。笔者概括了胡耀贞的三大转变，分别是由个体开办诊所到在全民所有制门诊部工作的转变、由自练气功到对气功医疗展开科研的转变、由固守师徒私传规矩到公开传授所学的转变，总的来说，胡耀贞完成了从小我到大我的超越。

　　第四部分分别从中医、武术、气功三个方面总结胡耀贞这一生对社会做出的主要贡献和对后世影响。最后，从胡耀贞的人生经历引发了对当下传统文化未来发展方向的几点思考。

　　关键词：胡耀贞　传统文化　气功医疗　中医　武术

目 录

前　言

胡耀贞是我国现当代道医的代表性人物，也是著名的武术家、气功师，一生孜孜好学，承佛道秘传，融武道内功、医道于一体，创立了静动气功，对我国的武学、医学、气功学产生了广泛而深刻的影响。胡耀贞作为生于清末的旧社会人士，从小接受的是传统私塾和师徒制教育，思想观念亦深受儒释道文化影响。中华人民共和国诞生初期，社会发生了翻天覆地的变化，胡耀贞原有的旧思想、旧习惯、旧学、旧艺在新时代有诸多不相适应之处，但他最终顺应时势，提升了自己的思想觉悟，从旧学究式的人物成功转变为行业先锋，完美地融入了新社会、新时代，这一过程可谓是20世纪中叶"国故入新世"的精彩缩影。

截至目前，学术界对胡耀贞的生平经历及其做出的卓越贡献的学术研究几乎为一片空白，只有中国科学技术信息研究所的张超中研究员在《找回中医药本色——重读胡耀贞》一文中，通过回顾胡耀贞的人生经历与治学态度，对当下中医药界存在的丧失传统文化本色根柢的问题进行反思，并指出未来落实中医药主导治未病的发展方向和方法。涉及胡耀贞的文献资料主要分四类，第一类是大百科类文献，收录了胡耀贞的个人词条和胡耀贞继承或创新的气功功法与拳术词条，有《中国文化大百科全书·综合卷》《中国医学百科全书·气功学》《中国太极拳大百科》《中华养生长寿大典》《中华养生大辞典》《中国疗养康复大辞典》《养生保健大辞典》《中国长寿大典》《家庭养生常识1000例》。第二类是胡耀贞弟子及再传弟子的著述，大都是关于昔年胡耀贞教授弟子气功或拳术时的经历记载，胡耀贞教授的功法内容简要介绍以及他在武术、气功方面的成就与贡献，如《焦国瑞诱发随控功》《李经梧传奇与国标太极拳练习精要》

《李树峻太极拳坊》《太极内丹功》《道家太极棒尺内功》《太极内功简法揭秘》等书。第三类是收录有胡耀贞著述全文或部分内容的文献，以及参考过胡耀贞著述的文献。《气功精选》《华佗研究集成》《气功疗法集锦》《中医学术参考资料（北戴河气功经验交流会议技术资料选集）》《中医学辩证法概论（试用教材）》《中医内科证治学》《中国传统健身术》等书都收录有胡耀贞《气功》《气功及保健功》《五禽戏》的全文或部分内容。《中医养生学》《健身气功》《中医年鉴1984》《老年运动医学》《伤骨科论文汇编》《实用中国养生全书》《太极拳原理与练功精要》等书则标明有参考过胡耀贞的著作。其中值得一提的是，《中国大百科全书·中国传统医学》中的"气功"词条是由胡耀贞的学生焦国瑞编写的，在这一词条后专门有标注，词条的内容参考了胡耀贞的《气功及保健功》。第四类是市志、档案类文献，有《榆次市志》《山西通志》记载了胡耀贞的简要生平经历与成就；在北京市档案馆中，也有些许珍贵的档案资料记载了胡耀贞的履历和单位给予的评价，还有包含了胡耀贞姓名、单位等个人信息的先进工作者名册记录和职工名册记录。此外，与胡耀贞有过长时间接触、传承了胡耀贞许多气功功法的张天戈写了许多回忆胡耀贞的文章，没有在期刊上发表，但在天戈气功养生网上可以找到。2016年3月12日，老子道学文化研究会胡耀贞分会成立，并在北京召开了纪念胡耀贞先生137周年诞辰大会，会上胡耀贞的大女儿胡丽娟作了发言，详细讲述了胡耀贞的人生历程，并介绍了胡耀贞传承并发展创新的拳法和气功功法，后又将发言内容整理成文章发表在老子道学文化研究会公众号上，如《真东西来之不易，我们应在继承中发扬光大》《回顾胡耀贞的拳医之路》《胡耀贞自然拳》等。

总的来说，有关胡耀贞的文献资料内容过于细碎简单，有关胡耀贞人生经历的一些细节随着时间的推移慢慢变得模糊，文献之间也有冲突和矛盾之处，记载内容的真实性和准确性无法保证，需要进行资料间的对比考证，学术研究难度较大，是一项费时费力的工作。目前关于胡耀贞的学术研究还处在开荒阶段，能够参考的学术论文极少，但也正是因为这样，才更有必要、更加急迫地需要学术界来研究胡耀贞，否则他身上传承的中华传统文化的精粹很有可能会因为少人发扬而慢慢丧失活力，这将是国家乃至人类文化的损失。

相较而言，20世纪五六十年代胡耀贞在京期间的活动资料更加容易获得，而其学术思想和社会影响也在此阶段达到顶峰。因此，通过研究这段时间的胡耀贞，一来可以完善胡耀贞的学术资料汇集，抢救采集目前仍在世的与胡耀贞有来往人士的口述材料，为后学提供珍贵的第一手资料；二来可以窥一斑而见全豹，从中分析20世纪中叶传统文化传载人是如何适应新社会新要求的，为当下的传统文化及其传载人如何适应中国特色社会主义新时代，更好地实现现代化提供有价值的镜鉴；三来可以将胡耀贞传承并发展下来的医、拳、佛、道、儒等传统文化精粹通过系统整理的方式进一步介绍推广出去，增强其生命活力，为国家、人民乃至全人类做出长久的贡献。

第一章　胡耀贞生卒年考

关于胡耀贞的出生年份，目前总共有四种说法。最为广传和公开的说法是胡耀贞生于1897年，胡耀贞的子女在1995年为其在北京万安公墓立的墓碑上即记录为此。记载有胡耀贞生卒年份的大部分文献资料上都采用这个年份，如余功保著《中国太极拳大百科》记载："胡耀贞 (1897～1973)，杰出武术家、养生家。山西榆次人。"（余功保：《中国太极拳大百科》，人民体育出版社，2011年版，第172页）吴文翰著《太极拳书目考》记载："张钦霖先生另一弟子胡耀贞 (1897～1973) 山西榆次人，曾习六合心意拳、八卦掌和太极拳及诸家气功，创胡耀贞气功。"（吴文翰：《太极拳书目考》，人民体育出版社，2009 年版，第 153 页）季培刚编著《太极往事·晚清以来太极拳的传承系谱》中也提及，"山西榆次人胡耀贞 (1897～1973)，原学六合心意拳等，人称'三省无敌'"［季培刚编著：《太极往事·晚清以来太极拳的传承系谱（增订本）》，中国商业出版社，2011 年版，第 64 页］。此外，据北京市针灸门诊部于 1960 年 2 月为胡耀贞填写的先进工作者事迹登记表记录，胡耀贞当年为 64 岁，且他是于 1912 年至山西太谷县长生堂当学徒学习针灸和中医，自此走上了行医的道路。此记录与《榆次市志》（榆次市地方志编纂委员会编：《榆次市志》，中华书局，1996 年版，第 1062 页）、《山西通志·体育志》（山西省地方志编纂委员会编：《山西通志（第四十二卷）体育志》，中华书局，1995 年版，第 38 页）、《中国武术大辞典》（中国武术大辞典编辑委员会编著：《中国武术大辞典》，人民体育出版社，1990 年版，第 517 页）记载的胡耀贞从 16 岁学医相吻合。

第二种说法是据胡耀贞长女胡丽娟口述，她曾于网上看到有人记载胡耀贞为 94 岁，产生了疑问，便去询问张钦霖的徒弟、胡耀贞的师弟王延年，王延年回忆胡耀贞比张钦霖大 9 岁，若按此说则胡耀贞出生年份应为 1879 年。这种说法有文献资料作为佐证，"有胡耀贞者，原学形意拳，人称'三省无敌'，年犹长于张，因与张比邻而居，知张已得太极真传，坚欲拜列门墙，请之再三，方得如愿。"（何欣委编著：《妙谛传心·太极拳经秘谱汇宗》，人民体育出版社，2014 年版，第 146 页）此处的"张"即为胡耀贞的老师张钦霖（1887～1967)(瞿世镜：《杨氏太极·两岸一家》，上海古籍出版社，2011 年版，第 32 页）。2016 年胡耀贞分会成立时，即按这个出生年份将胡耀贞诞辰定为 137 周年。

第三种说法是胡耀贞生于 1893 年，为《榆次市志》记载，"胡耀贞 (1893～1973)，胡家湾村人"（榆次市地方志编纂委员会编：《榆次市志》，中华书局，1996 年版，第 1062 页）。

第四种说法为胡耀贞生于 1895 年，是由胡耀贞徒弟焦国瑞著《焦国瑞诱发随控功》记载，"我的气功老师——已故老中医胡耀贞先生

(1895～1973)是著名的气功家"（焦国瑞：《焦国瑞诱发随控功》，华夏出版社，1997 年版，第 112 页）。这两种说法由于只是一家之言，孤证不立。

笔者前往山西大同采访胡耀贞长女胡丽娟时询问此事，其意见为，依旧按照档案和墓志铭的记录，采取第一种关于出生年份的说法，即胡耀贞生于 1897 年。

第二章　胡耀贞在京期间主要活动经历

一、与陈发科共同创办首都武术社

胡耀贞自 1946 年到北京定居后，与北京诸多武术名家以及杏林圣手来往密切，其中与之交情颇深、志趣相投的非陈发科莫属。陈发科是来自河南陈家沟的陈式太极拳第十七代传人，二人因武结识。由于两人都酷爱武术，痴迷于练功，有着共同的兴趣爱好和探讨话题，且后来又有了共同的徒弟李经梧和冯志强等人，所以两人往来密切。

胡耀贞因医武皆通，还掌握了一手无极针灸绝活，生活条件很好。而陈发科当时是以教拳为生，收入微薄，生活不太如意。于是胡耀贞就和李经梧、冯志强等人商量能否创立一个武术社团，来招揽更多学员，从而让陈发科以及下面的徒弟们有些经济上的补贴，首都武术社也就于 1953 年春应运而生。据温县人民政府编《陈氏太极拳志》记载，当时武术社的成员有 50 多人（参看焦作市地方史志办公室，温县人民政府编：《陈氏太极拳志增订本》，中州古籍出版社，2008 年版，第 294 页）。据冯志强回忆，陈胡二人共同发起成立首都武术社时，各自谦让说对方的功夫比自己高，想让对方当正社长，自己任副职。最后还是胡耀贞说谁年纪大谁就任社长，陈发科这才没有继续推辞，担任了武术社社长（参看张力，龚建新著：《京城武林往事》，青岛出版社，2013 年版，第 8 页）。可见陈发科当时并不知道胡耀贞的实际年龄，也从侧面反映了胡耀贞的谦逊品质。季培刚编著的《太极往事·晚清以来太极拳的传承系谱》中记录首都武术社于 1953 年建立，社址位于宣武门外骡马市大街，传习陈式太极拳、形意拳、五禽戏等内容（季培刚编著：《太极往事·晚清以来太极拳的传承系谱》，中国商业出版社，2011 年版，第 281 页），而《北京市武术运动协会档案》则记载首都武术社于 1954 创办，社址为宣外上斜街，社长为陈发科、胡耀贞（北京市武术运动协会编纂：《北京市武术运动协会档案》，人民体育出版社，2007 年版，第 13 页）。这是因为首都武术社初创是在 1953 年的宣武门外骡马市大街，即陈发科的居住地（王凤鸣编著：《太极内丹功》，人民体育出版社，2016 年版，第 206 页），而 1954 年正式将武术社申报至北京市武术运动协会，并因社团规模扩张，搬迁社址至宣武门外上斜街。

首都武术社是中国历史上仅有的以首都命名的武术研究社。该社的成立为陈式太极、形意拳和站桩功等的传播奠定了良好基础，也使得北京武术团体更加规范化，促进了北京武术界的团结。但遗憾的是，没过多久，1956 年体育主管部门开始反"唯技击论"，打击了武术社团的发展积极性，70 岁的陈发科也于次年辞世，胡耀贞则进入北京市针灸门诊部工作。

二、在北京市针灸门诊部工作

自 1953 年中华人民共和国"一五"计划开始实施起，北京市区域内改变了传统的以个体开业为主体的行医方式，努力建设现代化的医疗机构，全民所有制或集体所有制的中医门诊部逐渐成为主流。北京市公共卫生局针灸门诊部、北京中医学会门诊部、北京市公共卫生局中医门诊部、北京市针灸门诊部等相继成立。胡耀贞原在北京安福胡同 91 号开办私人门诊行医，1956 年，因当时北京的个体门诊部逐渐减少，且又受到北京市针灸门诊部主任梁志贞的诚挚邀请，胡耀贞进入国家事业单位北京市针灸门诊部工作，担任中医师，曾先后任门诊部业务副主任、气功科主任。在门诊部工作初期，胡耀贞以使用中药和无极针灸治疗病人为主，同时，得到单位领导支持，在离门诊部不远的骑河楼开展气功医疗观察，探究气功对患者的治疗效果。刚开始是从一些较为简单的疾病入手，后来慢慢开始接收一些患有肝炎、心脏病等疑难疾病的病人。胡耀贞在1959年出版的《气功》序言中记载，"从1956年应用气功治病以来（包括实验时期），已对一些比较难治的慢性病，如胃及十二指肠溃疡、胃下垂、慢性肝炎、肝硬化、神经衰弱和心脏病等都获得了较好的效果，在提高医疗效果上，起到了一定的作用。"（胡耀贞：《气功》，人民卫生出版社，1959年版，第2页）有诸多文献资料都记载了其医治的病患对气功疗效的肯定。

《人民日报》社记者葛娴就曾因病到北京市针灸门诊部找胡耀贞治疗。葛娴后来在接受采访时提到，自己体质极差，二十来岁就多病缠身，患了十二指肠溃疡、胃出血、早期肝硬化、肾盂肾炎，等等，久治不愈。机缘巧合下看到位于协和医院后门的北京市针灸门诊部有个气功科，就决定去试一下。给她治病的医生就是胡耀贞，治病的方式就是教其学练气功。据葛娴叙述，胡耀贞教其治病的气功就是他自己创立的"静动气功"，即在放松入静的状态下，以先天呼吸发动内气，培育元气，从而自动调节身心健康。葛娴说这种功法很好学，没练几天，就出现了自我治疗的一些治病动作，如身体自发摇动、拍打、按摩、点穴等，而她当时甚至根本就不清楚哪里是穴位，只是凭着自发而动。后来葛娴到协和医院检查身体，说其左乳房有一个花生米大小的肿块，让她准备做手术切除。葛娴在预约时间未到之时日夜练功，而后去医院进行术前体检复查，医生惊讶地发现肿块缩小成一点点了，就暂停手术事宜，让葛娴一个月后再来复查。一个月后检查肿块已消失不见，而葛娴的其他病症也都痊愈了（刘衡：《我的采写故事》，人民日报出版社，2006年版，第419～421页）。

胡耀贞于1960年在卫生部的指导下正式收的四位徒弟之一的焦国瑞，在一开始也是因在胡耀贞处通过气功治疗疾病，从而走上了习练气功的道路。焦国瑞因生活饮食起居不规律，惹上了一身的病痛，被中医诊为"肝胃不和"，而西医拍片检查，诊为十二指肠球部溃疡和神经官能症。虽经多种方式治疗，但基本无效。后来医生建议其进行气功治疗，于是焦国瑞于1958年夏季到胡耀贞处学练气功。焦国瑞在其所著的《气功养生法》中回忆了自己当初在胡耀贞处的治疗过程，他当时不太相信气功能治病，但是由于疾病的痛苦和久治不效的焦急心情，就抱着试治的心态跟随胡耀贞练习了一阵子气功。在当时练功治病的人中，焦国瑞的病情是比较重的一个，而收效也是最显著的一个。从他开始练功的第一天起，剧烈的、阵发性的胃痛就停止了，之后他便未再同时应用其他疗法，一心一意练习气功。经过十几天的练功，他的主要症状都开始好转，其中以胃痛、腰痛、嗜睡、无力和身体倦怠等，收效最为明显。又经过三个月练功，除了头晕、眼痛未见显著好转外，其余症状都已基本消除。特别是几年来深深困扰他生活、工作的倦怠感和严重的过敏性鼻炎得以消除，最令焦国瑞感到高兴。此后，他坚持练习气功数十年，溃疡病和严重的过敏性鼻炎一次也未复发，神经衰弱已不存在（焦国瑞：《气功养生法》，北京市总工会体育部，1980年版，第15～20页）。病愈后，焦国瑞即拜胡耀贞为师，继承了他的气功功法。在此之后，焦国瑞在卫生部中医研究院广安门医院、西苑医院气功研究室等地又用这种功法治疗了数以万计的病人，收到了很好的效果。

1958年，全国进入大跃进阶段，中医界也随之跟进大跃进风潮。《中医杂志》在1958年04期刊登了一条新闻，标题为"北京市中医界在大跃进中"，举例正是胡耀贞所在的北京市针灸门诊部。文中写道："北京市针灸门诊部通过整风、双反、打五气、大辩论后，群众提出在不增加编制、开支的原则下，由原来的一个门诊部，又挖掘出来两个门诊部。过去每日诊治750余人次，目前在人员减少的情况下，又组织了出诊小组，到病人家里看病。"（《北京市中医界在大跃进中》，《中医杂志》，1958年04期，第221页）又挖掘出来的两个门诊部之一就是气功科，门诊部安排由胡耀贞担任气功科主任。这是北京第一家气功科，专门以气功疗法为广大人民治疗疾病，门诊量达到了每天50～80人。1960年代，北京市针灸门诊部扩大规模为东城区中医门诊部，胡耀贞依旧在此工作，直到"文革"时期被诬陷遣送回山西。

三、出版保健气功类书籍

胡耀贞和刘贵珍、秦重三等人都是中华人民共和国成立后第一批将气功功法用现代语言编写成书的先锋人物。他们以辩证唯物主义认识论为指导思想，删除了传统气功功法中"炼神还虚""阳神出窍"等具有封建迷信风格的字眼，同时也放弃使用传统内功书籍中喜好用各种比喻和异名来表述的做法，保留了其中真实的、精华的、有可行性的练习方法，并尽量用现代医学理论和语言对气功的保健疗法加以阐释和改良，把气功定性为一种有助于疾病康复的医疗保健手段，使其内容更易于被广大群众接受。胡耀贞共出版了四本书，分别为：《气功》（人民卫生出版社，1959年版）、《气功及保健功》（人民卫生出版社，1962年版）、《保健气功》（人民体育出版社，1962年版）、《五禽戏》（人民体育出版社，1963年版）。这四本书都是关于气功和保健的书籍，发行量极大，多次再版印刷，为医疗保健气功在全国范围内的推广做出了历史性重大贡献。

1959年，胡耀贞作为特邀代表参加北戴河气功经验交流大会。这次会议是在卫生部和河北省卫生厅的指导下举办的第一次全国性气功经验交流大会，参加会议的有来自北京、上海等17个省市自治区共64个单位的业界人士。会议讨论了气功功法的临床应用、气功治病保健原理、气功医疗制度等问题，并明确了之后要进行的有关气功的科研项目。胡耀贞在会上做了长篇发言，会后将发言稿整理成书出版，即为胡耀贞出版的第一本书《气功》，印数8000册。同期，河北省中医研究院编写的《中医学术参考资料》（北戴河气功经验交流会议技术资料选集）也出版发行，其中就录入了胡耀贞《气功》的全文。书中首先向读者介绍了静动气功的特点，然后用大量篇幅详细讲解了练功的各种方法和其作用，并罗列了静动气功的适应证及其练后反应。此外还针对读者可能会疑惑的几个问题，如静与动的关系、入静与疗效的关系、关于外动和内动的问题等做了详细的解说。最后提示了练习气功需要注意的一些事项，并列举了 12 个病例，使读者在阅读、练习时如师在侧，信心倍增。书中记载的"静动相兼"的气功，是胡耀贞从众多师父那里传承下来之后又经过自己的理解创新而成的，且在众多病患的多年临床实践中被证明是有实际疗效的。

1960 年，胡耀贞的《华佗五禽术》在《中医杂志》第 6、7 期分为上下篇发表。1962 年，胡耀贞又和其徒弟董树华于《中医杂志》第 10 期上共同发表了《气功治疗阳痿症初步经验介绍》一文。

1962 年 6 月，因《气功》一书反响热烈，为使更多饱受病痛折磨想要修习气功的人获得更大的保健收益，也为给喜爱气功的读者分享、传授更多的气功保健功法，胡耀贞又在《气功》一书的基础上加以增修，出版了《气功及保健功》一书，将保健功部分补充进去，以供读者参考运用。该书第四次印刷时的印数就已达到 99500 册。全书分两部分：第一章是治疗功，即 1959 年出版的《气功》的基本内容，专用于临床治病；第二章是保健功，介绍了三种拳术（太极拳、华佗五禽术、六合心意拳内功）结合内功运气的练功法，以求进一步增强体力。这一版书籍的结构更加成熟有条理，两部分练功方法既相互关联，又各有重点，且需循序渐进地按步练功。治疗功的重点在于治疗疾病，疾病痊愈之后，再加练保健功，就可以巩固疗效，保健延年。

1962 年 8 月，胡耀贞又出版了《保健气功》一书，内容适合健康人士保健练习。全书共分四章，分别介绍了站桩功、简易动功、有意动功、自发动功四种练功方法，并配有插图以示动作。

1963 年 9 月，胡耀贞、焦国瑞、戴叶涛共同编著的《五禽戏》一书出版，第一次印刷就印了 25500 册。五禽戏是从我国古代流传下来的一种著名健身功法，在长期发展、流传过程中形成了多种流派，人民体育出版社几经选择，在这本书中囊括了五套五禽戏。其中包含胡耀贞的偏于内功的一套，戴叶涛的偏于外功的一套，焦国瑞的内外俱练的一套，另外还介绍了两套古本五禽戏。胡耀贞的这套五禽戏即是曾在中医杂志 1960 年第 6、7 期和人民卫生出版社出版的《气功及保健功》一书中发表过的《华佗五禽术》，之后胡耀贞将其内容做了部分修改，并将动作图重新绘制之后编著了这本《五禽戏》。胡耀贞在这本书的序言中提到，这套五禽戏是其老师彭庭隽（山西太原人，霍成广老道门徒）传给他的，在内功做到一定程度，肢体能够自发地动作起来以后，才可仿效五禽的神态和动作进行锻炼。五禽动作是没有定式的，和其他五禽戏有着明显差别，较为独特。

此外，据北京市针灸门诊部档案（1959 年市文教群英会东城区卫生系统先进工作者事迹登记表，北京市档案馆藏，档号：101～001～01019）记载，胡耀贞本有计划在 1960 年第一季度出版《无极针灸精华》一书，但现在找不到这本书的出版信息。据胡耀贞女儿胡丽娟口述，因胡耀贞对这本书的内容进行了反复修改，陆续有增减校正，所以没有如期出版。后于"文革"时期，胡耀贞的校正本手稿被抄走，不知所踪，这本书就没有出版成功。

四、培养徒弟

胡耀贞来京后因其武功高深，医术精妙，且与众多京城名师交往，很快成名，收徒众多，其中佼佼者有李经梧、冯志强、焦国瑞等人，日后都成为一代名师，著书立说，收徒散叶，为中华武术、气功的继承与发展做出了不可磨灭的贡献。

1946 年，胡耀贞初到北京，就活跃于北京武林界，李经梧闻名前来和胡耀贞比手，惨败后拜其为师。胡耀贞传给了李经梧《太极精华》一书，并教他内功和先天拳，李经梧后来所著的《太极内功》中，就有很多内容是胡耀贞教给他的。同年，胡耀贞又介绍李经梧向自己的好朋友陈发科磕头拜师，和孙枫秋、宋麟阁、刘金生、田秀臣一同成为陈发科的首批入室弟子，传承陈式太极拳。在 1953 年建立首都武术社过程中，李经梧作为胡耀贞、陈发科共同的弟子，出面操持繁杂的社团活动，并担任教练。李经梧之后收徒无数，虽因"文革"时期怕受牵连，不常向弟子提及师父胡耀贞的相关事迹，但曾在其晚年的时候对弟子梅墨生说，我的内功主要受益于胡耀贞师父（冯益建主编：《李经梧传奇与国标太极拳练习精要》，中国经济出版社，2012 年版，第 22 页）。

胡耀贞的另一得意门生冯志强最初是经其师兄田秀臣介绍认识胡耀贞的。《京城武林往事》一书中收录了冯志强的回忆录，其中记载到，有一天，田秀臣对冯志强说要给他引荐一个功夫好、本领大的武术名家，冯志强因为天生蛮力，才高气傲，一直未曾得遇对手，就想见识见识这个传说中的高手。一见胡耀贞，看他样貌普通，就没有将其放在眼里。胡耀贞之前听说过冯志强的威名，知其好斗，就告诉冯志强，要想练好功不要总想着打人。冯志强不服气，胡耀贞就让冯动手打自己一拳试试。冯照着胡耀贞胸口打了一拳，没想到他一侧身闪过拳头，用指头在冯的软肋上点了一下，冯直接就岔气儿了。因为动作太快，冯志强完全不知道究竟发生了什么。临走之际，冯志强向胡耀贞磕头，表达想拜其为师的愿望，但胡并没有点头。过了几日，冯志强和李经梧、田秀臣、宋麟阁几个师兄弟一起去看望胡耀贞。胡耀贞得知他们来访，为了让众人知道自身德行和功夫的浅薄与不足，杀杀他们的锐气，就故意说自己在榻上练功抽筋了，让众人拽他起身。结果大家一起过来拽，费了九牛二虎之力都无法拽动胡耀贞。冯志强等人这才忽然明白胡耀贞的用意，纷纷认错检讨自己不应当目中无人，总想着和他人比个高下。胡耀贞这才开始逐个点拨众人，说冯志强总是横眉立目，好像时刻就要跟人动手，又学了田秀臣常做的抱臂动作与傲慢眼神，还点了李经梧看见拳术不如自己之人就撇嘴的坏毛病。告诫几人今后千万不能骄傲自满，否则就学不了心意六合拳，对别人一定要谦虚谨慎，要想着帮助别人，不能总想着和人争勇斗狠（张力，龚建新著：《京城武林往事》，青岛出版社，2013 年版，第 2 ～ 18 页）。

　　经过了一段时间的德行培养与观察，胡耀贞终于同意收冯志强为徒。之后胡耀贞在教导冯志强期间，发现冯志强是个可造之才，有想法让冯志强摆脱门派的束缚，学习更多拳法。因心意拳与陈式太极拳同属内家拳，理法同源，1950年，胡耀贞又推荐冯志强拜陈发科为师，学习陈式太极拳。陈发科不善言谈，教学方式较为单一枯燥，只说让冯志强下苦功夫多练习单式子，不多讲拳理，要冯自己悟。胡耀贞虽然是心意拳大师，但对太极拳的原理也相当通晓，给冯讲了很多拳理。胡耀贞性格温和，善于用体验法来启发学生。据冯志强回忆，有一年的大年初五，他和十几个师兄弟相约一起到胡耀贞老师家去拜年。胡耀贞兴致颇高，就打算让他们体会体会"站桩功"的功效。胡来到院子里，做了个"站桩功"的姿势后，让六个人一同使劲来挪动他。结果一边两人抓住其左右胳膊用劲向前拽，后有两人在其背后使劲向前推，几乎使出了吃奶的劲，也没有拽动胡耀贞一步，他就像一座铁塔一样纹丝不动。突然，胡耀贞做了一个"金鸡抖翎"的动作，六个年轻力壮的小伙子立刻被抖落得前仰后合，摔倒在地。之后，胡耀贞又让一个学生击打他的腹部，他却并不动手，只运用"丹田鼓荡"的内功，便将那位学生击出五六米开外，吓得其他人再也没有勇气上前去尝试。晚饭时分，胡耀贞对众人解释说，今天示范表演的内功之术，是想让大家了解到修炼内功的重要性就像盖房子打地基一样重要。他一边说着一边从桌上拿起一根木筷子，随手向门上一甩，只见木筷子似被射出的利箭一样，深深地扎入门板里。在大家惊叹之余，胡耀贞又用一句武术谚语"练拳不练功，到老一家空"来指点众徒弟，督促他们以后要加强内功的修炼，他还告诉弟子们，待内功达到一定水平后，除了能健身祛病、延年益寿之外，将内功运用于中医点穴按摩上可增加疗效，运用于硬气功上能开砖劈石，运用于拳术之中更觉气力饱满充沛，运用于器械上则更具威力，运用于技击擒拿之中则较他人更胜一筹。胡耀贞因势利导的一席话，使大家更加深入地了解了修炼内功的重要性，纷纷下定决心要练好内功（王凤鸣编著：《太极内丹功》，人民体育出版社，2016年版，第204～206页）。

冯志强跟着陈发科学完了拳法，就随着胡耀贞学习理论知识与内功功法。他后来创立的陈式心意混元太极拳就是融合了胡耀贞的心意六合内功与陈式太极拳缠丝内功的精髓而成，其中的"混元"二字还是源于胡耀贞对其的教学。当时冯志强和陈发科推手，陈发科一动就将冯志强捋出去了。胡耀贞给冯志强解释说，这就是混元，是一种圆形转动，将对方的来劲化解开来，再把劲转给对方，这就是你被捋出去的原因。之后这种"混元"概念和"心意"内功功法给了冯志强很大启发，使其对太极有了深刻的理解，从而创立了著名的心意混元太极拳（张力，龚建新著：《京城武林往事》，青岛出版社，2013 年版，第 14～18 页）。冯志强晚年在《名家信箱》中回答年轻拳友问题的时候，还曾提过胡耀贞的内功对其习武人生的深远影响，"我年轻的时候就练习打沙袋、打桩等功法，当时手掌能够开五块城砖，自以为功夫不错了。可是在我的老师胡耀贞先生面前却施展不开，打到老师身上就被弹了回来。老师说我没有内功，说我'练习那些是摧残身体的东西'。从此我才走上了练习武术内功的正确道路。所以，我奉劝现在的武术爱好者，要练习内功，这样才能真正步入武术的殿堂。"（龚建新编：《太极正道：〈中华武术〉精粹丛书之〈名家信箱〉》，人民体育出版社，2012 年版，第 8 页）

李经梧和冯志强这两位高徒都是胡耀贞在 1949 年前在京收的徒弟，走的都是封建时代收徒的规矩，即磕头拜师，奉师如奉父，师父根据弟子的资质品行和忠诚度来选择性地教授功夫。胡耀贞进入北京市针灸门诊部工作后，成为国家工作人员，便不再私下收徒了。1958 年，关永年因对胡耀贞出版的《气功》一书中的心意六合拳感兴趣，便去拜访胡耀贞，向其表达了想要拜师学艺的念头。胡耀贞却婉拒了他，说自己现在搞气功治疗，不教武术了，关永年四次求拜，均被拒绝。后来关永年随太极柔术大家赵中道学习，期间又与胡耀贞有了交集。在种种机缘下，关又拜见胡耀贞请求从学，胡耀贞见其心诚志坚，才同意指导关学习内功功法和切筋拿脉之法（关永年：《太极内功简法揭秘》，人民体育出版社，2015 年版，第 107 ～ 110 页）。

1960 年，受卫生部李德全部长委派，胡耀贞接收焦国瑞、董树华、王政纲、王哲英四人为门徒，经过正式的拜师仪式，由卫生部发放津贴费，教导四人学习中医针灸和气功，为医疗气功事业培养骨干力量，让更多患者受益。焦国瑞在 1958 年亲身体验过胡耀贞的气功医疗效果，1960 年又经卫生部同意正式拜师。焦国瑞学成后在中国针灸研究所建立了气功室，又培养了 8 名研究生，他后来还将气功疗法推广到全球几十个国家。董树华在学艺期间还帮助胡耀贞整理编写了《华佗五禽术》一书，并参与了气功治疗阳痿症的医学实验，于 1962 年以第二作者的身份与胡耀贞一同在《中医杂志》第 10 期上发表了《气功治疗阳痿症初步经验介绍》一文。王政纲除了学习胡耀贞的气功功法以外，还在胡耀贞的指导下学习了赵中道的太极尺气功，并负责在门诊部执教以推广此功，之后一直行医不辍，造福一方。

第三章　时代巨变及胡耀贞的适应和转变

近现代时期的中国社会处于急剧动荡的时代，西方列强的侵入以强横的姿态迫使中国以一种屈辱的形式开始睁眼看世界，社会体制发生了巨大变革，封建社会到民主社会的转变短时间内让民众变得无所适从。经过多年民主革命斗争，中华人民共和国成立，人民得到了解放，前景虽然光明，但路途依旧坎坷，政府也在实践中探索前进，政策或平和或激进，都深深影响了当时的中国社会。面对如何处理封建时代留下的传统文化遗产问题，有人受到西方先进科技的冲击，激进地认为中国的文化落后于西方，应彻底摒弃，全盘西化，靠拢西方；有人则认为中国文化是祖先留下的宝贵遗产，是中国之根，精神火种，应当守住传统；还有人主张中体西用，将中国的精神文化内核套上西方先进科技的外壳。从清末到民国，民国再到共和国，人们对此都莫衷一是。

中医和气功作为中国传统文化遗产宝库中的重要组成部分，也在巨变时代的洪流漩涡中上下沉浮，而这些传统文化的传载人，更是受社会大环境的影响，或放弃或坚持，在迷雾中蹒跚前行。胡耀贞生于清末，长于革命时期，在京期间见证了新中国的成立与发展，又是继承了儒释道文化，精于医武的典型传统文化传载人，他在思想和行动上的转变与适应过程为国故如何入新世提供了参考范本。

一、中医沉浮

（一）近代中医危机

清末受西方文化冲击，中国社会上随着"全盘西化"声潮渐起，开始出现"废止中医"的舆论呼声。著名学者俞樾成为主张废除中医的第一人，在其所著的《俞樾杂纂》一书中专列"废医论"一章阐述其"废中医"观点，认为中医理论源自古代巫术，当今的医和巫亦是同类，中医不比装神弄鬼用符水治病的巫师强多少。社会上掀起一股轻视贬低中医的浪潮，将十二经脉五脏六腑的学说斥为空论。从中华民国成立（1912年）到中华人民共和国成立前的三十七年间，北京没有政府兴办的中医教育机构，而由社会人士创办的中医学校也因受到种种非难，仅开办数月或年余就被迫停办。1929年，民国政府卫生部在南京召开第一届卫生委员会议，由余云岫提出了"废止旧医以扫除医事卫生之障碍案"，会议决定将此"废止旧医案"合并整理为"规定旧医登记原则"，并颁布施行，以限制中医发展。随后卫生部相继发布训令，于1930年底截止中医登记，禁止设立中医学校、医院，将中医学校改称传习所，中医院则改称诊室，报纸杂志之类宣传品上不得登记介绍与中医相关的事由，这些严重威胁到中医的声誉和生存。

中医药界听闻此事，于1929年3月17日召开全国中医界代表大会，向国民政府提出严正抗议，反对此训令的颁布，并推举代表向政府请愿，请求将国医药学校加入学校系统，设立各省国医学校和研究所、图书馆等机构。此外还成立了"全国医药团体总联合会"，团结全国中医药界人士，全力捍卫中医药地位与尊严，并确定3月17日为"国医节"以示纪念。之后又在多方努力下于1931年3月17日正式成立了"中央国医馆"。1935年，在国民党召开的第五次代表大会上，冯玉祥、石英联合中央委员、各省市及海外代表提出"政府对中西医应平等待遇以宏学术而利民生案"，促使国民政府于1936年1月明令公布《中医条例》，西医条例中的有关条款中医皆准用之，但经历了数遭危机，中医在国人心中的地位已是大不如前。

（二）新中国成立后的中医政策

经过战争年代的长期侵毁，中华人民共和国成立后百废待兴。根据中国当时卫生医疗的实际情况，党和政府必须依靠在中国民间医疗方面仍占据主流地位的中医来帮助建设国家的卫生事业。但中医师良莠不齐，且有些还受封建残余影响，部分诊疗手段不先进，不科学。在这样的历史背景下，如何制定适当的中医政策来帮助重建医疗卫生事业，成为国家领导人面临的重大课题。

1949年10月，毛泽东主席在接见全国卫生行政会议代表时说："必须很好地团结中医，提高技术，搞好中医工作，发挥中医力量，才能担负起几亿人口的艰巨的卫生工作任务。"（《当代中国》丛书编辑部编辑：《当代中国的北京》，中国社会科学出版社，1989年版，第357页）1950年在第一届全国卫生工作会议上，"团结中西医"被列为我国卫生工作"三大原则"之一（《中央卫生部李德全部长关于全国卫生会议的报告》，《中医杂志》，1951年01期，第77～79页）。根据"提高技术，搞好中医工作"和"团结中西医"的指示，建国初期的中医建设重点放在了"中医科学化"（同上）方向，用西方先进的科学技术和理论来改造和发展中医。此外，为了将中医丰富的临床医疗经验和西方的科学理论结合起来，北京市陆续设立了专门的中医研究机构，如 1950 年成立的北京中医学会。全民所有制或集体所有制的中医门诊部也相继成立。

这一阶段国家颁布的中医政策的出发点是好的，但由于历史的原因，人们对中医始终抱有偏见，在卫生部门开展工作的时候，出现了一方面大力促进中医与现代医学结合，另一方面又对中医加以限制的现象，"中医科学化"逐渐演变为用西医的医疗技术来改造中医师，使中医"西医化"。

1953 年，毛泽东主席因卫生部的官僚作风问题，批示要严肃检查政府卫生部的工作，从而发现了卫生部在贯彻"团结中西医"的工作方针上存在着轻视，甚至歧视、限制中医的严重错误。于是毛泽东主席在 1954 年春节座谈会上再次指示要"务必改进中医工作"。同年，因在治疗流行性乙型脑炎工作上，中医对比西医取得了压倒性的胜利，促进了社会各界对中医疗效认知的转变。中央对中医政策的重申与中医疗效的成功，有力推动了中医政策的正确贯彻。1955 年，北京市开始大规模开展西医学习中医的活动。第一届西医离职学习中医班结业之后，卫生部还向党中央递交了报告，毛泽东主席亲自对该报告给出批示，指出"中国医药学是一个伟大的宝库，应当努力发掘，加以提高"。（北京市地方志编纂委员会编：《北京志·卫生卷·卫生志》，北京出版社，2003 年版，第 331 页）随后北京市"西医学习中医"进入高潮阶段，据统计，到 1960 年底，西医学习中医的人数达到了 3200 多人，其中职务在主治医师以上的达 213 人，占全市主治医师总数的 20% 以上（《一年来中医工作的成就和今后的意见》〔1960 年〕，北京市档案馆馆藏，档号 135～001～00622）。

总之，从 1954 年中央整顿贯彻中医政策开始，到"文化大革命"前，中医的社会地位较之前有了极大提高，中医药界得到了阶段性的蓬勃发展。

（三）"中医带徒弟"政策

1956 年 1 月，在全国卫生工作会议上，中央决定采取中医带徒弟 50 万人来壮大卫生工作者队伍，以便更加及时有效地学习优秀老中医的治疗经验，继承祖国医学遗产，发挥中医治疗作用，全面开展医药卫生工作。同年 4 月 16 日，卫生部发布《关于开展中医带徒弟工作的指示》（以下简称《指示》），指示贯彻了全国卫生工作会议的思想，"要求卫生部门各级领导机关，必须把中医带徒弟工作，作为本部门的一项重要任务"，并要"采取师徒双方自愿结合的原则，发扬尊师爱徒，保教保学的精神，大力开展这一工作"〔中华人民共和国卫生部：《中医工作文件汇编（1949 ～ 1983 年）》，1985 年版，第 82 ～ 83 页〕。指示还将中医带徒弟的方式分为以下三种：一为卫生所和联合诊所的中医带徒弟方式，指定专人负责传授，固定师徒的密切关系，由本所其他医师协助辅导，当地中医团体在教学方面亦应给予必要的帮助；二为个人带徒弟的方式，凡参加公立医疗机构工作的中医，各卫生所和联合诊所的中医及个人开业的中医都可带徒弟；三是开办训练班，由中医团体主办或协助私人开办，都须在当地卫生主管机关领导下，按卫生部规定的中医中级教学计划授课〔中华人民共和国卫生部：《中医工作文件汇编（1949 ～ 1983 年）》，1985 年版，第 83 页〕。胡耀贞于 1960 年接收四名徒弟就是属于第一种带徒方式，即由北京市针灸门诊部接收，指定胡耀贞负责传授。

《指示》中说明，对于学生的学习要求，最主要的任务则是继承当前中医老师的学术和经验，并能独立进行治疗工作。政府的主要目的即在于培养出一大批能够传承中医医术的卫生行业的高级干部，从而带领更多基层卫生工作者，培育更多初级医学人才来完善中国医疗卫生体系。此外，《指示》还提及中医带徒弟的经费问题，凡是卫生所和联合诊所带徒弟可算作本所服务人员待遇，凡私人带徒弟，应由师徒自愿签订合同。卫生主管部门应协助签订师徒合同，并根据卫生部规定的中医中级教学计划制订具体的教学计划，防止和纠正具有封建色彩的老师奴役徒弟的关系和以收徒牟利贻误青年的行为。卫生部随指示的下达还附带下发了《1956 ～ 1962 年全国中医带徒弟的规划（草案）》，以更加明确地指导下级卫生部门和中医医疗机构实施贯彻。

1949 年后颁布的这项 "中医带徒弟" 政策不仅仅是简单地想让继承我国医学遗产的老中医们将中医技艺传承给下一代，更是着力于打破我国长期以来形成的以血缘关系或仿血缘关系构成的传统文化传承体系，迈入了以契约关系为主的现代文化传承模式时代。

二、气功沿革

（一）"气功" 一词之产生

"气功" 一词，最早见于宋朝张君房编著的《云笈七签》中，"勿示非人，论曰气功妙篇，气术之道"（宋·张君房：《云笈七签》卷六十之《中山玉柜服气经》），但却未被广泛使用。迄至 1957 年 9 月，在河北著名气功家刘贵珍编写的《气功疗法实践》一书出版后，"气功" 一词方为社会所接纳而广为流传。

1919 年五四运动过后，从中国古代流传下来的行气导引术之类的养生保健功被一律当作封建文化糟粕而遭到唾弃，公开练习这类健身术的人越来越少，只在极少数佛道教徒、民间师徒、老年人和习武之人中间偷偷流传。1949 年后，政府对传统文化实行批判性继承的政策，太极拳、五禽戏、八段锦这类保健拳术又开始流传，但包含导引行气的健身术因缺少科学证明，依旧只能在民间悄悄传播。刘贵珍算是中华人民共和国公开传播气功第一人，他跟随民间气功师刘渡舟学习，通过练内养功治好了自己的胃溃疡病。此事被当地政府部门得知后，1949 年将其派到冀南行署干部休养所试验用内养功给病人治病，疗程时间短，效果好。以后他相继在河北省第二干部疗养院、唐山气功疗养所主持气功疗法的临床和教学工作。1955 年 12 月，卫生部还对刘贵珍推广的这一治疗方法进行了表彰。1956 年，刘贵珍担任我国第一所气功疗养院——北戴河气功疗养院的院长。据当时几个疗养院的统计，用内养功治疗慢性病的有效率达到 82% 以上（毕世明：《中华文化通志·体育志》，上海人民出版社，1998 年版，第 58 ~ 61 页）。经证明内养功的确科学有效后，河北省卫生厅与刘贵珍共同商讨，决定将这种练功方法命名为"气功疗法",并整理成文字出版,即《气功疗法实践》。随后此气功疗法得到了国家卫生部的支持和鼓励,在全国各地的卫生医疗单位中推广,开展气功治疗工作,"气功"一词就此传播开来。

(二)气功源流

气功,古称"导引""行气""吐纳""胎息""静功""内功"等,在我国具有悠久的历史,有着祛病、防病、健身、延年的作用。《黄帝内经·素问》中的《移精变气论》章记载,"往古人居禽兽之间,动作以避寒,阴居以避暑"(《黄帝内经》,中华书局,2011年版,第29页)。远古时期的人类就是通过运动和静息两种方式来抵御寒暑侵袭,从而保健身体的。《吕氏春秋·古乐》中记载:"昔陶唐氏之始,阴多滞伏而湛积,水道壅塞,不行其原,民气郁阏而滞着,筋骨瑟缩不达,故作为舞以宣导之。"上古时期因湿气瘀塞在人体内,人感到身体郁结不通,就自发起舞舒展,从而引导行气。这便是导引的最初源起,即为了克服艰难的生存条件得以延命而自发生成的。

1949年后出土的战国时期文物"行气玉佩铭"为现存文献中最早明确记载行气功法的,其内容包括行气、炼、化的过程,说明战国时期导引功法已基本成体系。《老子》《庄子》中亦包含有导引行气的内容。之后,中国传统的"重生"思想促使历代养生家发展完善气功学,并形成了儒、道、释、医、武等各种流派,创造出异彩纷呈的气功养生理论和功法,其中以道教在气功学发展过程中做出的贡献最大。有别于其他追求来世福报的宗教,道教没有今生往世之说,现实性强,讲究"长生久视",故而格外重视修身养性以求长生不死修道成仙。这种宗教理论和信仰促成了道教徒将中国自古流传下来的导引养生之道发扬光大,许多提出重要养生理论的名医都是道士,如葛洪、陶弘景、孙思邈等。而记载了养生导引论的书籍也多由道教徒编写而成,如《周易参同契》《抱朴子》《云笈七签》等道教文献。至宋金元时期,道教外丹术式微,内丹术大兴，更是在继承本教内传功法的同时，吸收了其他多种流派的导引行气功法，又加以整理创新，使导引行气之法成为道教内丹炼养术的一部分，从而较为完整地保存下来。

（三）新中国成立后气功发展重心转移

新中国成立以后，陈撄宁、蒋维乔、刘贵珍以及胡耀贞等继承了中国珍贵气功文化遗产的老一辈气功家对气功疗法进行了公开传授和无私推广，气功能够有效治疗疾病的消息不胫而走。党和政府得知气功确实能对很多难以根治的慢性病产生疗效之后，大力支持气功医疗的发展。从此，气功开始步入医学治疗领域，不再是旧时代师门之间私授的养生功法和武术内功，成为科学研究的对象。

1954 年，中国第一个气功医疗机构——唐山气功疗养所经刘少奇亲自批准拨款建立，由刘贵珍任所长，指导气功治疗工作。因疗效显著，1955 年 12 月卫生部部长李德全还对唐山气功疗法小组进行了嘉奖，并颁发了奖状和 3000 元奖金，在全国产生了巨大影响。1956 年，政府在北戴河创建了第一个气功疗养院，由刘贵珍任院长。同年，胡耀贞在进入北京市针灸门诊部工作后，也开始在内部开展气功医疗临床观察。1957 年，上海也成立了气功疗养所，并编写了《气功疗法讲义》，收入了刘贵珍、胡耀贞等人继承整理的气功功法。1959 年，卫生部在北戴河召开了第一次全国气功经验交流会，有 17 个省市自治区的 64 个医疗单位参加，会上就气功治疗的保健原理、临床应用和气功医疗制度等问题进行了探讨和交流。1960 年，卫生部委托上海市气功疗养所开办了全国气功师资进修班，之后全国各地先后举办了不少气功进修班，培养了一批气功师资人员，进一步推广气功治疗手段。

至 1960 年，据有关部门统计，开展气功疗法的单位多达 86 个，发表有关气功的论文已达 200 余篇（李鸿江主编：《中国传统体育导论》，中国书籍出版社，2000 年版，第 69 页），而气功研究专著也层出不穷，如胡耀贞编写的《气功》《气功及保健功》、秦重三的《气功疗法和保健》、焦国瑞的《气功养生法》等，是有史以来第一批摆脱宗教迷信、具有科学内涵的气功专著。这一阶段，中国的气功生理机制研究也在国际上居于领先地位。

三、胡耀贞的转变

（一）由个体开业到在全民所有制门诊部工作的转变

据档案（《1959年市文教群英会东城区卫生系统先进工作者事迹登记表》，北京市档案馆藏，档号101～001～01019）记载，胡耀贞自16岁起到山西太谷县长生堂学习无极针灸和中医，出师后直至1956年5月之前，胡耀贞基本都是在私人开办的中药店坐堂行医或自己开办私人诊所行医。中华人民共和国成立后，从1953年正式开始对农业、手工业、资本主义工商业进行社会主义公有制改造，直至1956年底基本完成。医药行业也随之进行公有制改造，私人诊所基本完成集体化，将分散的中、西医聚拢起来成立联合诊所。在大势所趋下，1956年，胡耀贞接到全民所有制单位北京针灸门诊部主任梁志贞的邀请，经过家人的劝说和自己的考虑，胡耀贞于5月到该门诊部任职中医师。因有着高超的无极针灸医术和深厚的气功功力，胡耀贞一进门诊部即受到重用，工资待遇等同于高干，并先后担任业务副主任和气功科主任。

在胡耀贞自己开办个体诊所时期，因为是私有诊所，唯一的收入来源即是依靠收取诊金过活，生意好坏全凭医术来与同行竞争。因此他虽然尽心尽力帮助病患解除痛苦，但却对自己掌握的针灸技术和气功功法三缄其口，除非正式向他拜师学艺，否则不会轻易与外人道，以免被其他医师学会丢掉自己的饭碗。这一阶段的胡耀贞和其他中医师一样，同行之间相互竞争，缺乏合作，大家都将自己传承下来的绝活手艺视为珍宝，绝不外泄。后来胡耀贞转到全民所有制门诊部就职，与个体诊所不同，全民所有制诊所除了拥有正常的门诊功能外，还肩负着一定地域内的基层医疗预防和卫生防疫工作,且受国家补贴扶持,诊费低,是社会福利性质的国家卫生机构。胡耀贞在这里和多位优秀的中医师成为同事,工作形式上的转变带给了他思想上的转变,胡耀贞感激党和国家给他提供的优质工作环境和工资待遇,从以前行医糊口的工作目标转变成为国家基层医疗建设服务这样更为高尚的理念。这种转变促使其之后走向了研究医疗气功以造福万民的道路。

(二)由自练气功到对气功医疗展开科研的转变

工作目标和思想境界的升华促使胡耀贞朝着寻求更有效、更能预防疾病的治疗手段而努力。胡耀贞少时即开始修习无极针灸,而无极针灸是要依靠术者自身的"精气神"来扎针的,据胡耀贞在其著作《气功》序言上的叙述:"扎针时用补泻的手法,病人在体内会产生麻、热、凉、胀等不同感觉,而且遍及全身发热出汗。这种针法是利用气功的功夫进行的。为了学习气功,我曾拜了许多老师,访过许多朋友,向他们学习。"(胡耀贞:《气功》,人民卫生出版社,1959年版,第1页)因此,胡耀贞在之后的几十年为了学习气功走遍多省拜访名师,练过道、释、儒、武各派的不同功法。胡耀贞记述,"四十多年以来,我一直从事中医工作,业余时间就练拳、练气功,从未间断过。实践证明,拳功和内功对我的医术很有帮助"(同上)。这一阶段,胡耀贞主要还是自己私下练习内功,用以保健和辅助针灸医术的修习,并没有对外公开传授。除了因为在旧时代胡耀贞的保守思想使其将气功功法秘而不宣之外,还有一个原因是,胡耀贞在这一时期寻求好功法时曾经走过许多弯路,虽然拜了不少老师学习了各家的练法,但都没有彻底将其融会贯通。后来,"通过一些曲折的认识过程,开始找到一些练功的规律,特别是'静和动'的规律。根据这种规律,又结合拳的内功,综合了一套'静动相兼'的练法"(胡耀贞:《气功》,人民卫生出版社,1959年版,第2页)。这种"静动相兼"的练法即是胡耀贞自创的"静动气功",也就是他后来在北京市针灸门诊部里用以临床治病的主要方法。

受刘贵珍开展气功治疗的启发和影响，胡耀贞进入门诊部就职的当年9月，就在门诊部内部不对外采用气功疗法，对若干种疾病患者进行治疗，摸索实验疗效。以前胡耀贞尽管也是通过气功来施展无极针灸对病人进行治疗，但未曾有意识地使用科学的观察法、实验法和记录法来对气功医疗进行深入研究，这是由其思想的保守性和工作方式的个体性决定的。来到全民所有制门诊部后，因为门诊部规模大、病人多，可进行实验观察的病人基数达到了基本要求。而气功这种治疗方法简单易学，只要认真按照指导去练习，都会有不同程度的疗效，百利无一害。并且患者不用器械和药物的支撑，适合久治难愈的各种慢性病，是在当时较为艰难的生活条件下，最适合普及推广的治疗和预防保健方法。再加上胡耀贞自身思想境界的提升，他就开始着手进行气功治疗的临床观察和实验。

胡耀贞在书中提到，"从 1956 年应用气功治病以来（包括实验时期），已对一些比较难治的慢性病，如胃及十二指肠溃疡、胃下垂、慢性肝炎、肝硬化、神经衰弱和心脏病等，都获得了较好的效果"（同上）。1964 年北京市中医学会出版的《第一届年会论文摘要汇编》中就收录了胡耀贞的研究成果《气功疗法对慢性肝病疗效的初步观察》（北京市中医学会：《北京市中医学会第一届年会论文摘要汇编》，1964 年版，第 205～207 页）。胡耀贞通过对 1956 年 9 月到 1962 年 4 月之间门诊部收治的慢性肝炎和肝硬化患者进行气功疗法临床观察，总结了疗效反应的观察结果。这些观察对象都是在北京市的较大医院里明确诊断患病后，经较长时期的治疗无显著效果，因而来门诊部进行气功治疗的，其中共有慢性肝炎 16 例、肝硬化 10 例，共 26 例病患。胡耀贞在该论文中运用现代医学论文的记录手段，将病例用表格的方式统计整理，把疗效程度分为痊愈、显著进步、进步三种，并用百分率表示，使读者一目了然。文末又详细记录了三例病患的治疗经历，用现代医学的化验手段来记录病例在治疗前和治疗后的患处指标数据，使治疗结果具有无可争辩的真实性。此外，1962 年胡耀贞还与自己的徒弟董树华一起发表了《气功治疗阳痿症初步经验介绍》（胡耀贞，董树华：

《气功治疗阳痿症初步经验介绍》，《中医杂志》，1962 年第 10 期）于《中医杂志》上，记录了胡用气功通过意守丹田、命门、会阴和炼精化气的方式治疗阳痿症患者 12 例，其中治愈 7 例，有明显好转者 5 例。

用气功治疗慢性病产生了喜人的疗效，令胡耀贞把主要精力和兴趣从以前一直痴迷的练武转变为对开发气功疗效的不懈探索，并将其早年孜孜不倦求学武术的精神用到了求教更好的医疗保健功上。中央美院教授黄禄野，多病缠身，经中西医多方治疗均无甚效果，之后听说赵中道老先生的太极尺先天气功法颇有疗效，拖病体前往从学。仅半年光景，身体即痊愈，于是著书记载此治病经历，盛赞赵中道的气功功法。胡耀贞得知此事后，即刻前往赵家中拜访学习。赵中道在北京西城区开办了"太极柔术健身社"，胡耀贞在 1961 年为其太极棒气功题词中写道："太极棒气功是练先天气的一门功法。我曾于 1959 年秋跟赵老师学此功，并在医院门诊中推行过，效果十分显著，确是一种战胜疾病的好功法。"（关永年编著：《太极棒气功》，人民体育出版社，1994 年版，第 4 页）胡耀贞经历了从自修气功提升实力，到用科学方法研究气功医疗造福他人的跨越式转变，一以贯之的是其敏而好学的精神。好学之人通常接受新生事物较快，所以胡耀贞才能在新时代到来之际顺利完成其人生方向的转变。

（三）由固守师徒私传规矩到公开传授所学的转变

不同于现代常见的合同制授课带徒方式，1949 年以前的旧时代，但凡掌握了某种独门技艺，都视若珍宝，不肯轻易外传，甚至有些人家因重男轻女的传统思想，还规定只传男不传女。在这样的社会大环境下，胡耀贞耳濡目染，也继承了这样保守的传承方式，不肯将其修习的武功秘法随意传承给他人。除非徒弟人品过关，资质良好，且磕头拜师，侍师如奉父，否则三缄其口，绝不外泄功法拳谱。据北京市针灸门诊部给胡耀贞填写的《先进工作者事迹登记表》记载，胡耀贞初至门诊部时，"因十六七岁就和宗教界来往密切，所以他的保守思想和宗教神秘观念很严重，不敢轻易教给别人，另外他有'教会徒弟，饿死师父'的顾虑，所以很多患者要求他把气功方法写出来，他都没有应承。"（《1959年市文教群英会东城区卫生系统先进工作者事迹登记表（二）》，北京市档案馆档案，档号：101～001～01019）

之后，经过在全民所有制门诊部受到的共产主义培养教育和各个阶段的运动鼓舞，胡耀贞的世界观和价值观得到重塑，思想认识逐步提高。据门诊部领导记录，胡耀贞曾说："解放军为人民事业在前线打仗流血牺牲，我这一身技术有什么理由不贡献给人民？"（同上）之后胡耀贞就充满热情地开展气功治疗工作，并毫无顾虑地把练功方法传授给患者，以提高疗效。有其他省市的气功大夫来拜访学习，他都倾囊相授。"胡老大夫年纪虽大，仍不断学习政治业务，晚上还抽时间教徒弟练气功、扎针，为了教得更好，叫徒弟在他的身上扎针，亲身体验徒弟的操作手法，对年轻的医务人员遇到医疗上的疑难问题，总是有问必答，毫无保留。"（同上）1959年，胡耀贞应邀参加北戴河气功经验交流大会，据一同参会的张天戈回忆，会议主办方号召大家贡献出自己传承的保健养生气功功法给国家和人民，尤其是秘传功法。在座的都是气功界同行，胡耀贞刚开始有很大顾虑，没有主动站出来贡献，主办方就邀请胡耀贞的学生们起来发言献宝。胡耀贞最后终于突破了自己长期以来的保守闭塞思想，到台上发言把自己传承的气功功法精华都告诉了大家，且没有造假（张天戈：《胡耀贞被"将军"说出内功秘密》，http://blog.sina.com.cn/s/blog_5a8a77d10100el9n.html，2019.5.）。大会上党组织的肯定和关怀、同行们的钦佩和病患们的爱戴，给了胡耀贞极大的鼓舞，会后，"下定决心毫无保留地，将我所知道的气功疗法中从前没有教授过的练功方法，记述出来，以便大家参考和运用"（胡耀贞：《气功》，人民卫生出版社，1959年版，第2页）。于是，胡耀贞就邀请他的患者和几位徒弟一起商量如何整理成稿，在极大的热情和干劲下，会后一个月即将《气功》一书付梓，并受到广大读者欢迎。之后又连续出版了《气功及保健功》《五禽戏》等书。

此外，胡耀贞还经历了师徒模式的转变。在旧时代，师徒关系的建立是在徒弟自愿的前提下，经过引师的引荐，向师父递交拜师贴，之后正式举行拜师仪式，点香燃烛向祖师牌位及师父下跪，并向师父敬茶，最后被收入师门谱录中，才算是真正进入师门成为弟子，有资格学习和传承师门技艺。并且，在拜师前，师父还要考察弟子的人品秉性、天资才干，少则一年，多则几载。经过正式的拜师礼，弟子与师父之间就形成了一种近似血亲的亲密关系，俗话称"一日为师，终身为父"。师父的指令对徒弟来说具有不可违背性，而徒弟在学习期间的大小事务包括品行的培养也需要师父负责，师徒进行一对一长期教学。这种类似于宗法等级制的家长制管理特征，可以将没有血缘关系的两个人通过特定的仪式和规矩来达到血缘亲属的亲密度与约束力，从而保证本行业技艺的专有化。这种模式虽有其好处，但弟子与师父在这种关系中往往是不平等的，处于低位的弟子属于服从者，需充当师父的免费劳力，在学习过程中也缺少自主选择权，师父为了自己的私心往往会藏一手，有选择性地教学生。胡耀贞早年就是在这种师徒模式的培养下成长起来的，出师之后自立门派，也就继续沿用这种模式收徒传承。

后来，受"中医带徒弟"政策的影响，胡耀贞接受了新式师徒制的改造，接收了卫生部委派的四名学徒，以达到将气功医疗更好更快地传承与传播下去的重要目的。在这种现代师徒制下，收徒需要受到国家法律和制度的约束，教学内容和形式要经过上级审核和指定，老师教授的内容更加系统、全面、科学，是以为公为民的觉悟来教学。而师生关系相对而言更加平等，学习期间徒弟只需完成学习任务即可，不为师父所奴役驱使。胡耀贞在打消了私心，提升了觉悟后，为了传承发扬气功事业，尽心尽力完成卫生部指派的教学任务。胡耀贞也因其积极良好的工作态度，受到单位和组织上的认可，先后被评为北京市东城区先进工作者、红旗手，全国群英会代表。但是，由于这种师徒关系缺少拜师前细致的品德考量，又因强调出师效率压缩了学习时长，导致无法像传统师徒教学那样内外兼修，忽视了德行培养，发生了个别徒弟在"文革"期间诬师的不良行为。

（四）小结：从小我到大我的超越

可以说，20 世纪五六十年代对胡耀贞来说是个完成自我升华和自我超越的时代，胡耀贞在内外两方面因素的共同作用下，从专注于个人兴趣和生活的小我精神变为全心全意为人民服务的大我精神。其中，外部因素主要就是因为工作岗位、工作方式和工作环境的转变，促使胡耀贞跳出以前那种狭小、保守、自我、私人的生活和工作方式。工资待遇的稳定和优厚使胡耀贞没有后顾之忧，国家对他的重用使胡耀贞充满感恩之情和上进心，在外部因素的影响和带动下，胡耀贞内部精神上自然而然产生了为国家和人民效力的思想。当卸下了保守思想的包袱之后，没有了自身思想上的阻力，再加上外在受到国家和人民的感召，胡耀贞顺利完成了从小我到大我的超越。由个体开办诊所到在全民所有制门诊部工作的转变、由自练气功到对气功医疗展开科研的转变、由固守师徒私传规矩到公开传授所学的转变，看似是工作岗位、工作内容、传承方式的具体转变，究其根本，是由私到公、由小我到大我的境界提升。胡耀贞正是因为完成了思想境界上的升华，才能在五六十年代为社会做出能影响后世的重大贡献，在北京武术界、医学界、气功界留下了浓墨重彩的一笔。

第四章　胡耀贞与宗教

一、医术、武学、气功多传承自宗教

胡耀贞的医术、武学，尤其是气功传承中的主要部分来源于道家、佛家和民间宗教。据胡耀贞女儿胡丽娟叙述，胡耀贞于 16 岁时师从"神针"张殿文学习从民间道门传下来的"无极针灸"，遵师要求，入先天道吃斋静坐三年后方得传承。这一阶段的修炼奠定了其之后从医从道的基础，而后坚持练功吃素便成为他一生的习惯。[①] 可见，胡耀贞从入行开始就与宗教结下了不解之缘。

对胡耀贞有着深远影响的彭庭隽也是道门中人。胡耀贞在《气功》《气功及保健功》等书的序言中均着重提到其老师彭庭隽是霍成广老道的门徒，而彭庭隽传承给了他道功、内功、六合心意拳、华佗五禽术等。这些拳法与内功功法成为胡耀贞日后立身成名的根基，并被胡耀贞编写进著作中。在胡耀贞留世不多的专著中，我们可以看到有大量内容都来源于宗教传承，尤其是民间道教传承。如胡耀贞在《气功》《气功及保健功》中皆用重墨记述了道教流传下来的运用呵、嘘、呼、呬、吹、嘻六种不同呼吸方法来祛病延年的内功功法。此六字诀最早见于南北朝时期著名道士陶弘景所著的《养性延命录》中，"吐气有六者，谓吹、呼、唏、呵、嘘、呬，皆出气也。凡人之息，一呼一吸，元有此数。欲为长息吐气之法，时寒可吹，时温可呼。委曲治病，吹以去风，呼以去热，唏以去烦，呵以下气，嘘以散滞，咽以解极。……若患者依此法，皆须恭敬用心为之，无有不差愈病，

---

① 参看附录《胡丽娟口述》

长生要术。"① 除"唏"字后被替为"嘻"字外,其余都和《养性延命录》记载相同。收录于《正统道藏》洞神部方法类中的唐代佚名道书《幼真先生服内气诀》也记录了此练气六字:"诀曰:六气者,嘘、呵、呬、吹、呼、嘻是也。"② 可见此六字诀一直都是传承于道教内部的养生功法。胡耀贞在仅有五十页正文的《气功》一书中,花费四页篇幅详细介绍了这六字吐纳方法所对应的五脏三焦的不同病症,又重点说明了具体的练功方法。此外,胡耀贞还将自己传承的六字总歌诀与分字歌诀都悉数写入书中,这部分内容是鲜少见于世上的,极为详尽具体,又用歌诀的形式方便口头流传,笔者猜测此应为道门内部秘不外传的功法歌诀。在封建旧时代,若非真正拜师入道,成为内门弟子,理应不会被详细传授如此重要的养生功法歌诀。既然胡耀贞接受的是传统民间道门内部的内功和拳术培养,我们应当可以进行合理推断,胡耀贞在学习和成长过程中受到过民间道教潜移默化的深远影响。

此外,胡耀贞还于1929年拜龙门派第十代传人了空为师,得道号一侠,学习道家内丹功。并曾跟随五台山虚无上人(法号灵空禅师)、太原崇善寺玉龙和尚、力宏和尚等佛教大师学习佛家内功。胡耀贞所拜众多老师中的大多数都是宗教界人士。

二、胡耀贞的宗教信仰

因胡耀贞入过龙门派,有道号,也在道观里长期居住过,后来就有不少人称其为"胡老道"。胡耀贞曾于北戴河气功经验交流大会发言时特意澄清过,自己不是道士,只是为了纠偏,在道观里住过一段时间,跟随道士学习内功和拳术。③ 据胡耀贞女儿胡丽娟口述,胡耀贞对《道德经》《悟

---

① (南朝梁)陶弘景:《养性延命录》,上海古籍出版社,1990年版,第15~16页。
② 李零:《中国方术概观·导引行气卷》,人民中国出版社,1993年版,第197页。
③ 张天戈:《胡耀贞被"将军"说出内功秘密》,http://blog.sina.com.cn/s/blog_5a8a77d10100el9n.html,2019.5.

真篇》《周易参同契》《性命圭旨》等一切与道家相关的东西都感兴趣。此外，他对儒家、佛家思想也很了解，但他远离宗教，没有宗教信仰。胡耀贞确实拜了很多宗教界的师父，但从不参加任何宗教活动，不去寺庙宫观里烧香拜佛，家里也从不设神龛烧香。他也不关注鬼神一类的超自然内容，非常求实，只注重练功的实效。胡耀贞还曾对胡丽娟说："道就在眼前，何必远烧香。"① 胡耀贞对宗教敬而远之的态度也影响了其子女的宗教观，几个子女都没有宗教信仰。②

由于受中国特殊的历史文化背景影响，大多数中国人的宗教信仰并非十分虔诚，少有人日日烧香天天祷告，但也绝非缺失宗教信仰，民众大都对宗教持较为功利的态度，逢年过节或者遇到大灾小难时会去寺庙里求神拜佛，因此中国一直有"平日不烧香，临时抱佛脚"的俗语。作为一个拜过很多宗教界师父，学习过大量教内传承的拳术功法，居住于宫观庙宇较长时间，甚至自小入先天道的旧时代人物，胡耀贞不论是在公开场合还是在私下里都极力避免与宗教信仰有所牵扯的态度和行为就令人很是费解了。

北京市针灸门诊部的单位领导在写关于胡耀贞的《1959 年文教先进工作者事迹登记表》时，曾这样描述胡耀贞初入门诊部时的思想状态："他十六七岁就和宗教界来往密切，所以他的保守思想和宗教神秘观念很严重，不敢轻易教给别人。"③ 单位领导因与胡耀贞经常有接触，所以对胡耀贞的评价应当是较为中肯的。胡耀贞的宗教神秘观念的外化表现在已经不得而知，但可以肯定的是，胡耀贞并非从始至终都是无神论者，没有宗教信仰，只是出于一些原因后来慢慢转变为没有宗教信仰或是有意隐瞒自己曾入教的事实，回避与宗教信仰相关的事物。

---

① 参看附录《胡丽娟口述资料》。

② 参看附录《胡丽娟口述资料》。

③ 参看附录《1959 年文教先进工作者事迹登记表》。

三、胡耀贞有意远离宗教的原因

笔者认为，胡耀贞有意远离宗教的行为是由多种因素综合影响而成的。一是受当时的时代背景影响，中国经西方列强的侵犯，社会发生剧烈变革，两千年帝制被推翻，宗法等级社会解体，而依附于封建等级制度的宗法性传统宗教也随之坍塌，国人的宗教信仰发生动摇。西方的先进科学技术引进中国后，一系列社会改革和运动进一步打击了宗教在国人心中的权威地位。据档案记载，胡耀贞就曾于中华民国初期在山西的耶稣医院学习过西医外科，接受了与中医治疗思想和方法截然不同的西方医学的灌溉。西医外科这种建立在理性和实验基础上的科学相较于非理性的超验的宗教来说，显然会给胡耀贞带来世界观上的冲击，从而潜移默化地使务实性格的胡耀贞逐渐远离虚无的宗教信仰。

值得注意的是，胡耀贞不仅在公开场合特意指出自己不是道士，没有宗教信仰，而且私下里也完全杜绝了任何与宗教相关的事物和信仰行为的出现。这不能不让人深思，为何胡耀贞会如此忌讳与宗教扯上关系？笔者认为，这应当是受到了当时的社会政治环境的影响。1919 年到 1949 年的新民主主义革命时期，共产党人出于革命的需要，运用马克思主义理论对宗教以及产生宗教的社会阶级根源进行了猛烈抨击，并向人民传播宗教是封建统治阶级用来压迫人民的工具这一革命思想。新中国成立后，政府颁布"宗教信仰自由"政策的同时，也一直致力于用说服教育的方式来使群众从信仰宗教转向接受马克思主义和科学思想的道路。

同去参加北戴河气功大会的张天戈回忆，"在这次会议上知道了'胡老道'的外号来历。胡耀贞自己介绍说他不是老道，没有做过道士，是练功'走火'而请一个道长为其纠正后，改练道家功法，并非出家做了道士。一些人称他为'胡老道'是贬义的或是误解了。"[①] 胡耀贞借着北戴河气功

---

① 张天戈：《胡耀贞先生的内功与拳术、针灸术》，http://qigong.arkoo.com/sf_668620CACE0647F8A48 4D7C16D87B0E1_17_zhangtiange.html。

大会的公开场合在一众同行面前主动撇清自己与道教的关系，可见此事已经对他产生了较大困扰。张天戈还曾提到自己因好奇胡耀贞在道门里的传承谱系，曾于1960年、1961年两次请教师门传承问题，胡耀贞都避而不谈，只说拳术套路的传承。向徒弟说明师门传承本是一件理所应当的事，习武习道之士都看重师门传承，有造诣高名声响传承久的师门更是令人面上有光，值得夸耀。但胡耀贞两次都刻意回避该问题，说明他不想让人知道自己与道教有很深的渊源，这必然是因当时特殊的政治环境导致的。这种谨慎小心的做法直接影响到了他的下一代。胡耀贞的大女儿胡丽娟说："我搞气功也都不提神鬼这方面的内容。"① 不管是胡耀贞当初在大会上刻意声明自己没有宗教信仰，还是他女儿现在明确指出不提宗教，都是他们为了适应当时的新社会新环境而不得不采取的规避手段。

四、传承离开宗教的利弊

宗教作为一种社会文化形式，是各种文化形态的重要源泉。在原始社会，宗教就是人们认识和探索世界的方式，巫觋是部族中掌握最多知识的人，科学和知识的萌芽同宗教交杂在一起。后来历经奴隶社会、封建社会，尽管随着生产力的进步，人们对世界的认识越来越客观，越来越深入，但总会存在历史局限性，从而使现有的无法解释的领域留给宗教栖身。宗教历经几千年不衰，传承下来的文化内容浩瀚而驳杂，虽然其中很多都蒙上了神秘的面纱，但实际上却是特定时代的社会生活的反映，包含了许多科学知识、艺术精髓、历史文献等社会文化内容。因此，许多珍贵的传统文化借着宗教外衣的保护传承到了今日。今后，当古老的文化传承随着时代的发展渐渐脱离宗教的依托，是会重获新生还是就此湮没，这是一个值得探讨的问题。

当文化传承离开了宗教，脱下了神秘主义的外衣，我们就可以用更加

---

① 参看附录《胡丽娟口述资料》。

科学客观的态度去继承、研究、发展、创新传统文化，使传统文化能够适应时代的变化与发展。此外，将文化传承中含有宗教的部分摒弃掉，有利于减少教外人士对文化传承内容的偏见，撕去因与宗教捆绑而建立在世人心中的已被固化的"愚昧""迷信""虚假"标签，让更多的人去正视、接纳、了解和学习其中优秀的文化内容。正如以胡耀贞为代表的一群致力于将气功应用于医疗方向的志士仁人，他们筛除了气功传承中带有宗教迷信色彩的字眼和内容，用科学理性的语言来表述和传达气功医疗的治疗方法和实际疗效。在他们的不懈努力下，越来越多的人知晓了气功医疗的存在，并相信气功医疗的有效性，放下芥蒂将其视为医学治疗的一种正常手段，大力推动了气功医疗的传播与传承。在 20 世纪五十年代，气功传承脱离宗教向医学靠拢的趋势也使得党和政府开始支持并鼓励气功医疗的研究和发展。

需要注意的是，中国许多传统文化形式发源于宗教，并与宗教内容交织在一起传承上千年，想要人为割舍掉有关宗教的部分实非易事，而且强行将文化传承与宗教撕裂开的行为不可避免地会使其成为无源之水、无本之木，不利于后人对传统文化进行系统性溯源研究，极易造成文化流失。正如胡耀贞在传承武术、气功、医术时不轻易提及与宗教相关的内容，忌讳向弟子告知来自宗教方面的传承谱系，导致我们现在缺失传承谱系的记载，对于历史研究而言确是一件憾事。此外，历史已经证明，任何国家和组织都无法人为地去消灭宗教，宗教消亡的过程注定是漫长的。我们需要尊重并遵照人类社会的发展规律，正视宗教文化的存在，跟随历史发展的步伐将宗教文化中有价值的、优秀的，且与社会主义社会相适应的文化内容保护传承下来，以温和的形式稳中求进地剔除其中不符合当代社会发展趋势的内容。

第五章　胡耀贞主要社会贡献及对后世的影响

一、中医

　　中医是贯穿胡耀贞一生的职业。胡耀贞在山西太谷药店学成出师后自己开业行医，此后数十载救治患者无数。并且胡耀贞没有故步自封，期间主动在榆次耶稣教会医院学习西医外科，接受西方医学理论的新灌溉，获得了其师辈所不具备的中西医结合的理论思想和临床技术，从而能全方位多手段在临床上达到最佳治疗效果。在缺医少药的战争年代，胡耀贞先后辗转山西各地行医并收徒传授无极针灸，还曾受任军医长救治伤病员，为国家出力。新中国成立后三大改造时期，胡耀贞即响应党和政府的提倡与号召，到北京市针灸门诊部就任中医师，为新中国的基础医疗事业建设贡献力量。他用针灸、中药和气功配合治疗的手段来给患者治病，为不少走遍了各大医院求医无门的慢性病患者带来了痊愈的希望。许多慢性病患者如有肝硬化、慢性肝炎等，或是有不愿为人知的隐疾如阳痿等，通过各种渠道找到胡耀贞治疗，病情都有不同程度的好转。在党推动的"中医带徒弟"政策下，胡耀贞也将其积攒了数十年的丰富中医经验传授给中西医同行，为中西医团结增添了自己的一分力量。

　　若论及他在中医领域所做的最大贡献，则是在艰难的动乱时期和变革时代继承了传统中医医术和无极针灸绝学，并授徒传承下来，保护了我国珍贵的医学文化遗产。在胡耀贞的影响下，其三弟、五弟、八弟都走上了行医的道路，他的子女和孙辈也都在医学岗位上救死扶伤。胡耀贞的大女儿胡丽娟和小女儿胡月仙都完整系统地继承了他的无极针灸技艺。胡丽娟曾长期在国外如马来西亚、日本、意大利等国用无极针灸治病救人，传播医术。2009 年归国后一直致力于传承胡耀贞创新的静动气功与无极针灸，收徒众多。2019 年上半年还筹备了无极针灸学习班，计划筛选出有天资且有中医针灸基础的徒弟，系统地传承无极针灸以便使此珍贵技艺能流传后世，造福世人。

二、武术

胡耀贞因自小喜练武术，在行医间隙拜了各路老师学习各门派拳法武技，如形意拳、象形拳、五禽戏、杨氏太极拳、八卦拳、六合心意拳等，奠定了雄厚、多样化的武术基础，以高超武艺名满山西。在山西期间他收了众多徒弟，如郭万龙、李景忠、谷乃登等，传承其习来的各家武艺之大成。后又于 1942 年在太原创办山西省国术馆，担任馆长，对山西武术技艺和文化的传承与推广做出了重要贡献。胡耀贞在 1946 年来到北京之后，与京城众多著名武师切磋交流，也将山西的武术文化带到了北京。1947 年，胡耀贞与王芗斋、王少兰、秦重三等人一起发起呈请设立"中国拳学研究会"，后又于 1953 年同好友陈发科一起成立首都武术研究社，推动了北京市武术社团的发展，为北京市武术界增添了新活力。

若要论及胡耀贞在武术事业上做出的最大贡献，应是培养出了众多优秀的弟子，如李经梧、冯志强、孙继臣等人，为中国武术界的未来开创了新局面，成就了一批武术大师。李经梧为 1956 年北京市武术比赛太极拳第一名，后于 1959 年担任第一届全运会北京市武术队太极拳教练，还兼任中央部级机关单位的太极拳教练，并参与了国家体委主持拍摄的我国第一部电影教学纪录片《简化太极拳》，为推广太极拳和武术文化起到了巨大的宣传教学作用。冯志强是陈式太极拳的第十八代传人，其创编的陈式心意混元太极拳即是融合了胡耀贞和陈发科两位老师教授的武功而成，他的太极拳拳理基础和武德修行都是由胡耀贞亲自指点教导的。冯志强先后任中国武术协会委员、北京市武术协会副主席、北京市武术协会陈式太极拳研究会会长，并于 1986 年创立北京志强武馆。他不仅在国内广泛传授武术，还远赴美国、日本、新加坡、墨西哥等地表演，展示中国武术的风采魅力。胡耀贞也因培养了这批高徒而在百年后依旧声名不辍，盛誉远扬，甚至被日本人尊称为"拳神"。至今，胡耀贞弟子李经梧、冯志强、孙继臣的徒子徒孙遍布全球，传播中国武术文化。

三、气功

胡耀贞在气功医疗方面的成就和影响最为显著。他在北京市针灸门诊部通过气功治疗疾病，为求医无门的患者及其家庭带来了希望。他用现代科学和医学理论、数据做支撑，出版的《气功》《气功及保健功》《五禽戏》等教学书籍帮助了众多病患和想要保健的群众。这些书一经刊印，就立即引起了社会上的巨大反响，众人争相学练胡耀贞的保健气功，书籍多次重印，累计刊行数十万册，胡耀贞一时名声大噪。他在气功医疗上的成绩也获得了党和政府的认可与嘉奖，先后被评为北京市东城区先进工作者、红旗手、人民代表、全国群英会代表，还参加了国宴，受到周恩来总理的接见。在党的领导下，以胡耀贞为代表的气功医疗工作人员用心钻研，悉心治疗，使气功成为当时一项重要的医疗手段，为中国医疗卫生事业做出了重要贡献。

斯人已逝，但他在中国气功养生保健领域依旧拥有着持久而深远的社会影响。许多大百科类书籍都列有关于胡耀贞及其气功功法的词条和介绍，《中国大百科全书·中国传统医学》《中医养生学》等书参考了胡耀贞的著作，《气功精选》等书收录了胡耀贞著述的全文或部分内容。凡是在书中提及胡耀贞的，都尊其为当代气功大家，他所传承和创新的气功功法如六合心意功、静动气功（自发动功）现下依然有许多人习练受益。

胡耀贞受卫生部委派收的几位徒弟后来也都为中国气功医疗事业的发展做出了重要贡献。焦国瑞学成后，先后在中医研究院广安门医院、西苑医院气功研究室等地用胡耀贞的气功功法治疗了数以万计的病人，效果良好。他还编写了《气功讲义》作为医学生的教材，培养了大批气功医疗师资人才，为气功的普及和国内外学术交流做了大量工作。20 世纪 80 年代，焦国瑞还多次远渡日本开展气功讲演，向日本传播中国的气功文化，被日本气功界称为"中国气功指导第一人"，并对日本气功产生了深远的影响。胡耀贞在日本声名赫赫，被日本气功界誉为"中国现代气功之父""道教气功最高继承者"（赵一凡：《日本心身锻炼法纵览》，中医古籍出版社，2003 年版，第 226 ～ 229 页），他的徒弟焦国瑞在其中所起的宣传作用不可小觑。此外，焦国瑞还将胡耀贞所授的气功医疗保健法通过电视传媒传播到了欧洲，之后其推广的"中国气功养生学体系"在四十多个国家产生了广泛影响，促进了中外友好学术交流与沟通。

胡耀贞的女儿胡丽娟多年来致力于在国内外传承其父的静动气功、八段锦、五禽戏等珍贵气功文化遗产。2016 年 3 月 12 日，在老子道学文化研究会的支持下，老子道学文化研究会胡耀贞分会得以正式成立，胡丽娟在成立大会上被推选为分会会长。分会以"开展胡耀贞国学、医学思想研究，胡耀贞医术、武术、健身、养生等功法的整理、传播推广，致力于传统文化研究与传承，拓展推进国民健康教育"（《胡丽娟：真东西来之不易，我们应在继承中发扬光大》https://mp.weixin.qq.com/s/N ～ mCP1N7Gx6fcD4kWG1c_A）为宗旨。此外，胡耀贞分会还制定了三年传承计划与工作方向等，以胡耀贞遗志"要全心全意为人民服务"为精神纲领，有序推广传承工作。在分会的努力推广下，未来定将会有更多的人了解并学习胡耀贞继承并创新的宝贵气功文化遗产，让静动功开花结果造福于人类。

第六章　对当下传统文化发展方向的几点思考

一、在继承中发展，在发展中创新

唯物辩证法认为，世界上的一切事物都是运动变化和发展的，要坚持用发展的观点去观察和处理问题。对待传统文化，就要在继承中发展，在发展中创新，这样才能使传统文化焕发新生机，而不是成为僵死的文化遗产。在中西文化、新旧文化激烈碰撞的 20 世纪，胡耀贞作为承接中国传统文化的继承人，面临着如何向下一代传承和发扬这些宝贵的"旧文化"的难题。胡耀贞的解题方式与马克思主义理论不谋而合，即在继承中发展，在发展中创新。

胡耀贞曾先后跟随了十几位师父学习各家拳术和内功，虽学习热情高昂，但也因学习内容过于驳杂，走过不少弯路，还曾为了给自己纠偏到五台山修行了几年。这有很大一部分原因是，胡耀贞当时只是一股脑地继承了师门传下来的拳法和功法，却没有将其融会贯通，融入自己的理解。直到后来通过自己的琢磨和钻研，慢慢掌握了其中的一些规律，有了自己练功的心得体会，特别是发现了"静与动"的规律。之后他根据这种规律，结合自己继承的内功功法，综合出了一套"静动相兼"的气功功法，即胡耀贞从传统的导引气功中创新出的"静动气功"，也称"自发动功"。胡耀贞在北京市针灸门诊部开展气功医疗的时候，就将他创新出的"静动气功"及其他继承下来的气功功法教授给患者和徒弟，并将传统功法中的封建迷信思想与晦暗不明的表述方式剔除出去，经过科学思想的改造和现代语言的整理出版成书，使气功得到了创新性发展，胡耀贞本人也得以立功立言于后世。

无论是在胡耀贞所处的年代，还是当今社会，保持中国优秀传统文化活力的最好方式都是在继承中发展，在发展中创新。发展的前提在于彻底掌握和继承传统，而创新又在于能否在继承发展之中融入自身的思考与时代的特征和印记。只有在古老的文化中不断融入一代又一代的"新鲜血液"——时代精神，传统文化才能够生生不息地传承下去。中医、气功、武术如此，其他的文化形式亦如此。

二、道医的发展方向——气功（内功）医疗

胡耀贞在京期间的五六十年代正是气功医疗初步发展的时代，受"文化大革命"的影响，气功的发展中断了一段时间。"文革"结束后，气功界又迅速重整旗鼓，发展势头更为猛烈，出现了众所周知的"气功热"社会现象。但过犹不及，因气功界某些不良迷信现象的抬头，严重影响了气功事业的健康发展，导致党和政府出台了一系列政策对气功界进行严格管理。自此，气功逐渐式微，虽然之后气功及其社团活动在国家管理下逐渐规范化，但也再难出现当初的大热景象，真正能继承并发扬气功文化遗产的人也寥寥无几。气功作为中国传统养生文化的组成部分，是一种十分有益于人民身体健康的保健方式，并且早在 20 世纪五六十年代，胡耀贞等人就已通过气功疗法治疗了很多慢性疾病，效果很好。着实应当在国家的管控下大力推广，以便及时将气功这一非物质文化遗产完整地传承下去，继续造福社会和人民。

道教因其追求长生成仙的宗教信仰，成为保存最多养生功法的派别，也因其重生恶死的宗教思想而援医入道来保护和延续生命，从而发展出道医一派。道医除了在运用本草药物和针灸手法疗愈病体上与中医类似之外，还发展出了治未病的养生之术，如行气、导引、服食、调息等，以及从远古巫医中传承下来的祝由之术等。但由于经历了 20 世纪的种种科学教育和扫除迷信活动，除了和中医类似的治疗手段还能公开使用，其余这些保

健和治疗手段一部分被人抛弃断了传承，还有为数不多的一部分在教内私下传承。胡耀贞学习的无极针灸和一些气功功法就是从道医中流传下来的。尽管道医中的确有部分治疗方法是迷信荒谬的，但也不可因此就一概而论，要选择性地将道医中有疗效的治疗与保健方法传承下来，并用各种媒介手段推广出去，做到在继承中发展和创新。这样既可以使中国先民们留下的珍贵医疗保健文化财富让更多人受益，又可以较好地保存道教文化遗产，使道教尤其是道医能够适应新时代，更好地实现现代化。行气导引一类的气功功法或许可以作为道医在下一发展阶段中打出的"养生文化名片"，作为中医和西医治疗方法的补充，来达到全方位、多手段保障人民身体健康的目标。当然，因 20 世纪"气功热"后期造成的不良社会影响，"气功"一词在当下仍旧比较敏感，容易遭人质疑，胡丽娟就已将胡耀贞的"静动气功"更名为"静动内功"。名字只是一个称呼而已，"气功"一词也只是 1949 年后才开始广泛传播的，能否完整地继承前人传下来的有益于人民身体健康的功法，运用传统医学让人人保健才是需要重视的问题。

三、师徒制

胡耀贞经历了从传统师徒制到现代师徒制的转变。这两种师徒制各有优缺点，传统师徒制更强调师父的家长式地位与权威，师徒地位明显不平等，但徒弟与师父之间宛若血亲的亲密关系是传统技艺和其文化内核能够较完整地传承下来的重要因素；现代师徒制是在契约协议下形成的师徒关系，彼此之间的责任和义务更加清晰明确，师徒之间也更加平等，规范化的教育方式下能够在较短时间内，大批量地培养出继承技艺的传承人，但是却缺少了师徒间情感的培养与对徒弟的品行考核。

胡耀贞在传统师徒制下培养出的弟子，因前期受到了胡耀贞在道德品质方面的严格考核与教导，基本都品行上佳，无道德污点。其后来在现代师徒制下培养的弟子中，虽也有像焦国瑞这样的得意门生，但也出现了在特殊形势逼迫下写大字报诬蔑老师的师门叛徒。尽管不能通过某个例子简单地判定，传统师徒制培养出的弟子在品德上就一定优于现代师徒制带出来的弟子，但经过长时间的筛选考核和教育培养出的弟子，其德行良好的概率肯定要大过短时间培育的合同制弟子的。

现在的文化教育培养方式基本都为现代师徒制，只有少数传统文化传承人还试图沿用传统师徒制来教育徒弟，但因受现代思想影响，大多数人无法理解和接受师父为最高权威，指令不容置疑的这种师徒形式，无法真正领悟礼俗、德行在传承中的重要性，从而导致了部分传承人为了利益只学到皮毛筋骨，缺乏精益求精的匠人精神的行业困境。倘若国家能给予传统文化传承人以良好的工资待遇，使传承人无后顾之忧，就可吸引更多年轻人来学习和传承传统文化技艺。在此基础上，传承人师父可以学习传统师徒制的筛选法，在前期花费较长时间考核徒弟的品行，之后经过一定的仪式来加强徒弟对师父的尊重和崇敬、对其所学技艺的敬畏与自豪。在传授文化技艺时，师父又可以借鉴现代师徒制的优点，与徒弟互相尊重，并将教学内容和方式进行系统化、规范化处理。这样，结合两种师徒制的优点，既可以适应新时代、新社会的要求，又可以使弟子内外兼修，将传统文化顺利又完整地传承下去。

附录：

一、档案原文

（一）档案题名：1959 年市文教群英会东城区卫生系统先进工作者
事迹登记表（二）

档号：101-001-01019

1960 年 2 月

北京市 1959 年文教先进工作者事迹登记表第 70 页

姓名：胡耀贞　所在单位：北京市针灸门诊部　职务：气功针灸中医师

性别：男　年龄：64　民族：汉　籍贯：山西榆次

政治面目：群众　文化程度：私塾八年

主要事迹：

胡耀贞老大夫自五大 ×××北京市针灸门诊部工作，在五九年门诊
部第二季度被评为门诊部红旗手，三年来胡老大夫用气功与针灸、中药配
合治好了不少慢性疾病，如肝硬化、慢性肝炎、消化性溃疡、胃下垂等，
疗效很高受到患者表扬。他十六七岁就和宗教界来往密切，所以他的保守
思想和宗教神秘观念很严重，不敢轻易教给别人，另外他有"教会徒弟，
饿死师父"的顾虑，所以很多患者要求他把气功方法写出来，他都没有应承。

经过这几年的"大跃进"及党经常不断的培养教育，他的世界观很快
扭转过来了，他说："解放军为人民事业在前线打仗流血牺牲，我这一身
技术有什么理由不贡献给人民？"从此他就毫无顾虑地经常给患者讲解练
功方法，其他省市的气功大夫拜访他，他都毫无保留地教会别人。

东城区开展先进工作者 ××（字迹模糊不可辨）以来，胡老大夫表
现更为积极，赶忙写决心订计划。胡老大夫年纪虽大，仍不断学习政治叶
（业）务，晚上还抽时间教徒弟练气功、扎针，为了教得更好，叫徒弟在
他的身上扎针，亲身体验徒弟的操作手法，对年青的医务人员遇到医疗上

的疑难问题，总是有问必答，毫无保留。

1959 年下半年，领导上决定出版《气功》书，他便邀请了作气功的患者和徒弟商量如何整理，在 1959 年 12 月出版了《气功》一书，受到广大读者欢迎，他又准备继续整理与丰富气功学的内容，× 在第一季度内再版，现又整理《无极针灸》，也计划在第一季度出版。

胡老大夫对于领导上交给他的任务没有不积极去完成，他曾向组织提出要求参加共产党，因此这次在东城区召开的医务界先进工作者代表会被评为针灸门诊部的代表。

评选单位意见：事迹属实同意盖章　北京市针灸门诊部党支书王止原
审查单位意见：同意盖章　×××××东城区委员会文化卫生部
填发日期：1960.2.15

简历：

1904.2 ～ 1912.2 山西榆次本村私塾

1912.2 ～ 1914.8 在太谷长生堂学针灸

1914.8 ～ 1920.1 在榆次本村中权药店行医及学外科在耶稣医院

1920.1 ～ 1921.12 山西省立医学传习所

1921.12 ～ 1924.12 在榆次北大街开业

1924.12 ～ 1928.1 山西民军干部教训所及太原行医，平定中西医院分诊所长及太原行医，阳泉第一兵站医院

1928.1 ～ 1934.10 任军医长两个月

1934.10 ～ 1935.3 山西丰镇绥远传授针灸

1935.3 ～ 1937.12 大同普济诊所、包头安惠医院及太原万安药房医院医师

1938.1 ～ 1948.12 太原桥头 28 号开业

1948.12 ～ 1956.5 北京安福胡同开业

1956.5 ～至今北京市针灸门诊部中医师

曾受过何种奖励：

1959 年第二季度被评为针灸门诊部红旗手发给奖状

1959 年 1 月被选为东城区医务界先进工作者发给奖状

（二）题名：1959 年市文教群英会东城、西城、崇文、宣武、教育、文化、卫生、体育系统先进集体、先进工作者代表团名册

档号：101-001-01037

1960 年 2 月

北京市 1959 年文教先进工作者名册 21 页

姓名：胡耀贞　男　64　群众

所在单位及职务：北京市针灸门诊部　针灸医师

（三）题名：北京市体委、工业卫生系统先进工作者名册

档号：135-001-00577

全宗号 135 目录号 1 卷号 577

1959 年

北京市 1959 年文教先进工作者名册第 9 页

东城区

胡耀贞　男　64　政治面目：群众

所在单位及职务：北京市针灸门诊部　中医师

（四）题名：本局关于三十五个局属单位科主任、中医科长、总务主任名单

北京市卫生局

全宗号 135 目录号 1 卷号 446

1957 年 3 月

第 17 页

北京市院职工名册一九五六年六月

胡跃（耀）贞　男　60　职务：中医

籍贯：山西榆次

备注：针灸门诊部

二、口述材料

我父亲家住山西省榆次县胡家湾村，弟兄 5 个，姐妹 3 个。我父亲小时候因看《三侠五义》小说着迷，就和两个志同道合的小伙伴一起离家出走，到山上找到一位有武艺的师父要拜师。这位师父说，真正的武学在民间，不在山上，婉拒了他们。下山后，其他二人被各自父母用棍棒教育了一番，心生怯意，歇下了学武之心。而我父亲的性子比较执拗，虽然也被家长教育了，但之后还是又偷跑去戏班子里跟人学武功学唱戏。后来又被家里抓回去，给他定了亲，想让他收收心安定下来。入洞房之前，他又找到了机会跳墙离家出走，一人走夜路走到天明，到了太谷县长生药店，说自己可以给店里打扫卫生干些粗活，求店主收留他。店主看他态度挺不错，就把他留在了店里。后来我父亲看药店大夫张殿文给病人扎针治病，产生了好奇心，就问能不能跟着学针灸。张殿文提出了三个条件，一是要入先天道，二是要做到坚持三年吃素，鸡蛋牛奶都不能吃，三是要打坐三年，之后才能传他无极针灸。我父亲毫不犹豫地答应了，之后就按照师父的要求吃素打坐，如愿得到了无极针灸的传承。因无极针灸是要以术者之气通过针体传导进患者穴位内，从而来调动患者的经气，所以我父亲出师后依旧打坐练功，并终生吃素。

我父亲很爱买医书，后来因为居住地来回变动需要搬家，就把很多医书放回了老家。我爷爷胡肇祥的医术就是跟我父亲学的，他通过在家看我父亲买的医书，后来也成为大夫。而我的三叔、五叔、八叔也都和我爷爷一样学会了医术，行医为生。我、我的妹妹和弟弟，包括我们各自的孩子现在都是医生，这都是受了我父亲的影响。1934 年 10 月，我刚出生，有人请我父亲去丰镇绥远行医，我父亲在那里把无极针灸传授给了 20 到 40人左右。但据我所知，我父亲的无极针灸的真正传人到现在也就是我和我妹妹两人。我小时候曾见过父亲给一个半身不遂的人针灸，就在百会穴上捻了几下针，脚就恢复正常形态了。还有一个病人是别人背着进来的，扎了合谷和三里，就会自己走着回去了。就这样我对针灸产生了兴趣，并在我父亲施针的时候暗自观察其手法和所扎穴位，在大学的时候，我们西医班同学的针灸就都是我教的。大学毕业后，西医学习中医的政策施行开来，而我的单位让我回去继承我父亲的医术，我这才真正开始系统学习无极针灸。我父亲后来在北京针灸门诊部的时候，有意要将《无极针灸精华》整理出版，但因他反复对内容进行修改，陆续有增减校正，所以没有如期出版。后于"文革"时期，我父亲的校正本手稿被抄走，不知所踪，这本书就没有出版成功。幸运的是，当时的原本放在了太原我家里，但因内容没有经过勘误修改，也就一直没有出版。

我父亲在 1949 年前因为学武学功先后拜了 17 位老师，如宋世荣、灵空禅师、了空大师、张钦霖、玉龙和尚、立宏和尚、穆修易、袁秀臣、彭庭隽、戴文雄等人。其中我父亲跟随戴文雄（别名戴二闾）传人学习心意拳，听说戴家有从姬隆风处传下来的《守洞尘技》，但一直秘而不传。后来戴文雄死后，因其没有后代，这本书就落在了他家的用人穆子平（音译）处。此人抽大烟，而我父亲又想得到这本书，就一直供着他抽大烟，他没钱了就找我父亲要。当时我父亲因为拜了 17 位师父，逢年过节还要送 17袋白面给师父们，开销很大。有一次一个财主请我父亲给他看病，这个财主胀着肚子，有腹水，我父亲将他的病治好了，财主就给了他 1000 块现大洋，所以我爸爸之后才有钱供着穆子平抽大烟，后又掏了 50 块大洋给此人，最终如愿得到了《守洞尘技》这本书。

后来我父亲于 1942 年在太原建立了山西省国术馆，登报以武会友，声名远播。大约是于 1944 年的时候，有个日本人冈田来找我父亲比武，生死不论，我父亲应战了。于是他二人在国术馆门前比剑术，当时很多人围观。他们比试了起码一个小时，后来日本人实力不济把剑掉在了地上，当场认输，要磕头拜师。我父亲说这是中国的国粹，不传外国人，冈田悻悻而去。到了 1945 年日本投降后，冈田要回国了，就找了个机会请我父亲吃饭，当时我也在。这个日本人敬我父亲酒，恰巧我不小心把上菜的盘子打翻了，我父亲因为从来不喝酒，就趁机把酒倒在了地上的一堆肉骨头上。随后有只小狗过来吃了肉骨头，没一会儿就开始来回打滚，原来是日本人学艺不成，怀恨在心，在酒里下了毒，因此我当时对日本人很没有好感。

我父亲后来之所以在日本名气大，应该是源于有个叫京村乔的日本人对他的推崇。京村乔从小就跟着父亲来到中国，他身体不好，周总理就将陈撄宁介绍给他看病，京村乔因此对道教以及中国文化有了较深的了解，也学习了气功，成为中国通。后来在一定的机缘下，我把我父亲给我的《修道全指》给了我妹妹，我妹妹给了王沪生，京村乔又从王沪生那里得到了这本书，并翻译成日文。后来他回到日本关西就成立了"胡耀贞学习研究会"，会员有二百多人，我父亲的名声就这样在日本传开了。冯志强曾多次去日本传播交流太极武术，回来之后就对我说，日本人称陈发科为"圣拳"、胡耀贞为"神拳"。

我父亲于 1947 年到了北京，听说王芗斋带着众多徒弟在太庙练形意拳（大成拳），就想看看他们练得怎么样，就加入了他们的晨练队伍。之后大家一起组织成立了拳学研究会，一个月交 3 块钱会费。两个月后，王芗斋的徒弟洪连顺察觉到我父亲的功夫水平很高，就怀疑我父亲是来偷师的，就来和他比试推手。结果洪连顺败北，当时观看的几人都佩服我父亲的武艺，要向他拜师，其中就有王芗斋的弟子秦重三。我父亲说你们有些人年龄比我都大，我就当是代我老师收你们为徒吧，就按师兄弟关系对待他们。这几人之后每天上午 7 点到景山公园，跟随我父亲学站桩和形意拳。

秦重三于1959年4月出版的《气功疗法与保健》里就包含了我父亲给他讲的功法，如书中第四章《练习气功的几种呼吸方法》中，后三种方法息调、喉头呼吸、内呼吸都是我父亲教他的。秦重三在出版前询问我父亲，看是不是要把他的名字加进去。我父亲说我既然给了你，这就是你的了。后来他在编写《气功》的时候，因为这一部分给了秦重三，就没在书里写这部分内容。

我父亲来到北京后，因和很多人比武获胜，收了众多徒弟，如李经梧、冯志强、孙继臣等人，也结识了武术界的很多名人，如陈发科、王芗斋等人。陈发科以教拳为生，生活条件较差，而我父亲因为精通医术，经济条件较好。我父亲和徒弟们为了陈发科的生活着想，在1953年成立了首都武术社，这样陈发科可以增加些收入。由陈发科担任正社长，我父亲担任副社长，但是我父亲不管理具体的事务，由下面的弟子李经梧、冯志强等管理。虽然首都武术社最开始成立的主要原因是考虑到现实的经济问题，但是也确实对武术界的发展起到了很大的推动作用，在北京来说，首都武术社是中华人民共和国成立后成立的第一家武术社。

李经梧刚拜我父亲为师的时候还叫李经武，我父亲传给他《太极精华》的内容，还教过他针灸。后来张天戈帮助李经梧整理出版的《太极内功》中就有很多内容是我父亲教给他的。李经梧、冯志强都是在我父亲进北京市针灸门诊部前收的徒弟，他们后来都各自树立了自己的门派，成为一代武术名家，但他们没有学到我父亲去门诊部之后创新发展出的静动气功。

到了1956年，当时的中医政策提出要"招贤"，选择民间有真才实学的人纳入国家机关系统工作。当时任北京市针灸门诊部主任的梁志贞看到我父亲练功，就问我父亲要不要进门诊部工作。我父亲当时还在犹豫，我当时是个团员，就劝他进去工作，后来我母亲也支持他进门诊部，最后我父亲和母亲就一起进入了针灸门诊部工作。我父亲凭着《无极针灸精华》和他会练功领到一个月156块钱的工资，算是当时高干级别的待遇。他还有其他津贴，算下来有三百多块钱。我母亲领79块钱工资，我当时大学毕业参加工作领 55 块钱，当时的 55 块钱就可以养五六个人了，所以我们家当时的经济是很宽裕的。共产党对我们这么好，生活得很富裕，我和妹妹也都念了大学，比旧社会好太多，所以我父亲也因此后顾无忧，一心扑到工作上去。工作了四年多就是东城区的人民代表了，还连任两届。我父亲能获得先进工作者、红旗手、群英会代表等表彰和奖励，受周总理接见，就是因为他遵循了"不花钱少花钱，一根针一根草"的思想去治疗人民的疾病，这种全心全意为人民服务的精神就是我父亲的核心精神。当时我父亲还去国子监买过很多书来充实自己的思想和医术，我记得当时他买回一套《吕祖全书》，到家后一直看到凌晨 4 点还不知疲倦。他经常看书看到忘记吃饭，废寝忘食地进行学习。

最初我父亲进入北京市针灸门诊部时，因门诊部地方不够大，就一边在门诊部搞针灸中医治疗，一边在附近的骑河楼进行气功医疗临床观察。骑河楼病房里的气功医疗临床观察是一个循序渐进的过程，最初先收治患比较简单病的人，比如神经官能症、神经衰弱、失眠等，经观察疗效很好，就开始接纳溃疡病患者，后来又接诊肝病、心脏病等困难疾病患者。后来我父亲和门诊部主任高扬有了摩擦，在门诊部分出中医科和气功科以后，气功科就不能再开中药了，只能练功外加配合针灸进行治疗，有些患者却获得了意想不到的效果。

大约是 1957 年夏天，梁志贞和我父亲去北戴河玩水，这时候正值北戴河气功疗养院的病人练功出偏了，刘贵珍就联系到我父亲，想请我父亲去纠偏。梁志贞说胡耀贞是国家干部，要想让他去北戴河纠偏，必须通过正式手续递交文件请示，我从北京市卫生局接到文件后，胡耀贞才可以去纠偏。按规矩走了程序后，我父亲才去了北戴河气功疗养院纠偏。他们为何会出偏？就是因为体内产生了一点气之后就使劲往上提，想补脑，结果就头晕头痛，身体难受。后来在我父亲那里纠偏好了之后，大家一同给我父亲送了个匾，上写："童颜鹤发人，气功造诣深。真诚传经验，造福于人民。"当时北京西苑医院和北戴河气功疗养院都想让我父亲过去工作，而我父亲因为喜欢在北京的大华电影院看电影，就没有过去，仍然留在北京市针灸门诊部，推荐了赵光等人过去工作。当时很多领导干部都在北戴河气功疗养院练气功，他们得知我父亲在北京工作，就不再去北戴河，在晚上6点下班之后去针灸门诊部找我父亲学练气功。我父亲最开始参加工作的时候治疗病人不是以气功为主，后来是这些领导干部来他这里练气功，才引发了之后国家让他带徒搞气功医疗研究的事情。正是在国家的重视和支持下，他才有了这个机会和条件从实践当中钻研出了一套治疗疾病的动静相兼的气功方法，这是从很多病人的自身实践当中总结来的。因此，我父亲创新发展的静动气功是靠传承、看书学习和国家给的实践机会三方面综合而成的，是通过国家、人民、老师和他自身的努力创造出来的。

1959年，国家任命我父亲担任北京市气功考试的主考官，这个考试类似于职业医师考试，不管资历有多老，都要走这一个程序，考试通过才能用气功去开业，王芗斋也需要来参加这个考试。我父亲为主考官，说明国家对我父亲是很器重的。后来国防科工委主任张震寰在中国气功科学研究会成立大会上还提到我父亲，说胡耀贞在医疗气功方面做出了重大贡献。

1959年10月，我父亲作为特邀代表参加北戴河气功经验交流大会，他的学生李经梧、赵光、焦国瑞也参加了这次会议。在会上，有一个献宝环节，让各位参会者贡献自己传承的有保健养生作用的气功功法，尤其是秘传功法。我父亲刚开始没有主动站出来贡献，主办方就邀请我父亲的学生们起来发言献宝，我父亲被将军，最后没办法了，就到台上进行发言讲解。不发言则已，一说就说了几天，把自己传承的气功功法精华都说出去了。会后我父亲怕在场有人把东西抢先发表出去，就在大会领导的关照和北京市针灸门诊部的协助下，抓紧时间在12月把发言内容整理为《气功》一书出版了。当时还有一批参会人员会后也出版了气功书籍，但有些人还是存了私心，将有些涉及核心的内容删减或修改之后才公开出版。我父亲就原原本本地把他在会上讲的气功精华内容写进书里，并没有作假，他向来都是以诚待人的。

我父亲自从在北京市针灸门诊部工作后，因成为国家公职人员，之后一概没有私收徒弟。但没收徒弟不代表不教徒弟，他对自己传承的技艺没有保密。比如曾任天津市纪检委书记的王觉民是真正学到了我爸爸的东西，还有北戴河气功疗养院的张天戈等人，都获得了我父亲传承下来的气功精髓。我父亲在 1960 年受卫生部委任正式接收了四个徒弟来传承自己的气功和针灸技艺。当时卫生部的意见是，关于收徒人选，胡耀贞可以选择，单位也可以推荐。四个徒弟中，董树华、王哲英就是因单位领导关系被推荐成为胡耀贞徒弟，其中董树华是梁志贞的妻子，王哲英是高扬的干妹妹。焦国瑞、王政纲则是胡耀贞选择的，王政纲一直在北京市针灸门诊部工作，我父亲一直都在指导他练功。王政纲的哥哥是后来成为世界针联主席的王雪苔，焦国瑞和王雪苔同是中华人民共和国成立后中国针灸事业领头人朱链的学生，焦国瑞因此通过王政纲认识了我父亲。焦国瑞以前身体不好，他虽然是在中国针灸研究所工作，但其老师朱链所教的新针灸疗法是刺激疗法，不适合他的病症。后来他来我父亲这里用气功治疗，身上的诸多病症才逐渐痊愈。据我观察，他的溃疡没有再复发过，要是从西医的角度讲，他那种溃疡程度是要变癌症的。焦国瑞后来突然离世是因为摔了一跤碰到了头部，脑出血死的，不是因为别的疾病。焦国瑞 1960 年脱产在我父亲这里学习练功了一年，后来返回原单位，还带了 8 个研究生。20 世纪 80年代焦国瑞提出了"诱发功"，实际还是从我父亲那里传承的自发功，只不过当时为了和赵金香的"自发功"划分界限，才改称作"诱发功"。

我父亲一直兢兢业业致力于发展我国气功医疗事业，后来因有人诬陷我父亲，当时人家要我母亲和我父亲划清界限，我母亲说，我跟了他四十年，没见他干过一件坏事，就一同和我父亲被遣返老家，只带了被子、衣服和一个月的工资，其他东西都被没收了。当时我们姐妹都还没有成家，但也没有受牵连，仍在山西太原工作。我父亲遣返老家后，也没有受苦，老家人都清楚他是无辜的，没有为难他。因我父亲会看病，所以屋里也不缺东西。

1970 年，当时我的孩子刚出生 4 个月，我跟随丈夫前往山西北部浑源县农村下乡。后来大同市缺教员，1972 年我们就从浑源来到了大同，并将我父亲从老家接回了大同照顾，次年，他在大同病逝。

关于我父亲的宗教信仰问题，我可以肯定地说，我父亲没有宗教信仰。他拜了很多宗教界的师父也只是为了在他们那里学武学功。我父亲早期因为练功出偏确实住进道观里，跟随一位道长纠偏，后来就有人称他为"胡老道"。但他从不参加任何宗教活动，也不关注鬼神一类的超自然的东西，与宗教界接触主要是为了学功，只注重练功的实效，他是一个很求实的人。

虽然他不信仰道教，但他对《道德经》《悟真篇》《周易参同契》《性命圭旨》等一切与道家思想相关的东西都感兴趣，此外，他对儒家、佛家思想都很了解，但他远离宗教。在我眼中，我的父亲一直忙于工作，从没有去寺庙宫观里烧香拜佛，我们家里连个神龛都没有。他在这方面对我们子女的影响也很深远，我的好多朋友都有宗教信仰，我都对他们说，你磕头不如练功。我爸爸曾跟我说："道就在眼前，何必远烧香。"我后来搞气功研究也都不提神鬼这方面的内容。

至于我父亲胡耀贞出生年份的问题，我是在网上看到有人说胡耀贞94 岁，才产生了疑惑。后来见到我师叔王延年的时候专门问他这件事情，他回忆说，最开始我父亲拜张钦霖为师的时候，张钦霖不收他就是因为我父亲比张钦霖大 9 岁。至于后来出生年份变成了 1897 年，是因为后来没有写实际年龄。2016 年创立胡耀贞研究分会，要写我父亲诞辰年份的时候，是按照《国故如何入新世》的第二种说法写的诞辰年龄。但后来我和大家商量，还是按 1897 年出生算，因为年龄不决定人的学术水平，不是年龄越大越有学问，关键在于内里的东西。

参考文献

档案：

1.《1959年市文教群英会东城区卫生系统先进工作者事迹登记表(二)》(1960年2月)，档号101-001-01019，北京市档案馆.

2.《1959年市文教群英会东城、西城、崇文、宣武区教育、文化、卫生、体育系统先进集体、先进工作者代表团名册》(1960年2月)，档号101-001-01037，北京市档案馆.

3.《本局关于三十五个局属单位科主任、中医科长、总务主任名单》(1957年3月)，档号135-001-00446，北京市档案馆.

4.《北京市体委、工业卫生系统先进工作者名册》(1959年)，档号135-001-00577，北京市档案馆.

5.《卫生部及我局关于当前中医工作若干问题的意见及市人委关于撤销东城区第二中医门诊部的批示》(1963年9月11日)，档号135-001-01405，北京市档案馆.

6.《市人委、办公厅关于对各单位机构编制的决议、指示、意见、批复、通知等有关文件》(1956年7月28日)，档号123-001-00559，北京市档案馆.

口述资料：

胡丽娟口述

出版书籍：

1.胡耀贞述，北京市针灸门诊部整理.气功[M].北京：人民卫生出版社，1959.12.

2.胡耀贞等编著.五禽戏[M].北京：人民体育出版社，1963.09.

3.胡耀贞编著.保健气功[M].北京：人民体育出版社，1962.08.

4.胡耀贞著.气功健身法[M].香港太平书局出版，1967.11.

5.胡耀贞述,北京市针灸门诊部整理.气功及保健功 [M].北京:人民卫生出版社,1959.04.

6.胡耀贞,焦国瑞等编著.五禽戏中国古代医圣华佗创编的健身法 [M].北京:人民体育出版社,1990.

7.胡耀贞等著.中国古代医圣华佗五禽戏 [M].北京:人民体育出版社,1990.

8.山西省榆次市志编纂委员会编.榆次市志 [M].北京:中华书局,1996.03.

9.余功保编著.中国太极拳辞典 [M].北京:人民体育出版社,2006.01.

10.冯志强传授,王凤鸣编著.太极推手技击传真 [M].北京:人民体育出版社,2005.06.

11.阎海,马凤阁编.中国传统健身术 [M].北京:人民体育出版社,1990.09.

12.陶秉福,杨卫和编.气功疗法集锦3[M].北京:人民卫生出版社,1982.06.

13.董刚昭主编.中国功法百家 [M].广州:广东高等教育出版社,1988.10.

14.李春生主编.中国功夫辞典 [M].郑州:中州古籍出版社,1987.09.

15.王凤鸣.太极内丹功 [M].北京:人民体育出版社,2016.01.

16.王凤鸣编著.道家太极棒尺内功 [M].北京:人民体育出版社,2011.10.

17.钱超尘,温长路编.华佗研究集成 [M].北京:中医古籍出版社,2007.08.

18.河北省中医研究院编.中医学术参考资料第3辑 [M].河北省中医研究院,1959.11.

19.文渊主编.三晋名医传心录:针灸按摩 [M].北京:中国中医药出版社,1993.11.

20.北京市中医学会第一届年会论文摘要汇编 [M].1964.03.

21.张广德编著.导引养生功全书·养生卷5[M].济南:山东文艺出版社,1991.05.

22.胡金兆著.见闻北京七十年琐记[M].北京:学苑出版社,2007.06.

23.李经梧著.李经梧太极真功全集套装3本[M].北京:当代中国出版社, 2013.01.

24.北京混元太极武术文化发展中心编.师恩[M].北京:人民体育出版 社,2013.

25.余功保著.中国太极拳大百科[M].北京:人民体育出版社,2011.12.

26.关永年著.太极内功简法揭秘[M].北京:人民体育出版社,2015.09.

期刊:

1.关永年.缅怀恩师胡耀贞先生[J].搏击,2014,(第5期).

2.葛娴.胡耀贞的医疗保健气功[J].中国气功科学,1996,(第11期).

3.胡耀贞.华佗五禽术(上)[J].中医杂志,1960,(第6期).

4.胡耀贞.华佗五禽术(下)[J].中医杂志,1960,(第7期).

5.胡耀贞,董树华.气功治疗阳痿症初步经验介绍[J].中医杂志,1962, (第10期).

6.魏慧.新中国成立以来内源性医学理论的发展历程[J].首都食品与 医药,2017,(第15期).

7.茹凯,夏冰.第20届智慧生态城市国际学术研讨大会智慧中医论坛养 生运动专题总结[J].办公自动化,2016,(第6期).

8.朱昆槐.太极拳功与内丹漫谈(一):梅墨生在台湾的演讲[J].武当, 2016,(第3期).

9.梅墨生.内家·内气·内劲·内功·内丹散论[J].武当,2015,(第11期).

10.道云龙.冻式心意混元太极拳修炼成功之奥秘[J].中华武术,2013, (第4期).

11.文治禄.混元太极拳之内动[J].武当,2013,(第2期).

12.道云龙《陈式心意混元太极拳》修炼成功之奥秘[J].武魂,2013,(第 3期).

13.梅墨生.太极先贤轶事(上)[J].武当,2011,(第5期).

14.梅墨生.太极先贤轶事(下)[J].武当,2011,(第6期).

15.于锁琴,吕世明.混元太极拳的体用功能[J].精武,2009,(第10期).

16.张修睦.恩师领我入大道[J].精武,2004,(第8期).

17.封面人物简介[J].武当,2007,(第4期).

18.太极传人冯志强[J].现代养生,1998,(第4期).

19.赵光.祝愿气功科学事业腾飞:一个练功六十年的人对气功事业的心声[J].中国气功科学,1994,(第3期).

20.薛初龙.自发动功功法试析[J].按摩与导引,1991,(第5期).

21.冯志强,张禹飞.陈式心意混元太极拳[J].中华武术,1996,(第2期).

22.向书奎.胡耀贞"生成数"功法简介[J].气功,1987,(第2~12期).

23.关永年.胡耀贞老师领我入武道[J].武魂,2003,(第12期).

24.李春成.陈发科的劲,胡耀贞的气:冯志强功夫探源[J].精武,1998,(第3期).

25.刘慧娟.中共的中医政策在新中国的贯彻:以北京市为例[J].北京党史,2007,(第1期).

报纸:

1.张超中.找回中医药本色:重读胡耀贞[N].中国中医药报,2018.12.3(3).

2.俞灵.老子道学文化研究会胡耀贞分会在京成立[N].中国民族报,2016.03.22(5).

3.老子道学文化研究会胡耀贞分会成立[N].中国中医药报,2016.03.16(2).

4.首届胡耀贞学术思想研讨会举行[N].中国中医药报,2018.10.22(2).

胡耀贞年谱①

胡丽娟　曾传辉　整理

胡耀贞，1887 年阴历二月初四出生于山西榆次沛霖乡胡家湾。自幼酷爱武术。

按： 胡耀贞出生年份说法不一。他在公开场合都是按 1897 年出生年份示人，如先进工作者事迹登记表中的个人简历就是按 1897 年出生填写的。但其实际出生年份与此有出入，比较可靠的说法是：据其亲友、弟子回忆，因其结婚时年纪已超过 40 岁，怕女方家人反对，将自己年龄少说了 10 岁；另据武术名家王继武 1984 年口述，他与胡耀贞都是山西榆次人，彼此交往密切，他比胡小 5 岁。王为光绪十八年（1892 年）生人，故胡耀贞实际出生年份应为 1887 年。两种说法相印证，故本年谱采用此说法。

1894 年，7 岁，入私塾。

1901 年，外逃上山，中止学业。

1902 年，15 岁，学晋剧武生。

1903 年，16 岁（虚岁 17），因逃婚孤身离家出走，至太谷长生堂当学徒。拜第十代神针张治平为师，学习成王古佛留传下来的针灸，遵从张治平、贾文华之要求，入先天道，吃斋静坐三年后，得传无极针灸。通过这种训练，养成坚韧与务实的性格，奠定了一生学医学武学佛学道的基础。

1904 年，肄业于上海中西药专门学校。卒业后，入无锡"中国针灸研究学社"。

1914 年，在山西榆次耶稣教会医院跟马约翰学习西医外科。

---

① 该稿于 2023 年 10 月由作者修订而成。

1919 年，居住在五台山，拜灵空禅师（虚无上人）为师，学习华佗五禽戏、象形拳、点穴秘诀。此间薛颠也从师灵空禅师学习。

1920～1922 年，在山西川至医学传习所学习。

1925 年，在山西太谷拜形意拳第五代名师宋世荣为师，学三体式、五行拳、十二形，得传《内功四经》。在宋师生命最后时刻陪伴送终。

1928 年，与刘百龄一起在北京车辇胡同拜龙门派第十代传人了空为师，得法号一侠，学习道家内丹功。

1930 年，与张俊英结婚，二人曾在天津国医学校学习。后另娶从妻张顺义。育有 2 女 1 子，长女胡丽娟、次女胡月仙、子胡羡彭。

1932 年，拜杨氏太极拳张钦霖为师，学习杨氏太极拳，得太极拳之真传。1951 年从张师处得《太极精华》传本。

1934 年春，在并州受业于针灸专家吕应韶。秋，到绥远一带传授针灸、编写《无极针灸精华》。

1935～1937 年，先后在山西大同鼓楼附近开普济诊所，包头安惠医院医师，太原万安药堂坐诊。

1937 年，拜山西太原崇善寺玉龙和尚（别号常九十）、力宏和尚（别号常八十）为师，学习禅家练功方法。同年，举家至祁县，拜心意拳名家范铁僧为师。

1938～1946 年，在山西太原桥头街 28 号开门诊。

1940 年代，曾拜八卦拳师穆修易学习八卦拳和心意拳，得传八卦掌拳谱。同年，与从妻张顺义结婚。拜河北成安县东堡人袁秀臣为师，学习子路太极，学习庄子吐纳法。

1942 年，拜彭庭隽为师，从彭师（形意拳第七代传人王福元之徒）学习太极内丹功和心意拳精华密旨，得《六合心意拳谱》《太极内功丹书》。并从彭师（即霍成广，号霍老道弟子）得传陈抟老祖的先天太极尺心法。

1943 年，得祁县戴文雄又名二闾家藏《守洞尘技》秘本。二闾临终前将秘本交给弟子车子平（又名车钥）。胡耀贞从师戴家门下，拜车子方为师。1943年，胡耀贞以五十大洋将《守洞尘技》（上下册）从车子平处收入手中。

1939～1945年，任山西省国术馆馆长。在《山西晚报》刊登广告"以武会友"。与心意拳七代王继武（王福元弟子）交往密切。张宝扬是王继武的大弟子。胡耀贞曾在太原收过20多个徒弟，如郭万龙、李景忠、谷乃登（大力士）、郭履祥（以三体式功夫见长）、梁全忠等。

1944年，与日本武士冈田比武胜之。

1946年，到北京开馆行医。以精深的医武佛道造诣、以武会友，与京城名师结缘，与陈发科、王芗斋、王少兰（中医儿科名家）、吴图南等人交往，很快成名。收徒36人，著名者有李经梧、孙继臣、冯志强、王修（心理学教授）、徐庭秀、冯士英、赵光、刘重庆、查宏传、赵玉青（参与筹建西苑医院）等。代彭庭隽老师收徒有王少兰、王少堂、茹素欧、秦重山、罗亚桥、黄敬如。

1947年，张俊英随夫来京。经王继武介绍，在六部口安福胡同赁屋居住。张在北京通过中医师考试，挂牌行医。

1953年，在北京，成立首都武术社，陈发科为社长，胡耀贞为副社长。

1956年，先后为北京市针灸门诊部（后来改为东城区中医门诊部，设在崇善寺内，在今协和医院后面）业务副主任、气功科主任。于1956年9月开始在门诊部内部不对外开展了气功疗法治疗，1958年，北京市针灸门诊部成为北京第一家正式对外开展医疗气功业务的单位。

1957年，受北京市卫生局委托到北戴河指导气功治疗纠偏工作，与刘贵珍成为好友。是年冬，北京干部多人夜晚到门诊部学气功。

1958年，成立北京第一家气功科，担任气功科主任，以气功疗法为民众治疗疾病。门诊量每天50～80人。

1959年，作为特邀代表参加北戴河气功经验交流大会，作长篇发言，后整理成《气功》小册子出版，印数8000册。

1960年，在《中医杂志》第6、7期上发表《华佗五禽术》，先后被评为北京市东城区先进工作者、红旗手，全国群英会代表，参加国宴，并受到周总理接见。在卫生部部长李德全关怀下，为了传承发扬气功事业，北京门诊部接收 4 名徒弟，即焦国瑞、董树华、王政纲、王哲英，并正式拜胡耀贞为师。气功科成为北京中医学院气功实习基地。

1962 年 6 月和 8 月，先后于人民卫生出版社出版《气功及保健功》和《保健气功》，其中《气功及保健功》四次印刷印数达 99500 册。

1963 年，担任北京市气功职业资格考试主考官。

1961 ~ 1964 年，连任两届东城区人民代表。他破除旧习惯，不私自收徒，把知识和技能无私奉献给国家，热爱党热爱人民。王觉民、黄敬如（太极拳协会会长）、张天戈、葛娴、王修、关永年等人向其学习功法。

1966 年，"文革"开始，胡耀贞受到打击报复，蒙诬受害。"文革"期间，其妻张俊英身为针灸主治医，遭受牵连，一道被三次遣送农村。其多年收藏的书籍、抄本、书稿被抄。在此境遇下仍告诫子女，努力学习，报效国家。老家村社组织同情其夫妻蒙冤，且见胡年事已高，同意其子女将其接去照顾养老。晚年随长女胡丽娟在太原、大同居住安养，并将平生专长尽授其长女。

1973 年 9 月 30 日中午 12 点在大同家中无疾而终，享年 86 岁。

1977 年平反。

第四编

导　言

第四编精选了胡耀贞的主要传承弟子（胡丽娟、王觉民、张天戈、葛娴等人）与胡耀贞学术继承人胡丽娟及其一些学生（张超中、曾传辉、翟金录、杨力虹、龚杰、杨志才等人）的十几篇文章。

这些文章分别从胡耀贞的生平事迹、个人跟从胡耀贞或胡丽娟学练静动自然功的经历、静动自然功调理疾病的奇特效果、胡耀贞静动自然功的学术思想，以及每人在静动自然功练习方面的经验等进行了阐述或讲述。通过这些文章，从不同角度进一步介绍了胡耀贞及其静动自然功在人们祛病、健康、长寿方面的贡献。

目　录

真东西来之不易，
我们应在继承中发扬光大

胡丽娟

编者按：2016 年 3 月 12 日，老子道学文化研究会胡耀贞分会成立大会在北京召开，大会推选胡丽娟为分会会长，这是她做的工作报告。

感恩各位领导与在座的兄弟姐妹对胡耀贞学会成立的支持与厚爱！今天很高兴在这里成立一个大家庭，为我们的国家，为我们的工人、农民及其他广大群众做贡献。中华民族的祖先有极为丰富的文化遗产，但很多同胞暂时没有发现这些遗产的巨大价值，因此我们希望通过这个分会，通过学习研究胡耀贞的学术，大家利己利人，把我们祖国的好东西奉献给中国的每一个人。我们工作的主要目的就是服务好大家的健康，把真正好的东西留传下来，造福人类。

借此机会我主要讲讲我父亲胡耀贞的生平、研究内家拳术、从事中医事业与本会未来工作安排两项内容。

一、胡耀贞学医武道及我的情况

我父亲胡耀贞（1887 ～ 1973），山西榆次人，龙门派第十一代传人，道号一侠。中医学徒出身，自幼习医，练拳修道，拜心意拳、太极拳、八卦拳和道家、禅宗等 17 位名师。结业于山西省医学传习所、天津国医学院。以武会友，博览古今医道书籍，但不泥古，重实践，得真知。

我父亲一切成就均来之不易，希望大家能够珍惜。他说："我练功学拳曾经走过许多弯路，经过了一个曲折的认识过程，才开始找到一些练功的规律，特别是静和动的规律。根据这种规律，又结合拳的内功，综合发明了一套'静动相兼'的气功。"心意内功独树一帜，人称"铁掌胡"，无极针灸堪称一绝，人称妙手神医。他集医、拳、佛、道、儒之大成，是20世纪50年代有名的中医家、针灸家、气功家、武术家。他于1942年在山西太原"山西省太原国术馆"任馆长；1953年开办首都武术社；1956年进入北京针灸门诊部，开设第一个气功科，首创自动自控自然拳。学生遍及国内外，日本气功界称他为"现代气功之父""神拳"。著有《气功》《气功和保健功》《保健气功》《华佗五禽戏》等。1973年去世，享年86岁。

我父亲在16岁时受武侠小说影响，前后三次离家出走，到太谷长生堂拜贾文华、张治平为师，学习成王古佛留传下来的针灸心法。后拜于心意拳名家宋世荣（李洛能弟子）门下，当时宋老师已经很老了，我父亲成为他年龄最小的弟子。宋世荣年老时，身边有两个弟子，老师说他想喝点好酒，有钱的徒弟就走了。我父亲觉得老师辛苦教自己多年，想喝点好酒也没有。他当时身上没有钱，于是将自己的棉衣典当后买了二两好酒，恭恭敬敬地端到老师面前。老师喝了酒之后有了精神，说："我告诉你，艺术虽真窍不真，费尽功夫妄劳神。丹田养住长命宝，万两黄金不与人。丹田在脐下一寸三分。拿住丹田练内功，知者不可妄传人。"老师仙逝后，我父亲天天拿丹田站三体式，练心意拳，功夫长进，精力充沛。老师临终前离开的那位师兄，相隔一年后和我父亲再次比试，结果比不上我的父亲，二人以前比试时功夫是差不多的。有钱的徒弟追问："老师临终前告诉您什么绝招啦？您要告诉我。"日子久了以后，我父亲将老师的话告诉他，即丹田在脐下一寸三分。他给师兄说的时候是站着说的，而宋老师是躺着说的，实际丹田在脐内一寸三分，这两个一寸三分并不是一个位置。

我父亲在探索自主自动的自然拳时，走了不少弯路。那时还没有我，我父亲向太原崇善寺"常八十"立宏和尚和南十方院"常九十"玉龙和尚学佛家功法，佛家静坐不让动，我父亲静坐却腿动，老师父取一个大长枕头放在他腿上。后来仍然动，枕头不管事，立宏和尚将大石头放在我父亲盘坐的腿上。他学道家静坐，亦是不可以动。如果动了，老师就说动是入魔走火了，便不敢再动。练佛家静功，守上丹田练性功，感觉头晕头痛；以后练道家的静功，守下丹田（会阴）练命功，全身发热难熬，吃冰抗热，还是不起作用，然后将牙全部拔掉，之后又发生遗精，这时他住道观纠偏，一个月后症状消失。1923 年便到五台山拜在灵空禅师门下。灵空禅师享年120 岁，足迹遍布中国 30 个省，研习儒释道三家精华，特别是象形拳和华佗五禽戏。那时薛颠因为比武败给别人，也在五台山师从灵空禅师学武艺（可能 1922 年我父亲就和薛颠相识）。我父亲跟随灵空禅师学到了真功夫，准备下山，灵空禅师嘱咐了我父亲，并将一本《华佗五禽经》赠予他。我父亲说他从内心感恩灵空禅师，在反复阅读《华佗五禽经》后受到很大启发。我父亲认为练功应该从肚脐内一寸三分入手。了空禅师所传功法也是从脐内一寸三分练起，心意拳宋世荣告诉胡耀贞的也是脐内一寸三分。

了空禅师，道号清净，北京人，自幼在北京天桥西仁寿寺出家，清嘉庆四年（1799 年）从柳华阳得传龙门派丹诀，是近世卓有成就的内丹巨擘。1939 年，胡耀贞和刘百龄一起拜在了空禅师门下，学习性命双修的七字练法。找到这个静动的自然规律后，我父亲在此基础上进一步练习武术，进步很快，不再走那么多弯路，进一步发现了自然拳与其他拳法相结合的规律。

我父亲讲心意拳是从山西戴家传下来的，实非戴家。戴龙邦有二子，长子戴大间，次子叫戴二间。戴龙邦开十家店，善交际，好习武，店客多为武侠镖客。一次巧遇姬隆风访收弟子，便拜在姬的门下，所以心意拳是戴家从姬隆风那儿学来的。李洛能跟戴二间学了一半，最后是戴大间传授的，所以李洛能下传的形意拳多有修改。我父亲是从李洛能的徒弟宋世荣那里学的形意拳，后又到戴家后代那里学习，最主要的是从戴二间的徒弟车子方那儿学来的。该人有戴家拳谱授予胡耀贞，该形意拳谱原名《守洞尘技》。

我父亲后来有"三省全无敌"之称，曾去学各家武艺。他听说南京武术徒手比赛第一名是张钦霖，而张钦霖到太原经商，我父亲欲拜张钦霖门下被拒绝。张钦霖坦言："你比我大，我不收你；你学形意拳，我是太极拳，我不收你。"后再三请求，我父亲才被收入张师门下，学练了杨家三段拳。他每天业余时间和赵文忠、王延年、李云龙推手。那时我父亲听说杨露禅腾空端盘将菜放到餐桌上，虽然他年轻时也学过轻功，能飞檐走壁，但是不能腾空送盘。他一直在思考杨露禅是如何创出套路来的，后来发现其源头和丹田有关。我父亲一心想通过张钦霖将杨家的全部功夫学到手，但张钦霖老师也是择人而授。张钦霖师爷有道家的老师，也接受了由杨露禅传承的密法，但张师爷先传给了王延年与苏起赓。我父亲以后一直学习杨氏太极拳，1949 年后虽然名满天下，还在追随张钦霖师父学习，最后也得到了张钦霖老师真诀与传承秘本《太极精华》。其拳谱系由杨露禅传杨健侯、杨澄甫再传张钦霖，再传我父亲。张钦霖共有七个徒弟有建树，我父亲是其中之一。

我还在童年时，记得我父亲已经是山西省太原国术馆馆长，他喜欢练剑，曾击败日本的冈田。关于剑，我父亲也留下资料，是无念流，未敢外传。现在我练功，心想白鹤亮翅，心发出信号，动作是一只手向上至头顶翻掌推举（有如八段锦的调理脾胃需单举），一只手向下至胯。关键在于丹田是枢纽，是全身各个细胞的网络中心，这个中心在发信号，产生的气场能量流沿经络肢体运动。为什么张三丰将十三势叫作长拳，长拳的含义是什么？这个拳是在天人合一的境界随心产生的相，天地变，人的内在变，练功亦在变，天地运行，人内在气亦在运行。这就是天人合一状态下太极拳的高境界——致中和，动作协调，调整五脏阴阳，并探索其源头。

1942 年，王继武师爷找到我父亲，问："耀贞，你为什么不学咱们的心意拳？"我父亲回答说没有老师教。后经王继武介绍，拜在彭庭隽师爷门下，每到周六到北营跟彭庭隽学习心意六合拳，特别是炼精化气，炼气化神，炼神还虚。特别值得提起的是他学习了彭庭隽的师傅霍成广（霍老道）留传下来的先天太极尺柔术。我也见到父亲经常与穆修易来往研究董海川的八卦掌。怎样才能获得真正的武功？什么是心？什么是意？每个人角度不同，体会不同。太极拳开始是无极、太极。心动，中心转动，一阴一阳得环中之妙（静为阴，动为阳）。阴阳相合谓之道，这就是让我们能懂得它的高明。我父亲说："我国有五千多年悠久的文化历史，伏羲画先天八卦，文王作后天八卦；河图为先天八卦之数，洛书为后天八卦之数；老子提出道生一，一生二，二生三，三生万物。人法地，地法天，天法道，道法自然。无极而太极，无极为零，太极为一。庄子以不动为太极，动而为阴阳。太极以示大环，中分黑白相抱，与现代世界天文学中'旋涡星云'有类似之处。《观经悟会法》写：'太极者，非纯功于《易经》不能得。以《易经》一书，必朝夕悟在心内，会在身中，超以象外，得其寰中，人所不知而己能独知之妙，若非得师一点心法之传，如何能致我手之舞足之蹈，乐在其中矣！'"我父亲说："古来一点心法妙不传，获传无招无式练不完。得师一点心法，手舞足蹈，病除体康！"

道心唯微，人心唯危。1953年胡耀贞和陈发科在北京成立了首都武术社，分别为正副社长。新中国成立初期，有一个长寿老人叫赵中道，他在关永年老师家中住了三年，主修太极尺。我父亲说："这个东西是先天气功的方法，其实你在开始时还得用后天的方法，基本的东西学会以后，慢慢进入。"前面是一个动，最后就是一个静。赵中道年过百岁，采用古老的养生术、导引柔功治病，其实效为现代医药所不及，赵中道说："太极柔术法特奇，凝神诚意莫心疑。"希望大家继续探索人类长寿的秘密。

1956年，北京市针灸门诊部主任梁志贞对这种自发动功非常感兴趣。要我父亲胡耀贞教病人练功，起先在骑河楼教病人，效果很好！那时在北戴河气功疗养院的干部看书练功发生偏差，经卫生部、北京市卫生局批准，同意请胡耀贞和梁志贞去北戴河纠偏。谁知这一纠偏，很多老干部说：我们都有工作，既然北京有人教，我们何必在北戴河练功。他们回到北京跟我父亲胡耀贞学功，很多人受益。

新中国成立后第一本气功书《气功》是我父亲所著，1959 年由人民卫生出版社出版。1959 年"全国气功经验交流大会"在北戴河举行，在隆重礼遇与劝说下，我父亲不得已出山，在大会上做了长时间发言。因会上人很多，很多做了笔记，我父亲担心他人抢先发表所讲内容，于是在 1959 年 12 月出版此书。后来受到卫生部李德全部长与北京市卫生局的支持，由政府提供补贴，让父亲带徒弟，共带 4 人，以后他再也没有收徒弟。这本书已经公开，但是有的看不懂，我可以给大家讲解。

1960 年卫生部长李德全讲："胡耀贞可以选徒弟或单位推荐徒弟，一共 4 个人，可以落户在京工作。"自此在北京市针灸门诊部成立了第一家气功科，每天门诊人次 80 人左右。气功科有两间大房子，还有一个大院子可以利用。我父亲亲自教学，有徒弟做助手。对有的病人则用无极针灸配合治疗。

我 1960 年山西医学院毕业留校任教。1961 年院党委高勃书记和赵苏书记让我到北京市针灸门诊部学习，要求我把我父亲胡耀贞的学术继承下来，并加以整理提高。我在北京每天上午跟我父亲学习怎样教每个患者练功，观察患者练功的现象，听取患者功后的体会和感觉。下午学习无极针灸和芒针，我父亲手把手教我如何下针，按天地人如何补泻。晚上看医道古书，我对这种不花钱打针吃药，靠每天练功就可以解决中药西药解决不了的疑难病症的方法发生了兴趣。

我父亲讲解的笔记由闫海师兄帮助整理成《保健气功》，于 1962 年由人民体育出版社出版。我父亲在书中讲解了医疗气功的基本方法。初练功时需要采用调息法，即有意识地使气贯入丹田，以后逐渐由有意识变为无意识，达到意守丹田，使气能贯入丹田。这时气息粗细缓急不由自主，完全听其自然（息调法）。丹田气发动之后，不仅气息完全听其自然，肢体之运动、眼口之开闭也完全听其自然。这是完全自动自控的自然的方法。此时丹田之气逐渐散布全身后重返丹田。如果加意念行气到头部，未返回丹田，意离开丹田，气就在中途停滞，可能会患头痛等病。以后需再练功使丹田气发动，散布全身，重返丹田，才能使气血流通，痛苦解除。

我们所练的功夫共分三个阶段：练功第一个阶段能祛病强身，初步功夫的目的是气血流遍全身，精神充足；练功第二阶段练上中下丹田，兼练太极拳、心意拳，进一步保持健康，延年益寿。我们首先练中丹田，后练上、中、下丹田。上丹田练手，中丹田练身，下丹田练脚，练功第三个阶段达延年益寿。

我们练的是南北功。人在 16 岁的时候阴阳平衡，以后由于漏精，阳气则减，人到死时纯阴无阳。关键要学会采精化气，也就是道家说的抽坎添离。如果对自主自控自然拳能掌握，练得好，可以不用别的方法，自然打通大小周天。练好上中下丹田，三关九窍全打通后，产生真阳，真阳产生之先兆是眼前出现白光，真阳到时阳举，此时可以还精补脑。

1963 年我回到太原，领导了解了我继承的情况，让我在山西第三附属医院内科进行气功治病试验。医院特意腾出 68 张床位，配备张淑媛主治大夫，加一位住院大夫和我共三个人，收治高血压病、溃疡病、神经衰弱、慢性咳喘、过敏性结肠炎、冠心病、肾盂肾炎、早期肝硬化等病人。经过三个月的练功观察，百分之百有效。有的疗效非常令人满意，达到治愈的占 30%。

1964 年山西省西医"离职研究中医班"全部 18 位教师调入山西省中医研究所，我随班调入该所，和李国章、杨凯被编入西医研究中医班的养生教研组。我和周潜川承担西医学习中医班的气功教学工作，各讲 24 小时。我相继学完中医各科，随从中医老大夫许玉山、高学圣、张子琳、韩玉辉等学习临床，并在西医主治医师王玉良和许建中的指导下，在内科病房进行中西医结合临床教学研究。

1970 年 7 月我离开中医研究所，随爱人龚正华干部下放插队到浑源。1972 年调入大同医专内科任教，业余时间到医院工作。1978 年到 1980 年先后在协和医院师从呼吸组朱贵卿导师和北京中医学院的老师研习中医《黄帝内经》《伤寒论》《金匮要略》等各家学说。后到北京阜外医院、西苑医院师从许建中大夫学习共三年。之后回大同医专继续讲内科。

1984年我受大同市老龄委委托筹建大同市气功医疗中心和慢性病医院，任院长。1987年我被评为中西医结合副主任医师。

1991年我53岁提前退休。随后到意大利、巴西讲学。在巴西圣保罗随师叔刘百龄进一步学习太极拳功法。1994年在北京太极修炼大会任静功导师，1996年到中国人体科学院工作。1998年到2009年在罗马教学十年之久。回国本想传承这一个好的健身方法，但没有机会，虚度岁月至今。

以上是我父亲和我学习、修炼、传播和服务社会的大体过程，艰难而丰富。我们知道，学习不仅是为了自己，更是为了我们国家。健康是人类永恒的追求，它关系着千家万户的幸福，也关系着国家和民族的未来。这是我学医的初衷，也是父亲对我的谆谆教诲。人人健康，生命至上。

我父亲与赵中道关系很好，两人一见如故，好似亲人一般，互相切磋学习，但是赵中道其他什么也没练，就练了太极尺，也活了119岁。太极尺源自陈抟老祖。太极静功来源于老子的道。静为道，动为拳，道即拳，拳即道。从历史上看，华佗第一个提出了五禽戏，是我国民族体育的先驱。时不我待，我现在年事已高，正因这一功法，使曾经久病缠身的我依然健在。我一生从事医疗教学研究工作，在对待一些疑难杂症的时候，我用自然拳取得了疗效。今天，我感到一种紧迫感，想要把这一点经验传给下一代。我们在这里可以互相交流、研究、提高，向新的道学、新的方向努力，我们或许能为此做出点滴贡献。

二、今后工作的打算

我们是在老子道学文化研究会的领导之下，按照老子道学文化研究会的宗旨和业务范围并在其授权的范围内开展活动、发展会员的。不立山头，不拉门派，不搞江湖，不考虑什么大师宗师。在社会上与我父亲有关系的人，或者认识我的人，均可相互交流学习，互称老师。不要有门派之见，不自吹自擂。我们要求在总会的指导和监督之下，走正道，不搞歪门邪道。

我们的宗旨是开展胡耀贞国学、医学思想研究，以及胡耀贞医术、武术、健身、养生等功法的整理、传播推广，致力于传统文化研究与传承，拓展推进国民健康教育。如果第一年不见成效，总会可以罢免我。但如果众人齐努力且还支持我，我们还能尝试第二年、第三年，如果还不见效，就彻底宣告结束了。当然这些工作只是大家开始的起点，后边还有很多老师，比如胡孚琛老师、王沪生老师，他们都有很多很好的蓝图。在这个基础上，我们再往上走。这样，我们的任务才算是完成了。

第一年，我们练好肚脐的功夫。20 世纪 60 年代，我和葛娴大姐相识，那时我还是一个大学毕业生。葛娴大姐身患多种疾病，因呕血不能服药，经过我父亲的亲自传功和无极针灸的治疗，她今年 89 岁，过去多病，现在很健康。大家知道肚脐这个地方是关键，今年大会的组织者给大家发的资料中有她的一篇文章是讲脐呼吸的。今年普及功法以太极尺九字诀为主，同时推广站桩功（自由站桩、无极站桩、抱太极、三体式站桩等）、简易动功、自然拳、道家八段锦和六字诀等。

第二年，我们以保健功为资料，讲授太极十三式和心意拳方面的内容，做到自然拳与拳术结合，推广子路太极拳。我们讲命门的两窍，这两窍打开后，才能打出真正的太极拳，跟现在的太极有很大不同。当时张天戈的老师杨世华教他灵子术（即本能动功、自发动），张天戈大动不止，后来虽然可以收住不动，但发生了气上冲头部的情况。胡耀贞指按内关解决了他头部胀痛问题，同时指导张天戈说："天戈，你在自发动的基础上往拳的方面发展。"现在社会上很多人打空架子套路，父亲评价说："那是空架子，没意义。"也就是听他说了"没用"，在座的关永年先生，他家传有关氏太极，他是祖传太极拳，他要跟我父亲学拳，最初只能做我父亲推手的喂手，最后承认原来的东西"没用"，他体会到了老师的东西是真功夫，因此他不自称"关氏太极"了。

我们谈论太极拳，怎样才是真正的太极拳？还是要有一个套路，对于刚学的人，应该开始修炼，这是很重要的。活动与不动还是不同的，我们并不否定用套路的方法。我们不树敌，不说我好你不好，大家都好，对于一些喜欢批驳的人，这是个人特点爱好。所以希望我们能够共同向祖宗感恩，他们留下的宝贵资源让我们去修炼、去探索。在这个基础上，逐渐懂得，这就叫作太极拳，不是浮皮潦草的太极。

到第三年，我们打算讲授五禽戏。华佗留下来的五禽戏也不是华佗自创的，而是在山上听别人谈话，以后接触山上老人，最后老人传授给他的。练五禽戏总的要求是以炼神养气为主体，以思想入静、消除杂念为根本，初步原地不动，模仿五禽特有形象、性格，而表达其动作。开始以意导气，用上、中、下三田呼吸来配合，使上丹田气充足，发动肢体运动，使五禽之象与运动融合起来，同时凭着肢体的感觉，再去练神练气，使意、气、体三者紧密结合，达成炼精化气、炼气化神、炼神还虚的目的。古人认为，练好五禽戏可以体会到虚而灵、灵而通、通而变、变而化、化而虚空、空而缥缈。这就是说，完全入静之后，大脑就会更加灵敏，意气在体内就更容易通行，而在意气的支配下，肢体就自发地运动变化。反过来，越变化，大脑就会越安静空虚，相对地肢体的动作就显得轻柔自然。这说明，练五禽戏不是单纯练拳术，动作必须与意气结合，才能使经络舒展，骨节松开，血脉通畅，防止疾病发生，强壮身体。关于练五禽戏的方法及原理以后分述。

在这次纪念会上，我很感恩大家对我父亲的怀念。请大家不要忘记胡耀贞前辈的教导："你们要全心全意为人民服务。"

胡耀贞太极拳与窍找窍

胡丽娟

　　我国有五千多年悠久的文化历史，伏羲画先天八卦，文王作后天八卦；河图为先天八卦之数，洛书为后天八卦之数；老子提出道生一，一生二，二生三，三生万物。人法地，地法天，天法道，道法自然。一为太极。黄帝作内经，以按摩导引而去病苦。

　　庄子演象，以熊经鸟伸，吐故纳新，以求难老；华佗因而推广，作五禽戏，为最早的体育健身运动。五禽戏也有内功。唐李道子传太极拳亦名先天拳，张三丰继承前人的功夫太极拳，名十三式，一名为长拳。武当张三丰为内家有内功，流传于民间。我的父亲师从张钦霖，学了杨家的太极拳，及左一峰之金丹派内丹修炼，此太极拳有内功，又名道功拳。他年轻时得形意拳宋世荣的真传，获得"三省全无敌"称号，以后入铁胳臂王福元之徒彭庭隽门下，获得"铁掌胡"之称，以后他又学了戴家的六合心意拳，又名"守洞尘技"。之后又拜范铁僧研讨心意拳，他认为心意拳是一盘道拳，拳则是道，道即是拳，拳道不分，才是真正的心意拳。到达高的境界是无手拳，清董海川精研各家拳术，融会贯通，创八卦掌。他和眼镜程之徒穆修易学习八卦连环掌多年，深有体会。他拜同善寺立宏和尚、玉龙和尚学习坐禅，从上丹田先练性功，出现头晕、血压高，放弃坐禅。曾到五台山拜灵空禅师门下，学习象形拳及华佗五禽戏，深受启发。胡耀贞正式拜师 17 位，博览古今，读古而不泥古，取精华去糟粕，刻苦练功验证，特别是老师让找别人去验证。他自己也因练功不当，受过不少苦痛，走过不少弯路，最后进入国家医疗单位，有机会把拳功应用于临床治疗与保健，寻找出动与静的客观规律，先天与后天相合、自然拳向拳功的太极拳发展，才是真正的祖先留传下来的太极拳，静动相兼的练法是符合人体的自然规律的运动。拳家讲究练精气神，医家养生讲究保精气神，如何增多自身的元气，对人身元气的感受，有热流在沿着经络运行。人具有生物电，有生物场能量。这些认知与体验，使我深感兴趣。

心意拳、太极拳、八卦拳三拳本是一家。从哲学的观点看，拳医道舞武同源，甚至唱歌和书法都讲运用丹田之气，其哲理是太极阴阳之理。什么是太极，太极本无极，其理为易。简易，变，不变。根据老子的道生一，一生二，二生三，人法地，地法天，天法道，道法自然，学习老子的智慧，清静无为而无不为。在修身养性探究自然的方法的规律中，胡耀贞提出的自发动功与鹤翔庄、梁士丰自发五禽戏不同，是自动的也是可控的内气流动，自然随经络穴位从高的自主电位向低的流动。练自然动的开始，庄子"以不动为太极，动而为阴阳"，太极以示大环，中分黑白相抱，与现代世界天文学中"旋涡星云"有类似之处。《观经悟会法》写道："太极者，非纯功于《易经》不能得。以《易经》一书，必朝夕悟道于内心，会在身中，超以象外，得其寰中，人所不知而已能独知之妙，若非得师一点心法之传，如何能致我手之舞足之蹈，乐在其中矣。"胡耀贞说："古来一点心法妙不传，获传无招无势，练不完。得师一点心法，手足舞之，病除体康。""太极者，圆也。无论内外上下左右，不离此圆。太极者，方也。无论上下左右，不离此方。圆之出入，方之进退。随方就圆之往来，方为开展，圆为紧凑。方圆规矩之至。外之身体，内之神气。"我希望你们多观察身边的自然现象，比如你看到一棵树，或者一萌发的幼芽，就会发现太阳吐气，地吸收阳气，土受热，种子会发芽，树根细小部分通过毛细作用才可以吸收水分，经光合作用，开花结果。由于早晚气温不同，白天花开，晚上花合。有合有开，中有枢。树枝叶又随风飘扬舞动。我们人在天地之中，天地气在我身上，融合在一起，又如何将天地万物的宇宙自然能量给予我，这就要靠自己生命的动力阴阳源精、阳气、通天气。《黄帝内经》述说人有精气神，命门在目。《难经》云：左肾右命门。我们人类有模仿能力、想象能力、创新能力，依照明白的老师指导，首先要有信心、耐心、恒心、决心。按照胡耀贞讲的方法依次循序渐进，神入旡穴，顺其自然，由简而繁，由易而难，由低到高，培补元气，畅通经络，提高应急能力和适应环境的能力，在有意和无意之中练功夫，这个方法称为胡耀贞自动自控自然拳。

20 世纪 50 年代，胡耀贞第一个提出了自发动（自动自控的自然拳），是符合道法自然、符合太极之理的。通过习练，朝夕体悟，用心法了解自身，了解自身经络和气的运行，达到祛除疾病的作用。在这一基础上研习王宗岳之太极拳谱，并通过口传心授掌握拳诀、用窍找窍的方法，进一步体现太极拳谱的内涵。如此练法，可以不走弯路，练出真正的太极拳。所以，目前我国很多太极拳爱好者的练习只是模仿太极拳套，练的是空架子，是太极体操。20 世纪 50 年代，胡耀贞对太极拳进行了新的指导，有了新突破，从而使太极拳进入了新的时代。实际上胡耀贞自动自控的自然拳，是元神元气的杰作，即先定心，后收神，神入气穴。如果按套路练功，"气"为后天之气。气为人体能量流，系人体生物化学能，气功学称为后天之"气"，主要是以卫气为主的丹田混元气。后天之"气"分布于经脉之外，循行于皮肤之中、肌肉之间，熏于肓膜，散于胸腹，在内温养五脏六腑，在外护卫肌表、抵御外邪，并直接供形体运动及思维活动消耗之用。

胡耀贞自然拳讲练丹田窍，丹田即太极窍，其中心的祖气是先天固有之气，行于奇经八脉，又和十二经脉相沟通，丹田之气通十二经行至手足十二腧穴，身体阴阳脉升降取得通天气得宇宙之能。生命动力阴阳源精、阳精、通天气，由丹田气推动身躯和四肢活动，起到调节脏腑阴阳平衡，疏通经络，内外导引推动肢体的运动。是后天返先天，练的是真一之气，练的是先天气，先天气走奇经八脉。

根据动静的原理，动而生阴阳，静而生刚柔。气功修炼也服从量变、质变、再量变、再质变……规律。后天之气的持续锻炼，日久功深，识神渐静……至"静极生动"。以空而不空的虚式潜存于体内的人体"内的光电声磁"通过经络系统的整合，从无序到有序。"先天之气"发动起来，运于经脉之中，过三关，通九窍，"打通大小周天"，疏通阻塞的经脉，入脏腑，透骨髓，形成极强的"经络磁场"，从而导致练功人出现自然的脏腑调整平衡及自主自控、优美优雅、轻松柔软、协调优美的自然拳，自己心性、灵根怃创造的太极拳、心意拳、八卦掌，如果结合太极音乐，可以随音乐情节显示出优美的舞姿和灵性的肢体外动，为本性的体现！

2018.10.17

太极与子路太极

胡丽娟

子路太极传说是孔子的弟子之一子路传下来的。子路是"孔门十哲"之一，其人好勇尚武。孔子周游列国时，子路曾作为孔子的侍卫。传说子路传拳于杨清天，杨清天又传高士基，以后陆续传承，一直传到河北成安县道东堡人袁秀臣，袁秀臣传承给了胡耀贞。子路太极属于太极门的无为派功法，其特点是静中有动、动中有静、动静自如，完全以内气来发动肢体运动，这和一般太极拳不同。它着重于内功修炼，并且提出一套独特的练功秘诀与行功心解。

子路太极练习首先要求从站桩的无极式开始，进入致虚极、人天合一的状态，体内气流沿经络运行，出现最适合自己的太极动作，无为而无不为。因受外环境的日月星辰运行的影响，因此个人练功表现不一。每个人在不同时间里，练出的优雅柔和的动作也不相同，因而启动元神助其识神，调整五脏六腑营养平衡，锻炼肌肉骨骼筋皮的有序运动。胡耀贞创编的静动自然功很大程度上受子路太极的启发。该稿由胡丽娟撰写提供。

我们大家研习了筑基功（治疗功）、抱太极、无极站桩、三体式站桩、心意站桩、贯气法、丹田功，通过练功调理脏腑的阴阳平衡，排除体内垃圾，获得宇能，元气满满，祛病健身，也就使正气充足，邪气排除。每日坚持练功，正气存内，邪不可干。不治已病，治未病。

太极十三势与子路太极，主要为了保持身体健康，练习站桩和丹田功，待病痊愈后，体力基本恢复，然后再练保健功（包括太极、心意、八卦、五禽戏），以达到强身健体、预防疾病的目的。

应当说明，练这步功，不论病愈后为了增强体质，或专为保健养生，都必须先练好治疗功中的筑基功，特别是掌握了意守丹田法以后，才能进行。

治疗功具有静中有动、动中有静的特点，它出自胡耀贞于1959年12月出版的《气功》一书，其中提出自发动（自动自控的）。保健功的外动，是在前步气功（内功）基础上，事先学会符合本气功特点的一定的动作姿势，而后运用本气功，以心行气、以意气运身（指中丹田），中丹田气行十二正经和奇经八脉，将既定姿势表现出来，如掤劲、捋劲等。因此，保健功较治疗功更深了一步。

保健功的主要内容包括：太极、华佗五禽术、六合心意拳内功三种功法。这三种功法各有其特点，其中以太极为主。可单练太极，选练另外两种或三种全练也可。

太 极

胡耀贞说："太极，是大家非常熟悉的一种拳术。"目前练太极拳的学者，公认太极拳创始于宋代末年的张三丰，是由练静功发展而来的。"静者为道，动者为拳"，说明太极就是动静相兼的功法。以后经过历代不断发展、变化，在姿势方面，有老架、新架、大架、中架、小架等区别，故而有陈派（以河南温县陈家沟陈长兴为代表）、杨派（以杨班侯为代表）、武派（以武禹襄为代表）等不同派别。但是对太极的原本练法，有些人未得真传，以致练拳的只练拳套，练内功的只练内功，二者分开，失去了太极的真义。

本文只介绍太极中有关主要练法的要诀，以及另一种太极——子路太极的演练方法，至于太极的姿势，可根据所熟悉的某一派太极选练，这里不一一做介绍。重要的是，无论练哪一种太极，都必须先练一个时期站桩功中的无极式以后，根据本节所介绍练法要诀的一些练功方法演练。

练太极除了既定姿势之外，最重要的是演练方法，全部太极练法要诀很多，现只谈其中主要的七个方面。掌握了这七个方面，就能练好太极。

一、十三势

胡耀贞留下文字："凡练太极的人，都知道太极有十三总势的十三个字，其实是十三种方法，不是十三种姿势。"这十三个字是：掤、捋、挤、按、采、挒、肘、靠、进、退、顾、盼、定。前八个字是八种手法，后五个字是五种步法。这十三种手法、步法，贯穿在全部太极的姿势动作中。手法中采用掤、捋、挤、按较多，步法中用进、退、定较多，至于采、挒、肘、靠和顾、盼则多用于推手方面。

另外，这十三个字又运用于八卦、五行，前八个字是八卦，又叫八门，即四正和四隅：坎、离、震、兑为北、南、东、西四正方，乾、坤、艮、巽为西北、西南、东北、东南四隅。

后五个字是五行，即金、木、水、火、土。这八卦和五行分布在人体的各个部位，并各有窍，每一窍属人体的一个脏腑及经络，配合八门手法和五行步法的动作，分别以意引气，按窍运气，起到祛病保健的作用。

（一）八门手法

八门手法所属脏腑及经络、窍位表

八字	掤	捋	挤	按	采	挒	肘	靠
八卦	坎	离	震	兑	乾	坤	艮	巽
方向	北	南	东	西	西北	西南	东北	东南
窍位	会阴	祖窍	夹脊	膻中	性宫肺俞	丹田	肩井	玉枕
脏	肾	心	肝	肺	大肠	脾	胃	胆

1.掤：掤属坎，为正北方，属水，分布在人身的窍位是会阴，属肾经。

其姿势：手臂在身前由下向上，为掤手。练功时，以意引气，由下丹田起随手臂上行至上丹田。古人称为"抽坎补离"，可使心、肾二经之气相通，水火既济。

2.捋：捋属离，为正南方，属火，分布在人身的窍位是祖窍，属心经。其姿势：两手臂前伸而往回收，叫捋手。练功时，意守于祖窍而回吸，手自然而捋回身前。可调整心经所属之脏腑机能。

3.挤：挤属震，为正东方，属木，在人身的窍位是夹脊，属肝经。其姿势：一手臂（主要是右手）手心向里，手背朝外；另一手（左手）附于此手腕旁，由怀前向外推出，当推出时，前一手臂成半圆形，为挤手。练功时，意移夹脊，用意引气，向对方挤出，手自随之而挤出。可调整肝经所属之脏腑机能。

4.按：按属兑，为正西方，属金，分布在人身的窍位是膻中（两乳之间正中处），属肺经。其姿势：两手手心向下，由上向下按，或从前向下为按手。练功时，意移膻中，以意引气向下丹田沉降，手自随之而下按。以肺经之气补肾经之气，以金生水。

5.采：采属乾，为西北方，属金，分布在人身的窍位是性宫与肺俞两处，属大肠经。其姿势：以手回抓为采。练功时，意移性宫，以意引气，由性宫向肺俞吸，并直下涌泉，手自随之而抓，可调整大肠经而补肾经，以金生水。

6.挒：挒属坤，为西南方，属土，分布在人身的窍位是丹田，属脾。其姿势：如一手握住对方前臂上方，一手抓住对方前臂下方，由丹田气动以后而拧，为挒。练功时，意守丹田，以意引气，由丹田经两肋上达性宫。可补肺经之气，以土生金。

7.肘：肘属艮，为东北方向，属土，分布在人身的窍位是肩井，属胃经。其姿势：用肘向外靠射。练功时，先蓄劲，即意移上丹田，以意引气，由肩井向涌泉沉气，当肘要外射时，再以意引气由涌泉上升，经尾闾分由两肋上引经肩井、耳后高骨处到泥丸宫为止，遂即外射。可调整胃经机能并降心经之火。

8.靠：靠属巽，为东南方向，属木，分布在人身的窍位是玉枕，属胆经。其姿势：以自己身体之有关部位贴靠对方之身，使之不能得力，无论用胯、肘、背、胯、膝等部位均可靠之。练功时，以意引气，由涌泉上至尾闾经玉枕等小周天路线而转，其劲即由要向外靠之部位发出，可调整肝、胆经之机能。

（二）五行步法：五行步法也叫五步法

五行步法所属脏腑及经络、窍位表

五字	进	退	顾	盼	定
五行	水	火	金	木	土
窍位	会阴	祖窍	膻中	夹脊	中丹田

1.进：是以气催身向前迈步，其窍位在会阴、肾经，属水。当迈步时，意守会阴，以气催身前进。

2.退：退是向后退步，其窍位在祖窍，心经，属火。当退步时，意守祖窍，引气催身后退。

3.顾、盼：顾是左顾，盼是右盼。这里说的左顾右盼，不是用眼左右看，而是以意引气，分别着力于膻中或夹脊。在练功时，假设有人从左扑来，身即向左转，转身时，以意引气着力于膻中，催身而转动；反之，假设有人从右边扑来，即向右转，转身时以意引气着力于夹脊，催身而转动。

4.定：定是中定，就是站于一地不动（步不动，臂不一定不动，有时可能似暂时不动，其实仍有小动而不易看出）。其窍位在中丹田，脾经，属土。练功时，重点意守丹田，并配合手臂动作而运气。

二、气沉丹田

气沉丹田即意守丹田，具体方法详见前意守丹田法。

三、沉肩坠肘

沉肩是两个肩骨节要松开，不紧张，不耸起，自然下垂，所以也有叫垂肩的。坠肘是两肘骨节放松而下坠，所以也有叫沉肘的。

一般练太极的人，最容易犯耸肩、抬肘（或叫扬肘）的毛病，以武术来说，耸肩使气不能下沉丹田，身体重心不易稳固；抬肘也必影响耸肩，这很容易被对方所制约。因为耸肩、抬肘，可使腋至肋部以下完全暴露，容易被对方所制约，这是一大忌讳。以气功来说，要求气通全身，筋骨松开，如果耸肩、抬肘，就不能达到这种要求。一般遇有耸肩、抬肘的情况时，可以意想气经肩井、曲池并到劳宫穴，骨节即可松开，肩自下沉而肘自下坠。

四、虚灵顶劲

虚灵，是指在真正入静的情况下，大脑达到清静无物，身心极为舒畅、灵敏，便于气行全身而自发运动。顶劲，是头往上顶，尾闾即可中正，不使身体前俯后仰，或左右歪斜，好像头顶于天，而足踏于地，任何力量也不能动摇。

五、敛神聚气

神宜内敛，气要外聚。神宜内敛，就是在练功时，思想和眼的内视力要往回收敛，以意静守丹田，内视丹田，不使意散，不使视力射出去，否则胡思乱想，东瞧西看，气就不能聚，肢体也发动不起来。如古人说，"意散气散"，"神聚，则一气鼓铸，练气归神，气势腾挪，精神贯注，开合有致，虚实清楚"，说明神聚（或神敛）对练功的重要。

气要外聚的气，是指先天之气，在练功时，从丹田由外向内收敛（或聚），使之聚而不散，并以意贯通全身，将气敛入骨髓发动肢体运动。

总之，神敛、气聚二者相互关联，只有神聚气敛，以意运气，发动肢体运动，才能真正练好太极。

六、用意不用力

这是在真正入静的情况下，以意气发动肢体运动，思想越静，动作越易轻缓而有力。

七、牵动四两拨千斤

千斤是指外来的力量，四两是指内功所练的气，表示轻的意思。练内功有了功夫，以很少的气，就可以抗拒千斤之力，这是以丹田呼吸，练好先天之气，有了功夫，当用的时候只要用意发动，以气鼓荡丹田，其力气自来。对增长体力，起到更大的作用。

子路太极

子路太极是河北成安县道东堡人袁秀臣传承于胡耀贞，属道家太极门无为派功法。其特点是静中有动，动中有静，静动自如，完全以内气来发动肢体运动。这和一般太极有所不同。它着重于内功修炼，提出练功秘诀及行功心解、天干地支、八卦九宫。运气为有为，逐渐排除杂念，进入致虚静，人与天合一的状态。气流沿经络运行，出现的动作姿势最适合自己的太极运动，无为而无不为。因受外环境中天体日月星运行的改变影响到个体及个体差异，各人练功表现不一样，每个人在不同的时间里练出的优雅、美妙、柔和的动作亦不相同，得到的是启动元神助其识神，调整五脏六腑平衡阴阳，训练肌肉骨骼筋皮有序地运动，给我们带来快乐与健康。

兹介绍练功秘诀、行功心解和练功方法于下：

1.练功秘诀：沉肩、松肘、两手绵，意进心经入丹田，意进命门入气海，阴阳二气往上翻。

出手开合，左鼻吸，右鼻呼，左即肝，右即肺，左升右降转轮回。

2.行功心解：坎中满，离中虚，靠山势，气水空，十趾抓地，去浊留清。

怀抱无极生太极，太极生两仪，两仪生四象，四象生八卦，八卦分八门，八门分九宫。

上述练功秘诀和行功心解，虽然是两项，但在练功的过程中，是互相串联不能分开的。

3. 练功运气方法：开始先行站立（站桩），两脚与肩相对，两手绵绵下垂，站定后，两眼向祖窍视为一线，然后轻闭，口鼻呼吸和两耳以意封闭，同时将思想集中，移至祖窍，与闭眼后的内视线合一，同行下达丹田，以意想着它，以意看着它，以意听着它。

守定后，先以意引气达肩井，直下涌泉，肢体放松：沉肩、坠肘，两手绵绵而不用劲。如手仍有劲，即气仍未下，就再进行 1 次或数次，达到上述要求为止。然后即由丹田进行极为轻缓的呼吸，先吸后呼，这样进行 10 ～ 20 分钟，气将满时，即按下法进行运气。

以意引气提至上丹田，复返下经心口再入丹田，由丹田直通命门再奔气海，再至下丹田，静守一会儿。当阳气发动（发热鼓荡），即缩肛收尾闾，一直提上泥丸宫落于上丹田，再按原路进行运气 2 ～ 3 次，意气仍返中丹田。这种运气法叫"抽坎补离"（下丹田为坎，属水；上丹田为离，属火。即以坎中之满补离中之虚，以水补火之意）。

静守片刻后，以意引气移至下丹田，静守片刻，向上丹田而吸，其劲如蛇吸食，再降至中丹田，直抵左胯环跳穴，放至左脚心，由左涌泉抽吸至夹脊，同时左鼻吸气如同抽丝，上至左膀通至左手心，再回到上丹田，这叫"子进阳火"（下丹田为北，亦即子和坎）；从上丹田（午）到右膀，通至右手心，同时右鼻呼气，返胸前经膻中直通右胯环跳，然后下至右涌泉，这叫"午退阴符"（上丹田为南，为午为离）。这两种运气法，古人称为："坎离颠倒，抽坎补离，子进午退。"

上法运气毕，意气皆回丹田静守，只往回收气（敛气或聚气），不往外散气，如使气敛入骨髓，即所谓有了靠山之势，气满足即可自发地运动起来。一般的是先手动，这叫"出手"。动起来要运气和呼吸，就是开合。

此时丹田吸回，小肚、膀胱自不能充实而成空虚，这叫"气水空"，两脚十趾紧抓地面。运动起来以后，以意引气由左涌泉吸至上丹田，同时左鼻吸气，然后再由上丹田送至右涌泉，同时右鼻呼气。左吸是以肝经补心经（木生火），右呼是以肺经补肾经（金生水），阳气升，阴气降，进阳火，退阴符（指阴气），亦即去浊留清。当气到右涌泉后，复经下丹田返左涌泉，如上法左吸右降，反复进行。

子路太极传说是孔子的弟子之一子路传下来的。子路是"孔门十哲"之一，其人性情刚烈，好勇尚武。孔子周游列国时，子路曾作为孔子的侍卫。传说子路传拳于杨清天，杨清天又传高士基，以后陆续传承，一直传到河北成安县道东堡人袁秀臣，袁秀臣传承了胡耀贞。子路太极属于太极门的无为派功法，其特点是静中有动，动中有静，动静自如，完全以内气来发动肢体运动，这和一般太极拳不同。它着重于内功修炼，并且提出一套独特的练功秘诀与行功心解。

子路太极的练习首先要求从站桩的无极式开始，进入致虚极、人天合一的状态，体内气流沿经络运行，出现最适合自己的太极动作，无为而无不为。因受外环境中日月星辰运行的影响，因此个人练功表现不一。每个人在不同时间里，练出的优雅、柔和的动作也不相同，因而启动元神助其识神，调整五脏六腑营养平衡，锻炼肌肉骨骼筋皮的有序运动。胡耀贞创编的静动内功很大程度上受子路太极的启发。

我练静动气功的体验

王觉民

一、练功前后经历

1. 为治病学练气功

在硝烟弥漫、战火纷飞的抗日战争年代，我曾两次负伤。第一次是1942年春，左腿负伤；第二次是1943年冬，右腿连中五弹，右大腿骨折致残（二等甲级伤残）。当时处于敌强我弱的残酷环境。医药疗养条件都很困难，骨折未能接复，伤口曾化脓长蛆，久久不能愈合，因此，身体健康状况受到严重影响。先后患肺结核、肠胃病、咳血等多种疾患，经长期医药治疗无效。由于疾病的折磨，我经常失眠头痛，四肢无力，弱不禁风。到1955年病情加重，不能坚持工作。当时还是青壮之年就成了病残人，终日在疾病中呻吟挣扎痛苦熬煎。因此我心情苦闷，对身体康复失去了信心，只得无可奈何地虚度时光。就在走投无路之际，听说"气功"能治疗慢性疾患，当时虽对"气功"这个词非常陌生，不知"气功"是怎么回事，但总算看到了一线希望。在漫长的被疾病折磨的岁月里，我深深体会到没有健康的身体就没有愉快的心情，没有工作就没有幸福。为了摆脱长期疾患造成的痛苦，满怀着恢复健康后为革命事业艰苦奋斗的希望，我于1955年开始试练气功。

2. 练气功身体康复

刚学练气功，觉得很不习惯。在盘膝静坐时，自然地联想到和尚坐禅。

自己在暗暗思索："原来练气功就是当'和尚'，难道当'和尚'（盘膝静坐）真能治病？"但一想到多年来请医用药没能治好病的痛苦，就坚定了当"和尚"的信念，于是下决心苦练。逐渐由不习惯到习惯，由不自觉到自觉，由开始练功时的拘束难耐逐渐变为舒适轻松。经过一个多月的气功锻炼，十多年来的多种疾病有了好转，从而更增加了我练气功的信心和兴趣。练功时间逐渐增长，练功中的变化和进展也比较快。当练功两个多月的时候，小腹热感非常明显，一次静坐中忽然感到小腹热流冲动，自己以意领气想从丹田经会阴向尾闾循督脉而上通周天，结果事与愿违，热流不是循督脉而上，而是从整个背部直冲到头顶，并停留在背部和头上。顿时背似火烧，头部既热又晕又胀。此后不论白天夜晚和练功与否，背和头都像火烧一样，灼热难熬，而且这种现象一天比一天厉害。无论怎样用意导引，灼热之气不能消除。当时指导我练功的老师束手无策，于是走访了气功老前辈蒋维乔先生，蒋老先生也无良策可告。最后胡耀贞大夫晓之以法，如法练习后，不过数日，背、头灼热现象完全消失。胡耀贞老师亲传我静动气功以及练功中出现其他偏差时的纠正方法。从此练功由意念导引改为一切顺其自然，练功情况一直顺利发展。无论出现什么奇形异象的幻觉，一切听其自便。一次在静坐中突然发生动的现象，上身前俯后仰，头部摆动。以后每当练功不久肢体各个部位都先后不自主地动起来，这种动完全出于自发，是由于气感的支配而不是意念的导引。当时我根据静动自然的原则未加控制，不管出现何种姿势，动的缓慢还是激烈以及时间长短等，完全听其自然。结果每次动后都感到全身轻松舒适，精神旺盛，四肢有力。这样持续两三个月后，逐渐掌握了动的规律，即外动可以根据个人的意愿自行掌握。想练静功即思想沉静，安然不动；想练动功可随便站立，稍一思想宁静，顿时小腹震动，在气的催动下自然地产生各种不同姿势的动作。动静分练后，收效良好。练静功不久即能达到清静的境界，自觉全身空空了了，不知进入了何种境地。练动功后轻灵有力，身心舒畅。练功数月，十多年来疾患完全消失，健康状况胜如负伤以前。气功使我得以恢复青春，重返工作岗位。真是"山重水复疑无路，柳暗花明又一村"。

3. 遇风暴身遭厄运

重返工作岗位后，精力充沛，日夜勤恳工作。1960 年我任保定市委书记时，省、地、市委的一些领导同志向我学练气功，自己完全出于关怀领导同志身体健康的好心，认真地进行传授指导。1960 至 1963 年，气功专家周潜川几次到保定期间，我和他接触时曾交谈过有关气功问题。我万万没有想到，这些正常的有益活动反而成了挨整的罪状。

4. 经锻炼枯木逢春

1974 年后，我曾先后去北京石家庄等地医院治疗，因病情比较严重，疗效甚微。

我虽为练气功挨整多年，但根据切身实践，我从不认为气功是什么荒诞迷信，练气功是什么活命哲学。为了争取早日恢复健康，我又重新开始了气功锻炼。为了避免找麻烦，我改变了练功的方法，开始试验将动功的功夫用在跑步的锻炼上。因为动功可以由个人的意愿支配，跑步时以气流支配着两腿轻轻前进，好似飘飘欲飞，而且头清目明，全身舒适轻松，虽长跑也不疲劳。游泳时也结合动功，以增强耐力。经过几个月的锻炼，全身痼疾消除，又恢复了健康。

近几年的气功锻炼，我采取的是静功动功分练。动功主要是跑步、游泳时练功；静功主要放在晚上锻炼；也坚持随时随地的自由锻炼。我的跑步练功主要是慢跑（因右腿负伤骨折短 12 厘米），两脚穿着五六斤重的矫形皮鞋，每天跑步最长时达八十多华里，最少跑三十华里。一年四季坚持冷水浴，春夏秋冬季节在水库游泳，每次连续几个小时，没有疲困饥渴之感。

由于坚持静动气功的锻炼，我身体健壮，精力充沛。离休前没有请过病假，无论工作如何紧张，没有疲倦不适之感。实践证明，坚持气功锻炼对于机体体温调节、系统的改善十分有利，机体对外界气温变化的适应力明显加强，能适应环境，抗暑御寒能力显著增强。近几年来，我冬季只穿单衣，数九寒天破冰冬泳；不论刮风下雪，早晨跑步时穿着裤衩，赤背前进，只觉身体舒适，不知刺骨之寒。由于坚持锻炼，省却了跑医院、就医用药的麻烦。我现在虽已年逾花甲，但毫无衰老之感，不是青壮，胜似青壮，其源盖出于气功。

二、气功与健康

社会自然历史的发展变化是无穷无尽的，而人的生命则是有限的。生老病死是自然规律，不可抗拒。然而，人的生命应该活得更长些。据有关资料介绍，人的寿命应为 110 ～ 158 岁。无论古今中外都有长寿之人。关于长寿纪录，据说英国的弗姆卡恩活了 207 岁，中国的慧昭活了 290 岁。世界上至今健在的最高寿男子是巴基斯坦人伊拉尼，158 岁；最高寿的女子是泰国的娘颂，154 岁。据 1982 年全国第三次人口普查登记，百岁以上的老人有 3765 人，其中最高年龄为 130 岁。老年人知识渊博，经验丰富，如能健康地活一百几十岁，那对人类社会的发展将有非常重要的意义。

健康是长寿的基础。健康长寿取决于遗传、营养、环境、运动、情绪、卫生保健等多种因素。其中最重要的是心情舒畅、积极运动。所谓"生命在于运动""笑一笑十年少，愁一愁白了头"，实践证明都是有科学道理的。无论坚持何种运动，只要运用得当，对增进人体健康和预防衰老都是有益的。而气功锻炼与一般体育运动不同，它是身心兼练、静动结合的一种自我锻炼方法。它能提高肌肉抗病免疫能力，增强体内元气。提高人体素质，发挥人体机能潜力，对防病治病、益寿延年，有其独特的作用。

实践还证明，良好的精神状态是抗衰老的最重要的办法，不正常的精神状态往往是导致心脏病、高血压、癌症等疾病发生的直接因素。这是因为精神状态（即情绪）乃是一种心理活动，一切心理活动都是大脑神经生理活动的结果。大脑是中枢器官，它受到损害，就会指挥失调，影响体内各器官的正常活动。大量材料证明，如果一个人经常处于烦恼、悲伤、愤怒、过度兴奋等精神紧张、心理矛盾的状态，就容易造成气机紊乱和气血失调，中枢神经系统异常，免疫系统失去调节、控制，从而就降低了体内免疫能力。不正常的精神状态，对老人的威胁尤为严重。因为老年人各器官与系统组织萎缩退化、功能低下，内控制能力较差，因此，哪怕是微小的精神紧张和扰乱，都可能带来致命的损害。所以，一个人最要紧的是开朗乐观，对生活充满希望，沉着，善于摆脱烦恼、忧虑。气功锻炼，则是保持良好精神状态的最有效的方法，它能使大脑保持安静，通过平衡阴阳，调和气血，疏通经络，培育真气，调动人体的潜力，可使中枢神经介质发生变化，从而发挥脑细胞的自我调节作用；可以陶冶性情，改变急躁忧郁性格，使人保持心平气和的状态，从而增强对环境的适应能力，增加和发挥机体的防御能力和抵抗的方法。我自己是有深切体验的。

回忆胡耀贞公

张天戈

胡耀贞，山西省榆次县人。自幼学医习武，兼修佛、道内功心法。人称"单指震乾坤"，并称"铁掌胡"。日本武界称其为中国的"拳神"。曾从师道家传人彭庭隽、王福源，修炼道家内功及保健功法。从师山西祁县戴文俊习炼心意六合拳，并得《守洞尘技》拳谱。从师山西从善寺立宏和尚修佛家功法，并习练庄子的"吐纳法"及华佗的五禽术。

胡耀贞先生，数十年习武、行医从不间断，集释道儒武医之大成，他编写了《无极针灸》《五禽术气功》等著作。1956年主办了北京第一家气功院。1953年与陈式太极拳传人陈发科共同创办首都武术社，陈、胡两位先生任正、副社长，为中国武术事业的发展做出了卓著的贡献。

在半个世纪的学习、挖掘、研究、探索气功医疗、健身、养生的道路上，我遇到过很多气功大师和太极拳大师，他们中有的传授了一些秘传方法、技能和基本知识，为中国传统气功医疗、健身、养生事业的新发展，做出了一些可贵的贡献。在一些人看来，气功"行当"只不过是江湖术而已，不是科学，没有什么研究价值，是糟粕……我们知道，后一句话是不科学的，说这种话的人有两种：一个是不懂传统文化，随波逐流，人云亦云；一个是看风使舵说胡话，昧着良心说假话。有一种人更可气，在家里偷着练气功，出门就说气功是伪科学，是糟粕，世界之大无奇不有。北戴河有个"怪楼景点"，题词中有一句话很有意思："说怪不怪，不怪也怪。"

我们从 20 世纪 50 年代就被调入河北省北戴河干部疗养院的几十位老

医生、老同事们，50 年中，调走的调走了，去世的去世了，现在还有几位活着。2008 年春节前后，见面闲聊了一些气功医疗养生事业的创立、发展、现实处境，感慨万千。我们都在 70 岁以上年龄，最大的已经 84 岁，我的年龄最小，今年已经 73 周岁了。我们活着的几位老气功工作者，有共同要说的几句话，篇幅所限，我只能在这里说上几句我们几个人的心里话，告诉后来人："我们这一代已经为气功医疗、健身、养生事业付出了，亲自去挖掘、整理了，亲自去实践了，亲自去认真研究了，我们响应党的号召，学习董存瑞、黄继光、邱少云、雷锋、焦裕禄……全心全意地去努力工作了，同时也对气功医疗做出过总结了，并且也写出了几本书。为了中医气功医疗事业，我们也受过委屈、受过批判，但是，我们觉得心里很坦然，为了这个事业，没有什么遗憾，我们都是在中国共产党和人民政府的领导下奉命去做这项开拓性工作的，我们的一生贡献给了这个事业。"他们老几位没有学习电脑，也不会上网，这里代他们就说这几句吧！

按年代次序，再通过对人物、时代、事件、情景的回忆，做一些有趣叙述。我不是什么作家，写的都是流水账而已，很凌乱，大家评头品足。是否喜欢，不得而知。

50 年代气功大会的时代背景

提起胡耀贞老先生，自然又得回忆 20 世纪 50 年代的一些人物和那个时代背景。不过在这里需要说明一点，在我的网站上发表我的原创文章，粘贴我自己的回忆录，当然以我为第一人称，不可能以第二人称或第三人称去写、去回忆。如果那样就不是我的网站了，也不是我的故事了。这不是宣扬"我"，只不过我在某一个方面、某个事业或事件中是历史见证者或参与者。对于新中国成立后，特别是 50 年代的太极拳、气功以及相关武术的发展方面，本人知之不多，是个外行。由于工作关系，对医学气功、太极拳（养生健身部分）也算略知一二。有的门里人不一定十分清楚，简单介绍出来对研究某一阶段发展历史也许会有所帮助，或提供一个思路。

赵光调入河北省北戴河干部疗养院，再次招聘太极拳教师

1956 年，赵光先生因为懂医疗气功，经人介绍调入河北省北戴河干部疗养院，分配在气功教研室和我们几位年轻人一起工作，赵光也是胡耀贞的入室弟子。1957 年，因为杨世华拳师突然逝世，疗养院极缺太极拳教师，赵光不能教授太极拳。经过秦皇岛市、北戴河区当地领导多次研究、推荐和访贤，寻找合适的太极拳教师。

1959 年至 1961 年，河北省政府放权，由秦皇岛市政府代管河北省北戴河干部疗养院三年。因为秦皇岛市有了人事、财力等调动权力，所以 1959 年，大约 9 月或 10 月，经秦皇岛市卫生局局长李波同志审批，增加一个疗养院名称："河北省北戴河气功疗养院"，另一块原有牌子"河北省北戴河疗养院"不变，仍挂在门口左侧。也就是说河北省北戴河气功疗养院不是 1956 年建立的，而是 1959 年审批"增加一块牌子"。河北省北戴河干部疗养院是 1949 年建立的，该院曾易名三次。1949 年的名称是"河北省北戴河第一干部疗养院"，1956 年更名为"河北省北戴河干部疗养院"，1957 年又更名为"河北省北戴河疗养院"直到现在。因为中央征用西山原址后，原班人马于 1956 年从北戴河海滨西山迁移到海滨东山东经路 198 号。也就是说，不是 1956 年新建的气功疗养院，而是迁移。这是历史，有案可查。（有一些"气功大师"让人怀疑甚至让人瞧不起的因素之一，就是乱编功法，胡编个人所谓的"气功大师发家史"，再造一个假学历欺骗世人所致。）

李经梧调入北戴河

经过调研、筛选，最后李经梧先生被选中，从北京调入河北省北戴河疗养院体疗室工作，担任全院的疗养员、气功学员和工作人员的太极拳教练。李经梧先生也是胡耀贞的入室弟子，并且学过针灸，曾在疗养院开展针灸医疗十多年，他和气功教研室的赵光大夫是同门师兄弟。李经梧老师比赵光大夫晚三年调入河北省北戴河干部疗养院，而赵光大夫又因为历史

问题于 1960 年被调到秦皇岛市中医门诊部工作，一年之后，又调回北京的中国中医研究院西苑医院气功科工作。

据老一代人介绍，胡耀贞在新中国成立前的北京已经有入室弟子（徒弟）200 多名，也就是说在 20 世纪 50 年代，我们工作过的河北省北戴河气功疗养院里就曾有两位胡耀贞的入室弟子在此工作，另一名胡耀贞的弟子秦重三先生也多次到北戴河传授过站桩功，这是不寻常的，也是一种气功缘分。

胡耀贞能治疗练功出偏

胡耀贞先生为我纠治练灵子术引起的"气冲头"练功反应（症状）在《杨世华拳师传授我灵子术》一文中已经谈过了。我练灵子术大动不止，虽然纠正了，却留有头部发胀症状，可以正常工作、生活和学习，但每次练功后却留有头胀不舒服的感觉。我也曾服药，做过推拿、点穴、针灸，但头胀没有完全消除。此时，赵光大夫曾提到过胡耀贞的气功、拳术都很好，也介绍了他的师傅胡耀贞在北京"打天下的故事"。这个时期有的北京疗养员（新中国成立后曾参与整顿北京社会治安的高级干部）也谈论过胡耀贞的故事，我们已经有些印象了。因此，对胡耀贞有了一些好奇，当然也有怀疑。胡耀贞是不是真的那么神，没有见过面，无法判断。

1957 年 3 月，天遂人愿，机会到了。河北省北戴河疗养院组织决定，派我带户口、工资、粮票到北京学习两年外语。同时，可以在休息时间为北戴河疗养院做些临时分配给我的联络等工作。赵光的家和我的家都在北京，我们经常见面，1957 年秋季，赵光大夫约我到北京市针灸门诊部拜访胡耀贞先生。但是，没有谈论气功和太极拳的任何问题，就是拜访、参观，亲自看看胡耀贞是什么样子。因为在北京学习，半年多不能练太极拳和灵子术，我头胀减轻很多（当时的北京市针灸门诊部就在协和医院后门的帅府园 4 号）。

经过接触我发现，针灸所病人很多，胡耀贞先生的山西口音没有改变，身体健康、魁梧，眼睛不大，但很有神，医术很好，他的病人很多。但看到他有了将军肚，我怀疑岁数大了再有将军肚，打拳一定会很笨拙不利索，这是心里话。从针灸门诊部出来后，我对赵光大夫说出了我的怀疑，赵光说，胡耀贞的功夫绝对厉害，并介绍了胡耀贞在北京"打天下"的故事（其他人也做过介绍）。他说，新中国成立前，练武的人到北京闯江湖是很难的，一个要有真功夫，一个要有钱或有关系、找靠山。胡耀贞是山西人，过去都称山西人为"老西儿"，意思是会攒钱，不舍得花钱或叫抠门。胡耀贞是军人出身，到北京也没有关系，也不想花钱走关系，就是凭真功夫"打天下"，结果还在北京意外地站住了脚跟。也有人称胡耀贞为"北京八怪"之一，有些名气。

拜访后，胡耀贞先生送我们二人出门诊部后还介绍了他的住所，就在针灸门诊部不远处，有个小院子，可以天天练拳、练气功。

筹备 1959 年北戴河全国气功大会

1959 年，提前结束学习，我回到北戴河气功疗养院。由于这一年我和同事们一起创办了内部刊物《气功》杂志，其中，我发表了一个"气功会议消息"，引起国家领导人的重视。是否召开这样的会议，领导们谁也拿不定主意，卫生部一位副部长在听了汇报后说了一句话："人心所向，大势所趋，开就开吧！一定要开好！"卫生部决定给 3000 元人民币做会务费（当时这可是不小的数目）。其实，这是在传统气功养生发展几千年的历史长河中，开天辟地的第一次。但是，气功疗法已经开展并普及全国，甚至已经影响到国外。今后如何发展，下面要听听上面的指示和政策，上面也想听听下面的汇报情况。气功是否真的有效果，有什么困难和要求，气功今后如何开展下去，这就是 1959 年 10 月，在北戴河召开的全国气功工作经验座谈会和学术交流会的主要议题。

这次会议就像是全国群英聚会，大师们献宝，公布了一些（有的是挖掘、抢救）千年密传功夫，胡耀贞先生在这次大会上立了头功。其次，五台山返俗和尚王有维院长表演了佛家的打禅七功夫。秦重三先生（胡耀贞入室弟子）介绍站桩功"三圆式"。刘渡舟介绍了内养功呼吸法。朱之光贡献道家密传功法资料和房中术……在大会上，我听了胡耀贞先生谈气功，并说出了他练功出偏和救治过程，这是第一次听到，大家都感到很新鲜。几天来，听了胡耀贞的气功介绍和表演，我消除了对他的怀疑，他是真正的练功家，不是空架子，也不像某些人的"舌头功"练得不错，丹田却是空的。特别看到他的推手功夫和表演的五禽戏等拳术，让我开眼了，也打开了思路。

大会代表陆续报到，开会前一天，大会筹备组召开会务会，研究会议日程和发言次序。主持会议的是中共秦皇岛市委文教部部长王方同志，中共北戴河区委书记李越之同志也参与研究、指导，卫生部指派中国中医研究院《中医杂志》主任、编审胡纯之同志等代表参会，并且秘密选拔医疗气功人才（当时，中国中医研究院正在筹划成立气功研究所并决定创办《中医气功》杂志），北京中医学院的马院长代表北京市卫生局和学院参加大会。河北省卫生厅特派蒋干同志参加大会并作为观察员、联络员，秦皇岛市卫生局李局长等代表市卫生局参加大会……气功教研室是大会筹备组主要成员单位，我任大会秘书。经过领导研究决定，参加者除了全国各省、市、地区、部直属单位、军队等开展气功的单位，还邀请了几位著名的气功、太极拳名人。胡耀贞先生是被邀请的名人之一，请他来北戴河参加"气功工作经验交流会"并有特殊安排。还有秦重三（北京市中医院气功门诊部气功顾问、中华人民共和国成立前为北京古玩商、胡耀贞入室弟子）、山西太原的王有维（山西太原中心医院副院长、五台山寺庙还俗僧人，是一个领导人推荐来的）、刘渡舟（内养功创始人、刘贵珍的师傅）、朱之光（老干部）、王锦溥（20世纪50年代唐山气功疗养院院长）等。

胡耀贞显露真功夫

代表们休息一天后大会开幕。

在此千载难逢的机会，我向胡耀贞先生叙说了我练灵子术后有头胀等症状，胡耀贞听了我的介绍，很干脆地说："这是正常练功反应，不是出偏差，灵子发动后，你应该把意念引下来，不要再意守百会或空间，发动起来后最好是练拳，只有练拳才是灵子术的归宿。"这是1959年10月，我第一次听到灵子发动后可以练拳（气功和拳术结合）的说法。

第二天下午，几位关心大会的领导要看几位太极拳名家的表演，借表演休息的时间我请胡耀贞先生为我治疗气冲头，秦重三、李经梧、赵光（三人都是胡耀贞的入室弟子）、胡纯之主任、焦国瑞大夫，我们几个人到了气功疗养院靠海边的松林处，报到的一些代表也跟随看热闹。刚到松林内胡耀贞先生手疾眼快，用手突然闪电般抓住我的左手腕部，三个手指尖扣住我的内关穴，我感到他的指甲盖已经抓进我的肉里（他的指甲很长），很痛。同时他用野马分鬃式，把我靠在松树上，正要教我下个式子动作，李经梧老师看出来了，突然喊了一声："胡老师，他是病人，手下留情！"胡耀贞先生愣住了，李经梧老师紧接着说："他没有学过推手，只会练架子！"胡先生确实要用推手把我摔出去，听到李经梧的喊话，他的动作立即停止了。胡先生为何这样做？李经梧老师分析说：一个是给我治疗气冲头，借此机会先露一手；一个是展示他的功夫和实力，他就是这个脾气秉性。李经梧老师知道胡先生的"手黑"，对谁都不会客气，怕我吃大亏，身体受不了，所以说我是病人，他才放了手。

李老师让胡先生撒开手，胡耀贞的弟子李经梧、赵光、秦重三、胡纯之、焦国瑞等都过来看我的手腕部，这时胡先生的手才松开，我的手腕部出现了三个深深的血指印（他是针灸专家又会武功，掐穴很准确，正是内关穴），当时流了一点血，五天后掉痂痊愈。请胡耀贞来北戴河参加1959年第一次全国气功学术交流会之前，我已经参观过他工作的北京市针灸门诊部，看过他如何给病人针灸治疗，他只用一只手而且手法快速，穴位准确，病人不痛。他是50年代的针灸主治医师，已经很有名气。这次我了解胡先生的武术功夫和他对气功的认识，以及气功与拳术的结合问题，我第一次听到练太极拳也要练内功，练灵子术也要归宿到拳术这种说法。所以，后来我写的太极内功中就有"带功练拳"一节。

表演各派功法

大会开幕后，举办了一次各家功法表演。大会主持王方部长有意识要看胡耀贞和他的几个徒弟一起表演，了解胡耀贞的各种功夫和几个徒弟的真实水平。先请胡先生表演形意拳、太极拳等，之后表演推手。第一个是秦重三，胡耀贞和秦重三两人似乎都很文明、客气，也许是看到秦老年纪大了，走了个回合就换了李经梧，也许是棋逢对手了，为大会表演双方都很认真、卖力气，两三分钟后胡耀贞就把李经梧推倒在地，胡耀贞要李经梧起来继续推手，李经梧老师被推倒几次，最后一次被发力后李经梧手腕疼痛厉害，单腿跪在地上并要求换人（后来李老师告诉我说这是胡耀贞有意识做的，显示师傅的功夫）。第三个上手的是赵光，两个回合就跪在地上，后来胡耀贞要李经梧、赵光一起上（实则散打了），结果双双跪在地上败下阵来。

表演中突然发生了一个小插曲，就是疗养院有一位曹万珍大夫（曹万珍同志是山西人，军人出身，是抗美援朝上甘岭战斗中的卫生员，在战场上脑部受到贯通枪伤，并且患有外伤性癫痫和风湿性心脏病，经过气功治疗基本痊愈，因而热爱并从事气功医疗事业，他的双手握力很大），对胡耀贞有看法，不相信是真功夫，认为是师徒表演（做戏）。因此，曹大夫突然上去用拳头使劲顶住胡耀贞的大肚子，猝不及防，使胡耀贞后退了两步，曹大夫认为胡耀贞不过如此，并一边叫号，再次走到胡耀贞面前想比试一下，看看谁的力量大。胡耀贞没有想到会有这样不知趣、不客气的人，毕竟是大师级人物，不可能把面子丢给大会上，说时迟那时快，胡耀贞突然一口气把大肚子收回了（大肚子突然凹回去了），曹万珍因为用力过大，突然后脚跟拔地，身体前倾，胡耀贞原地不动借力扣住他的手腕部，肚子（丹田气）一鼓劲就把曹万珍顶出去倒退了两三步远。此时，曹大夫更不服气了，"英雄劲"又上来了，用拳头再次顶住胡耀贞的肚子，胡耀贞正在运丹田气的一刹那，李经梧老师突然喊道："胡老师，曹大夫是心脏病人（的确有风湿性心脏病，脑外伤性癫痫），不要摔他！"连喊几句，同时赵光大夫也喊，胡耀贞松手了。但是，曹万珍的手腕部到臂中穴之间有六个指甲血印，有的在流血，比我那次深得多。因为胡耀贞是两次给他点穴，故此有六个指甲印痕。

难得一见的五禽戏表演

大会又欢迎胡耀贞表演五禽戏、形意拳等，令我开眼了，难得一见胡耀贞表演五禽戏。虽然我已经看到过杨世华拳师和北京体育学院、北京中医学院、上海中医学院、武汉体育学院等体育教师表演的各种门派的五禽戏和五禽戏操，看胡耀贞的五禽戏是第一次。整个表演套路既不像"舞"也不像"操"，而是一种"五禽拳"，无论步伐、招式、内劲、呼吸、神态等，用我的话说就是"内功五禽拳"或"五禽内功拳"。因此种种，我开始深信胡耀贞不仅是拳术家，而且是气功的内功专家，并且有真功夫，不是"花把式"。

难得一见看到胡耀贞表演内功发力，而且允许我们几个青年人上去触摸胡耀贞的大肚子。其中两个青年人一同用最大的力气顶住他的大肚子，他一点不动，但他却突然收腹（肚子瘪回去了，大肚子没了），可是我们因为用力过大，我们的四个拳头似乎被丹田气吸进约半尺到一尺，身体前倾站立不稳，不到一秒钟（真是一瞬间）他的肚子又鼓出来了，肚皮像铁皮样坚硬，而且爆发力量很大，把我们两个青年顶出去摔了个跟头仰面朝天，引得代表们哈哈大笑。

这次看到胡耀贞老师的表演，第一次看到并亲身体验了大师（拳师）用内功（丹田）发力的真功夫和奥妙所在。

胡耀贞的推手功夫在当时可以称得上天下无敌。胡耀贞的针灸术和针灸手法，因为篇幅所限，将另立篇章介绍。

在这次会议上大家知道了"胡老道"外号的来历。胡耀贞自己介绍说他不是老道，没有做过道士，是练功"走火"（出偏差，暂且不便写出）而请一个道长为其纠正后，改练道家功法，并非出家做了道士。一些人称他为"胡老道"是贬义的或是误解了。

在这次大会之后，院方让我再次邀请胡耀贞先生到北戴河，为秋冬季气功进修班（一年班）讲他的气功课，然后再由我护送回北京。所以每次接来送往都坐火车，五六十年代北戴河到北京要走唐山、天津路线，要10～11个小时才到北京，这也给了我们沟通的时间和缘分。他的许多弟子花很多银圆、磕头，得到几个"招式"，或几句不过六耳的"密传警语"，我却没有花一分钱，也没叩头就得到很多教诲，这就是缘分到了。但是，我不是练武的素质，没有下过10年死功夫，当然，客观上也不允许我有时间专职学拳，只有练练太极拳花架子，用现代流行语，找找练"太极拳的感觉"，如何与气功疗法"动静相兼"来提高疗效和锻炼兴趣才是我们的任务。

这就是河北省北戴河气功疗养院的书记、院长在1960年分配我去挖掘、整理李经梧老师的太极内功的原因了（其他篇章已经叙述过了，不再赘述）。

散会后，由于大会领导的关照和北京市针灸门诊部的协助，不到一个月胡耀贞的《气功》小册子就出版了，这个速度是不寻常的（有3.6万字）。

胡耀贞的女儿胡丽娟教授专程来到北戴河

20世纪80年代末，又发生一件意外的事，胡耀贞的女儿胡丽娟女士（当时已经是医学院和附属医院的副教授、副主任医师），带着她的弟弟来到北戴河国家医学气功教育基地，要求我把她父亲胡耀贞的气功内容都传给他的弟弟，我感到很意外，也很为难。因为我只知道胡耀贞给我说了内功的一部分内容，不是全部，而且也不是入门弟子（那个年代不允许、不提倡磕头拜师）。最后商量决定，作为例外情况处理，请她的弟弟参加医学气功师资学习班三个月（似乎是允许他参加两次气功师资学习班，记不准了），有些涉及胡耀贞的气功内容"重点讲"给他听（意外地发现她的弟弟并不喜欢他父亲的功法，练的是另一套外来功法）。为了她弟弟学习气功之事，胡丽娟女士三次来北戴河同我谈她弟弟学习的事，希望把她父亲的气功主要精华带回去。因为胡耀贞的气功不传女儿（指房中术类），而在 20 世纪五六十年代，胡耀贞的儿子年龄尚小。

胡耀贞的女儿胡丽娟主任医师现在已退休。他们姐俩目前还在山西老家，胡丽娟教授目前在意大利传播中医、针灸、气功等文化、技术，每年回国探家一两次。年龄到了，也该回家养老了，祝福她健康长寿。希望她能看到我的网站，我请原山西大同医学院党委书记刘苏明老友向胡丽娟教授转达我的意思。刘苏明是延安时期的老革命干部，气功受益者，1959 年恰巧在北戴河气功疗养院疗养，有幸参加了 1959 年 10 月的北戴河气功大会。

还有一件秘密可以泄露出来，第一个协助李经梧整理"太极内功提纲"的作者是刘苏明同志，现在已经 84 岁了，仍然健在，离休后在家练功并有所悟所得。

有兴趣的读者可参考下列资料：

1.《气功疗法和保健》，秦重三著，上海科学技术出版社，1959 年 4 月。

2.《气功》，胡耀贞述，北京市针灸门诊部整理，人民卫生出版社出版，1959 年 12 月。

3.《气功及保健功》，胡耀贞述，北京市针灸门诊部整理，人民卫生出版社，1963 年 4 月。

4.《内功图说》，清王祖源编，人民卫生出版社影印，1956 年 10 月。

5.《武术运动论文选》，中华人民共和国体育运动委员会运动司武术科编，人民体育出版社，1958 年 11 月。

6.《中医学术参考资料》，（北戴河气功经验交流会议技术参考资料选集）第三辑，河北中医研究院编，1959 年 11 月（内部资料）。

7.《中医学术参考资料》，（河北省养生学研究工作协作会议资料选集）第七辑，河北省中医研究院编，1962 年 4 月（内部资料）。

胡耀贞被"将军"说出内功秘密

张天戈

1959 年 10 月，胡耀贞先生被请到了北戴河，参加首次全国气功工作经验座谈会及学术交流会。这次会议极不寻常，一个是参会的有领导干部和医生，而且有各界代表参加；一个是会议时间长，由 10 天延长到 15 天；再一个就是会议形式多样。

全国各地参加会议的单位、人数较多，特别是全国各省市医疗单位派来的医生进修班全体学员都参加了大会，一部分还为大会服务，还有一小部分对气功有兴趣研究的疗养员也参加了，例如刘苏明（山西）、吴明远（北京中国科学院心理研究所）等。

先说一说会议形式多样。在开会的几天中，各地代表发言主要交流如下内容：

1. 开展气功疗法的工作经验交流；

2. 气功疗法治疗各种慢性病的病种、临床疗效报告；

3. 气功临床疗效分析；

4. 气功治病机理探讨；

5. 各种气功功法介绍和表演，挖掘密传功法等。

还有两天游览北戴河联峰山、山海关、长城起点老龙头等景点。大会到了第 6 天就是各位代表献宝，贡献有效、有保健养生作用的气功方法，特别是一些密传功法，这也是大会组织者要达到的又一个目的——挖掘密传功法。

会议进行中，大会主持人王方部长（中共秦皇岛市委文教部）、卫生部代表胡纯之主任、马院长（北京中医学院院长、教授）、李越之书记（北戴河区委书记）、河北省卫生厅代表蒋干等研究决定，用"将军"的办法请胡耀贞等老先生献宝，贡献密传功法。

献宝大会上，首先请胡耀贞的入室弟子赵光大夫发言，但是，他只说了一般的站桩功法，这已经不是秘密了，大家都在等待胡耀贞师傅，但他沉默不发言。

大约到了第7天，大会安排山西省五台山还俗和尚王有维副院长献宝。王有维先生当时54岁，比较开朗，有文化，愿意说出他在五台山寺庙中学习的"四禅"（坐禅、卧禅、立禅、行禅）操作过程，由于会场小，会场迁移到北戴河疗养院空场（练拳场）表演。但遇到一个语言问题，王有维院长还俗时间很短，说的一口山西地方话，代表们听不懂，大会就要我代为翻译（因为头一天的晚上，王有维先生请我为他整理四禅发言稿，我知道了他要说的大概内容，故此）。王有维院长的发言和表演受到代表们的欢迎，因为他的表演内容代表们从来没有看到过，甚至没有听说过。我也是第一次看到出家三十多年的王先生在大会上公开表演佛门"四禅"功夫。他特别详细地介绍了佛门"打禅七"医疗、保健、修身养性的作用，我觉得比刘渡舟先生的内养功系统完整、有理论、有历史脉络可循。发言后，大会主持要我为王有维先生整理佛家"打禅七"稿件，这个稿件发表在大会发言资料中。后来我们成了朋友，他又给我邮寄过许多他本人用毛笔写的体悟文章等。

但是，此时的胡耀贞先生不愧大家，沉得住气，可能知道了大会的用意，仍不发言。大会研究决定，再请秦重三先生出山"将军"，"将"他的师傅胡耀贞先生一"军"。

这天下午，大会请胡耀贞入室弟子秦重三老先生献宝。秦老虽是徒弟，但比胡耀贞大许多岁，又是军属，所以大会主持王方部长特意说："由胡耀贞先生的徒弟、解放军军属秦重三老先生给大会献宝……"秦重三先生领会了大会意图，把胡耀贞先生如何教他气功站桩说得清清楚楚并做了表演。但是，胡耀贞先生还没有表示献宝。经过代表们在下面做工作，最后他说出了自己如何练气功，如何出了偏差，又如何请高人纠偏等，并在此时自己辟谣，告诉代表们他不是老道（道士），只是为了纠偏（练功中出现了意想不到的偏差）在道观里学过内功和拳术而已。这是大会希望的结果。

胡耀贞先生不说则已，开口就不停地说了一整天。大会主持人及大会领导们都深受感动，也通过胡耀贞先生的练功经历，知道了气功不只是一个"气功疗法"，作为传统中医文化还有着深厚的内涵与底蕴。特别是卫生部代表胡纯之主任非常兴奋，因为他陪同胡耀贞参加大会就是要他贡献一些密传气功方法，结果成功了。为了让胡耀贞先生表演他的拳术和内功功夫，特意为他设立专场气功、内功、拳术和五禽戏、推手（说手）等表演。

这次大会还临时决定并宣布一条纪律，有的发言要暂时保密，不能记录，已经记录的散会后不扩散、不能发表，为了不泄密或被"盗走"，大会宣布胡耀贞先生所介绍的"气功"已经决定立即出版。一个月后，人民卫生出版社就出版了《气功》小册子，出版速度之快在当时很少见。胡耀贞的学生焦国瑞大夫也是随胡耀贞先生来参加大会的成员之一，由焦国瑞为其整理五禽戏功法也是胡纯之主任的意见。我对胡耀贞先生这本《气功》小册子印象很深，本子很薄，字数不多，只有 3.6 万字，但内容很干净，操作方法简单、清楚，没有什么大道理和说教，说出了气功精华部分。当然，胡耀贞先生不可能全部公开讲出来，他留的一手究竟有多少，谁也不知道。据我所知，就是出版的《气功》小册子里也没有把胡耀贞先生在大会上所说出来的内容全部公开出来。

探索脐呼吸健身的奥秘

葛　娴

脐呼吸是一种既简便又易获良效的健身功法，疗效极显著。脐为先天之本，生命之蒂。中医称脐为"神阙穴"，此穴通五脏六腑和全身经络，为生命之根。脐疗和脐的养生自古传至今日。脐内藏有腹腔内的各个器官，涉及人类生命健康的各个系统。脐中的奥秘一直是古代和当今养生家所关注的课题，世界越来越多的科学家认为，肚子是人类的"第二大脑"，腹腔内有一个非常复杂的神经网络。

人的根本在于脐，练脐呼吸就是培其根本，强身健体，探索脐的奥秘。脐呼吸是指肚脐本身的自然呼吸，有其自行呼吸的本能和规律，有其独特的自疗方式。脐呼吸引动的自然拳和自然舞为健身气功增添色彩，功效经有关科研机构有效测定证实。希望通过对脐呼吸健身气功的研究，与专家学者共同探索脐的奥秘，这对气功健身以及对人类的健康长寿都会有所启迪。

一、脐的重要性

1. 脐为先天之本，生命之蒂

《本草纲目》叫"命蒂"。胎儿在母腹中，靠脐带到胎盘吸取养料，靠胎息生长。人出生时，一声啼哭，肺脏张开，空气入口鼻入肺，即开始后天肺部呼吸，脐门自闭。但人从母体带来的一点先天之气，也即元气，则存于脐内，分布全身。中医称脐为"神阙穴"，此穴通五脏六腑和全身经络，为生命之精华所在。

2. 脐的养生和脐疗历来为名家、气功养生家所器重

脐养生的高级境界就是胎息，为长寿之道。古代名家著有大量有关胎息的文献。如达摩祖师《胎息经》、张景和《胎息诀》等。脐的医药保健历史悠久，传至今日。远在春秋战国时期的帛书《五十病方》中，就有脐疗的记载。《黄帝内经》中更具体阐述了脐与十二经脉、五脏六腑之间的关系。脐疗是一种流传久远的自然疗法，今日仍在广泛运用，如灸脐、敷脐、熏脐等，及其他用于脐疗的如针灸、拔罐、探病，以及物理刺激等。灸神阙（肚脐）可延年之记载古书早已有之。

3. 肚子是人类"第二大脑"

美国纽约哥伦比亚大学神经学家迈克尔·格肖恩认为，"我们肚子里有个大脑"。德国《地球》杂志曾报道，现在已经有越来越多的科学家认为，肚子是人类的"第二大脑"，也被称为"腹脑"，腹腔内有一个非常复杂的神经网络，人类的许多感觉和知觉都是从肚子里传递出来的。"腹脑"能分析成千上万种化学物质的成分，并使人体免受各种毒物和危险的侵害。"腹脑"这套神经系统能下意识地储存身体对所有心理过程的反应。"腹脑"拥有智慧，还具有记忆功能。[①]所以，绝不能小看肚脐的作用。

人的根本在于脐，练脐呼吸就是培其根本，探究脐对人类健康长寿的作用。

二、奇妙的脐呼吸

1. 脐呼吸有其自身呼吸的本能和规律

气功重视调息的作用，有自然呼吸、逆呼吸、深呼吸、停闭呼吸等，

多采用口鼻呼吸、胸式呼吸、腹式呼吸，各种呼吸法极多。而脐呼吸跟人为导引的种种后天呼吸法都不一样。脐呼吸是指肚脐本身的自然呼吸，它有自身的呼吸规律，不用人为去调息，绝非人为鼓肚子、瘪肚子的锻炼法，也不用去加意引动。脐呼吸无论其快慢、长短、升降、开合、停顿、闭息，乃至微息，都不是人为去主宰、操作，完全是功中自动进行的。脐呼吸可因人、因病、因时，根据病情需要而呼吸变化多端。有时，整个腹腔在抖动，有时，在腹内缓慢地蠕动；有时，停住片刻（自然闭息）。脐呼吸在气功态下，具有自动有序化的特点。如：

（1）吸呼—吸呼……肚脐极快速跳动；

（2）吸—呼—吸—呼……连绵不断似流水；

（3）吸—吸—吸—呼—呼—呼……多次短吸，多次短呼，快速；

（4）吸—停—呼……中间停顿几秒、几十秒，甚至更长时间；

（5）吸—呼—停—吸……同上；

（6）吸—呼—吸—呼……吸短呼长；

（7）吸—呼—吸—呼……吸长呼短；

（8）吸—吸—呼……

（9）吸—吸—吸—呼……

（10）吸—吸—停—呼……

（11）吸—吸—吸—停—吸—呼……

（12）呼吸极细微……

2. 脐呼吸有独特的自疗方式

练脐呼吸自疗起来很奇特，你不用去想病情，不用去管病痛在哪儿，在脐呼吸下，你会自发地主动地去进行治疗，出现各种治病强身动作，并自动地进行按摩、拍打、点穴（不懂穴位的人，也会自行点按所需穴位）和揉、捏、按、压、抓、捶、推拿等，有的自发配以叩齿、转舌、提肛以及发出哼、嘘、呼、嘻等心声或音声，进行自疗调控，疗效显著且非常奇特。

下意识地随着肚脐呼吸的节奏快慢有序地进行。自疗有个性特点，有病情特点，无一人相同，无一日相同，可以自疗自停。顺其自然，不出偏差，有别于自发功，也不同于有意暗示下的自发动作。由脐呼吸引动的动作，多为自我治疗调节而自发出现的。动作从无规律到有规律，从间歇地运动到连续地运动，直至静动运用自如。

三、脐呼吸锻炼的特点

1. 脐呼吸练的是先天呼吸、先天元气

脐呼吸就是肚脐呼吸、神阙呼吸，也称丹田呼吸，是一种先天呼吸。先天元气，是指人从胎胞至出生，从母体带入体内之气，也即是真阳。丹田在脐内一寸三分之处，于脐内周围和脐与命门之间，包括脐内整个腹腔。脐呼吸练的是丹田气血之气，一点真阳存于脐内之元气。练气功意守肚脐部位的中丹田（有称下丹田），还要懂得丹田呼吸，才能发动脐的主动治病功能，取得满意的效果。

2. 脐呼吸练的是内呼吸，而不是外呼吸

脐呼吸练的是内气，就是从胎儿时埋伏下来的气，因而练的是内呼吸而不是外呼吸。正如《性命圭旨》所说，以口鼻之气往来者，外呼吸也，乾坤之气阖辟者，内呼吸也。"内呼吸之息原从天命中来。"古代养生家说："用心意集中于丹田（指神阙穴），先吸后呼，一吸百脉皆合，一呼百脉皆开，呼吸往来，百脉皆通，气血通畅，百病皆除。"在敦煌藏经洞发掘的气功文献《呼吸静功妙诀》上记载："人生以气为本，以息为元；以心为根，以肾为蒂。"据专家注释，此处讲的肾是指内肾，是脐内一寸三分也即丹田所在。文献上还说："中有一脉（指心肾间之脉），以通元息之浮沉。息总百脉，一呼则百脉皆开，一吸则百脉皆阖。人呼吸常于心肾之间，则血气自顺，元气自固，七情不炽，百病不治自消矣。"这个气功文献，据

说是北宋景佑年间的抄件，距今至少有九百多年的历史了。[②]可见，练内呼吸先天之气，是修炼气功之正道。调动先天与后天结合之气，先天后天合一，就能巧妙地使身心浑然一体。

3. 心身并练，静动相兼，合乎科学

脐呼吸自疗是在心身并练、静动相兼的状态下进行的。静中动，动中静；静中含动，动中寓静；心神合一，心息相依。练有意无意之真意。功中不用人为调息而息自调，不呼吸而自呼吸，不求转而气会在体内自转。逐步深化，可望达到胎息气功的高级境界。

静和动是对立统一的。由静到动，由动复归于静。先由局部运动到全身运动，何处有病先在何处出现运动，从无规律到有规律，从间歇地动到连续地动，直至连贯自如。出现自发运动时，以心行气，以气运身，逐渐在外动内动上气通全身，直至掌握静动自如。病体在静动中自我治疗和康复。

静动要相宜，不能偏颇，但以静多动少为宜。静动在自然中产生。在脐呼吸引动下，会自行掌握静动的规律，会因人因病因时而异。辩证施功，合乎科学。

四、功效显著

练脐呼吸功法，不仅使我治好了胃出血、十二指肠溃疡、肾盂肾炎、早期肝硬化、高血压等多种慢性病，以及乳房肿块消失（协和医院医生已开了"手术切除"手术单因练功自愈而作罢）。很多顽症患者向我学此功法后，也都收到了意想不到的效果。举例如下。

董某，女，50多岁。原某市医院医务工作者，患骨关节病已30多年，部位在腰椎及骶骨关节。经中、西医多年治疗无效且病情逐年恶化，趋向关节强直，疼痛难忍。病人自述说："因为我是一个医务工作者，对于这

种病深知其对人体的无情摧残。病人的痛苦我耳闻目睹过，更亲身体验过，真是一言难尽。我对治这病已完全失去了信心。"在 1989 年 1 月的一天，我见到她面黄肌瘦，手拄拐杖，一副痛苦的样子。问起病情，她回答用什么药都效果不好，而且副作用很大，什么药都不敢用了。就这样，她要我教她脐呼吸功法。练功半年多，效果非常明显。1990 年她自述说："我原来 5 分钟都不能站立，练功数月就丢掉了拐杖，连萎缩的腿部肌肉也长丰满了。由 5 分钟、10 分钟、20 分钟到现在，我每天能在室内活动两小时了，一些家务活也能干了。去年 5 月我还穿着棉裤，腿和髋关节总是冰凉，到12 月，天虽然很冷，但我却只穿一条棉毛裤就行了。亲友和我从外地回来的女儿，见到我都说变了一个人，就连一些小毛病也不知不觉地好了。我真是高兴极了。脐呼吸功法真神奇。近年因病人已搬迁失去了联系。

程某，男，原某市自来水厂厂长。1991 年 7 月开始出现尿频、尿急，先当前列腺炎治疗，病情加重，出现血尿，肾内大量积水，服药无效。上海几家大医院著名医学专家会诊，确诊为重度左肾结核。必须立即切除坏肾，否则危及生命。病人自述说："当时我的身体非常虚弱，怕手术大伤元气。我看到亲友练脐呼吸功法效果很好，经过激烈思想斗争，竟没遵医嘱而练起了脐呼吸功法。真神奇，两周后，血尿从 +++ 降到 +，精神明显好转。一个多月后，尿检已基本正常。3 个月后，从每晚尿 10 多次，每次8 毫升左右增到 300 多毫升。尿中沉淀物减少。我从 1992 年春开始练功，仅同时服药 3 个月，从 7 月 1 日开始，就骑自行车到离家 10 华里的单位上班了。"他至今一直坚持练功，出国探亲两次亦无恙，多年来连感冒都没得过。现在已经 60 多岁了，健康状况比病前还要好。

葛某，女，原某市工商银行会计师。1990 年患乳腺癌，动手术 3 个月后从外地来我处练脐呼吸功。当时下火车就走不动路了，练功仅一个多月，就能出去参观，还上天安门城楼走了一圈，也不觉累。至今已十多年，早已不服治癌药物，病人已 70 多岁，病情还很稳定。

余某，女，60 多岁，原某市自来水厂化验员。患严重胆结石病及多种慢性病，1986 年胆结石恶性发作，两月中发病 7 次，痛苦不堪，3 个月只进流食，日渐消瘦，虚弱无力。1987 年 5 月开始练功，一个多月后就逐渐能正常进食，现在已多年没服药，胆结石从未再犯过。

各种有效例子举不胜举。

五、自然拳和自然舞为健身气功增添色彩

太极拳、健身舞是全民健身活动中不可缺少的健身项目。脐呼吸练到病体恢复到一定程度，能出现一种自发的、可控的、合乎人体生理规律的自然拳、自然舞，动作轻灵优美，柔和协调，花样繁多，因人而异。这种拳和舞蹈，在静中动、动中静，没有套路，也不用记动作。如配以音乐则会有节奏感，且会随配乐乐调的不同而舞姿、拳式各异。太极拳是以意领气，而气功拳则是以气领动。意催气动，气运全身。气功舞是用"心"主宰气的运用，气又推动着"形"的动作。身心处于一种平静无思状态，舞起来意随气转，心息相依，绵绵不断，能长能短，自舞自停。舞中可以把身体调到最佳状态，能提高机体的灵活性、灵敏性和柔韧性，强化血管弹性和张力。同时，在音乐的节律中自发地进行有规律的运动，心情愉悦，是在一种美的享受中来健身。[3] 我的气功舞曾多次在国内外演出，受到广泛好评，给我带来健美健身的好处很多。如 1997 年底，年过七十的我，一天晚上，穿双拖鞋，单衣单裤，从有金属条包沿的 7 档楼梯上一直摔到底而没有骨折，且恢复极快，三天后即能起床，四天即能走几步，两周后就能去市场了，胸前布满青色瘀血月余退尽，人们都说是个奇迹。中央电视台于 2002 年 9 月为我拍摄健美自然舞专题片，阐述了脐呼吸在健身中的独特效果，在中央电视台一套健身栏目播出后，收到良好社会效应。

20 世纪 60 年代初，我师从我国著名武术家、气功家、名老中医胡耀贞学练气功，使病体康复，体质增强。中国气功科学研究会前理事长张震寰，1986 年曾在该会成立大会的讲话中说：胡耀贞老先生在气功医疗方面

有重大贡献。我得到胡老的亲自传授，从此为修炼气功打下了根基，并经多年实践有所创新。

中医研究院某研究机构科研人员，用科学仪器检测我的脑电图，中国免疫学研究中心用人体能量检测仪先后对我和部分练功者进行功效检测，对脐呼吸的健身作用均予以肯定。中国科学院高能物理研究所为我进行功力、功能的几项有效测定，又一次为此提供了某些科学依据。

经过多年自身实践和对众多患者的疗效观察，我感到作为健身气功，练脐呼吸功法确有它独到之处。又据专家对黄金分割率的分析，肚脐不但是人体结构上的黄金点，还是医疗效果的黄金点。因之，脐的奥秘值得探索和研究。

注释：

① 人民日报《环球时报》，2000 年 11 月 17 日科技版。

②《气功与科学》，1987 年第 10 期。

③《美轮美奂气功舞》，载《健康时报》，2002 年 7 月 18 日 9 版

2004 年 5 月 20 日

求教　再学习

2004 年，国家体育总局在北京召开首届全国健身气功学术交流会，我应约写的论文《探索脐呼吸健身的奥秘》入选，我被邀请参加这届大会。现在，我把这篇论文刊登出来，目的是求教、再学习。在我的文章中，提到"腹脑"的问题。"腹脑"一直是国内外科学家科研的热门课题。据报道，国内已有医学家从人体巨系统的解剖构成原理的医学理论与实践中，探索出人的大脑和"腹脑"之间的密切关系；有的专家正探索将"腹脑"用于教育及健身领域。我的脐呼吸锻炼，与调动腹腔内整个神经系统有密切关系。我从多年用脐呼吸的自我治疗锻炼和传授给他人自疗的实践中，探索出脐呼吸有它本身的呼吸规律，不用人为主宰。用脐呼吸自疗疾病以及健身有独特的效果。新中国中医药事业的奠基人、被誉为中医泰斗的吕炳奎

老先生曾对我说，肚脐是"生命发动机"，嘱我坚持锻炼下去。又据科学家对黄金分割率的分析，肚脐不但是人体结构上的黄金点，还是养生效果的黄金点。所以，绝不能小看肚脐的作用。我热切盼望有关"腹脑"和我的脐呼吸锻炼，能得到更多的专家和广大网友的指教！

附文：祭葛娴老师

日前，从胡丽娟老师处闻悉葛娴老师已于今年 3 月 1 日驾鹤登遐，顿感悲欣交集。

葛娴老师住世 92 载，是胡耀贞先生亲传弟子中逍遥于人间的最后几位名宿之一。她生前是《人民日报》的离休记者，青年时期因为身体羸弱，罹患多种疾病，中西医皆束手无策，严重影响了正常生活和工作。正在一筹莫展之际，一日因送孩子去幼儿园回来路过北京市针灸门诊部，看到里面设有气功科，便抱着试一试的心态进去就诊，有幸得到胡耀贞的精心诊治，后又从他学习静动自然功。葛娴老师聪明颖悟，在脐呼吸方面造诣精深，并根据胡耀贞所传自然动功，将艺术与内功相结合，独创了气功舞。自此以后，不仅诸病皆除，而且精力充沛，工作出色。

2016 年，胡耀贞研究会举办成立大会时特请她出席致辞，她说，胡耀贞是她没齿难忘的大恩人，她虽然已经 88 岁（实为 90 岁）高龄，仍然身体健康，没有什么病痛，生活完全可以自理，自我感觉比年轻时还要好。今年 3 月只因感冒发热，未曾想进医院后就被留置，再未回来。莫不是她久住厌世，而宁愿迁居帝乡，提前永享离尘之福矣？

2018 年 5 月 8 日于北京

找回中医药本色
——重读胡耀贞先生

张超中

近现代以来，中医药界的主要精力大多用在了阐明自己的"科学特色"上，而对自己的文化特色则不甚了了。从胡耀贞的经历中，我们看到了中医药文化真正的底色，而这是当代中医药界所缺少和不熟悉的。

胡耀贞坚持了"气功"的医学本色而不是其他，进而还原了中医药学兼容并蓄、融合发展的文化和方法上的特性。这种坚持和认识对中医药以及中国文化的原创发展具有路标性的价值。

胡耀贞，山西榆次人，是我国现代中医、内功和武术集大成者之一，自幼习医、拳、道（道家的练功方法），拜医家、拳家、道家和佛家等 17 位名师，对内家武术和中医针灸都有独到的认识和领悟，开创了符合先天内气生成规律的静动内功，为提升针灸和太极水平奠定了基础，著有《气功及保健功》《无极针灸》等书。

胡耀贞是我国现代卫生健康领域一位标志性人物。二十世纪五六十年代，他曾经受当时的卫生部之托收徒授课，担任北京气功考试主考官，主持北京市针灸门诊部的业务工作，可以说是为中医学的现代传承和发展做出了许多开创性的贡献，并为国家培养了众多影响广泛的专业人才。但是就目前的现实情况来看，胡耀贞的影响主要在民间，而且主要分布于国内外武术界，而他对于中医学的贡献还没有受到国家各级卫生和健康主管部门的重视。因此，我们不得不说这是一个莫大的缺憾。

回顾胡耀贞的一生，虽然他因内功的高超而誉满天下，但他在新中国成立之后的主要身份是医生，兼用针灸和内功造福于社会，服务于人民群众。在他离开我们四十多年后的今天，在中华文化复兴的背景下重读胡耀贞先生，将使我们看到中医药楷模的多样性，而恢复和促进中医药的多样性发展，必将有助于我国中医药事业的传承和创新，使之重现勃勃生机。

一、关于中医本色问题的讨论

中医药属于国学的范畴，这是从历史、文化和哲学的角度对中医药性质的界定。随着中国传统文化的复兴发展，上述结论将会得到越来越广泛的认同。也正是由于看到了这一点，北京中医药大学在全国中医药院校中率先成立了国学院。据说在酝酿和筹备阶段，有关领导和负责人曾经多方征求意见。开始时人们对此颇多质疑，认为中医药大学办国学院，很难办出特色。当征求北京大学哲学系教授楼宇烈的看法时，他认为这不是能不能办出特色的问题，而是能否促使中医药恢复本色的问题。也就是说，中医药本来就是国学，目前的中医药教育需要补课，在中医药院校成立国学院，可促进已经偏离的教育方向回归传统。

2007 年 1 月，中国哲学史学会中医哲学专业委员会正式成立，在此之后，中医学与儒释道一起成为中国文化"四大金刚"的说法逐渐流行。随着国家中医药管理局关于中医药医疗、科研、教育、保健、产业和文化"六位一体"发展格局的确立，我国中医药事业的发展也逐步迈入快车道。值得注意的是，国家中医药管理局于 2008 年成立了"中医药文化建设与科学普及专家委员会"，与以前单纯强调"科普"不同，"文化建设"被放在了首要的位置，反映出我国中医药事业发展到了"精神觉醒"的新阶段。为了进一步在精神上给予鼓励，我国有关部门分三次评选出 90 位国医大师，他们都是中医、中药和民族医药的杰出代表人物，精于临证，深谙药理，熟知传统，不拘一法。但是其中也有不太为人所注意的偏向，这种偏向就是过于强调主流中医药的体制性，而对中医药与儒释道等传统文化相联系的边际领域重视不够。

例如，如何看待道医就成为一个说不清道不明的灰色问题。尽管在历史上确实存在医道同源的事实，而且这确实也是中国文化的特色，人们还是有意无意地回避这个问题，不予深究。且不说中医典籍所记载的祝由等技术，即便是为屠呦呦教授获诺奖带来灵感的《肘后备急方》，人们对其作者葛洪是岭南道士的身份也知之甚少。与此相关，《黄帝内经》的作者是谁及其是如何成文的至今没有令人信服的结论，当今学术界对中医原创思维的研究也仍待深入。其实这些问题既是医学问题，同时更是中华文明的起源和发展问题。而要进一步了解和研究这些问题，需要触及知其所以然的文化体系，亦即自古就盛行且代代承续的修道传统。

近现代以来，中医药界的主要精力大多用在了阐明自己的"科学特色"上，而对自己的文化特色则不甚了了。楼宇烈点明国学就是中医药的本色，如果用本色的视域重新看待中医药界，那么原来不易为人所注意的诸多现象就可以显现出本有的价值。比如说邓铁涛、裘沛然、朱良春、路志正等国医大师，他们的高寿显然和深厚的文化修养有关，可以说是"内功"精湛。而比他们更资深的许多中医药界前辈，则往往是集中医、内功（内丹）和太极（武术）于一身，以医为业，以内功和武术养身。据何时希《中国历代医家传录》记载，古代的医生技承道门者甚众。

相比之下，如今的中医药界在强调"辨证施治"的同时，对养生之道则重视不够，而内功的训练只存在于推拿和正骨等必须以之作为基本功的职业。我们都很推崇李时珍的《本草纲目》，但对他阐述的经络与"内景隧道"的关系则相对隔膜，目前我国针灸界尚没有旗帜鲜明地研究和阐明"内景"的理论和实践传统。胡耀贞则不然，他在《气功及保健功》的序言中说过，"四十多年来，我一直从事中医工作，业余时间就练拳、练气功，从未间断过。实践证明，拳功和内功特别是华佗五禽术，对我的帮助很大"。而这得益于他的中医启蒙老师。他的老师吕应绍告诉他，要学习针灸，应当先练习打坐。因此他从 16 岁就开始练内功，而内功是其擅长的"无极针灸"的基础。换句话说，没有内功，指下无力，技法则名存实亡。推而论之，没有内功，太极、八卦等内家拳法也难臻神妙之境。也正是因为对内功的透彻了解和体会，胡耀贞先生才能冠绝杏林。从他的经历和典范中，我们看到了中医药文化真正的底色，而这是当代中医药界所缺少和不熟悉的，也是至今为止尚未被发现和研究的另一种危机。联系到 2011 年过世的李少波先生，如果用上述这种中医药本色的标准来判断，他是应当进入国医大师候选人之列的。相反的是，甘肃省卫生厅厅长刘维忠推动的"甘肃试验"却引起了巨大的争议，"打通任督二脉"成为非主流的"怪谈"，这充分说明一种强大的阻碍中医药事业传承发展的力量仍然存在。可能也正因如此，目前成立国学院的中医药院校尚属少数，从而留给人们很大的想象空间。

二、中医药主导治未病的落实

也是从 2007 年开始，中医治未病逐渐进入我国中医药事业发展的主要议程。2016 年 10 月，在党中央、国务院发布的《"健康中国 2030"规划纲要》中，发挥"中医药在治未病中的主导作用"成为中医药"独特优势"的最好阐释。从字义来解释，"独特优势"应当理解为"独一无二"从而"与生俱来"的优势。我国中医药发展战略研究专家贾谦在生前极力推崇中医药非药物疗法，而与治未病相关的养生、保健与预防理论和方法体系大多属于非药物范畴，其中又多与"气功"有千丝万缕的联系。新中国成立之后，气功热起起落落，其养生功能被各种杂音所淹没，至今让人非常惋惜。如果对其兴废的原因做不出深刻的反思，那么不仅中医药的"主导作用"有可能再次落空，而且还将形成对健康中国建设进程的强大干扰，造成有好牌却烂在手里的局面。

其实这个问题仍然是中医药本色问题的继续，只是变成了气功的本色问题。追溯刘贵珍关于气功实践的本原，他的老师刘渡舟所传授的内养功也是来源于道家的吐纳方法。及至"气功"作为一个概念流行起来之后，虽然看似来自传统，但是实质上却成了"科学"在传统炼养领域里的代名词。我们看到，气功的功理功法是对儒、释、道、医、武等炼养体系的抽象概括，表面上提升了它们的现代发展水平，但也在不知不觉中割裂了各自与母体文化的联系，使得人们只知道有气功，而忘记了其在原创文化体系中的功用和价值。这种现象与美国科学史家萨顿（George Sarton）所指出的科学与文化的割裂和价值的二元背离是一致的，科学发展一旦离开文化则是盲目的。

气功实践表明，离开文化母体的现代创新也将自己创造出新的形式，而这种形式有可能背离原来的文化价值。有了气功发展的经验教训，我们再重新考察胡耀贞先生的著作，就会有新的发现。在由他讲述、北京市针灸门诊部整理的《气功及保健功》这本小册子中，无论是治疗功还是保健功，也无论是其来源于佛家道家还是医家武家，胡耀贞先生皆从医学遗产的角度给予实事求是的记述和介绍。也就是说，他坚持了"气功"的医学本色而不是其他，这种坚持和认识对中医药以及中国文化的原创发展具有路标性的价值。

首先，只有坚持医学本位才能再度促进中医药的包容性发展。在历史上，中医药学的知识包容性特别强大，故有"上知天文、下知地理、中知人事"之说，而这种包容性使得中医药事实上成为一种终极性的学问。一般来说，中医药学的这种性质不易为人所认识，而通过哲学、文化，特别是儒释道等传统文化才得以窥见其底蕴。如果单纯从气功的角度来看，医家也只是各家之一，胡耀贞先生也指出了这个事实。他在序言中说："我们祖国有悠久的历史，历代人民在与疾病做斗争上，积累了丰富的经验。在气功方面，医学家、拳家和儒、释、道三家，都各有一套养生方法。"

而一旦强调了气功的医学本色，原来作为抽象的概念则展现出具体的、历史的真实，进而还原了中医药学兼容并蓄、融合发展的文化和方法上的特性。因此，我们重读胡耀贞先生的文章，就会感到当时他并没有刻意强调中医药的这种性质，他只是如实讲述了他所了解的传统，而在这种传统中则蕴涵着中医药原创发展的根本动力。胡耀贞说："气功是祖国医学宝贵遗产之一，它有悠久的历史，具有祛病、防病、健身、延年的作用。过去佛、道两家称它为'静功'，拳家称它为'内功'。在《内经》里即有'导引'及其他养生益寿的方法，实际就是今天我们所说的气功。"

在今天的学术和文化语境中，胡耀贞的上述说法可以反过来，即可以表述为"今天我们所说的中医学实际上包含与气功相联系的儒家、佛家、道家和拳家的有关传统"，从而在新的时代重新打开中医学的包容性，显示其作为终极性学问的特性。从现实来看，中医学的这种兼顾包容性和终极性的特征一旦被广泛认识和接受，那么不仅会对我国，而且会对世界医学和文化的发展产生深刻影响，而这种影响首先表现在对高层次人才的培养上。一方面，我们知道，发达国家的医学院集中了最优秀的人才，而我国中医药院校的高考录取分数线与清华北大等高校相比明显偏低，这将直接导致中医药在未来竞争中输在人才方面；另一方面，世界医学发展的趋势则越来越向中医学靠近，多位著名医学家都认为中医学是现代医学发展的方向，这也促进我国重新思考中医学的人才培养问题。事实上，中医学不仅是一种医学，更是一种整体方法，是它的整体性质赋予其兼具包容性和终极性，而这给我们一种启示，即只有站在整体和全局的角度才能坚持和恢复中医学的本体思维。没有本体思维，根本谈不上中医药的包容性发展，而这也是当前我国中医药事业发展亟待解决的关键问题。

其次，只有全面继承才有可能创造出中医药的新典范。现在看来，胡耀贞先生已经成为我国中医药领域一位承前启后的关键性人物。他的著作虽然不多，篇幅也不长，例如《气功及保健功》一书只有6万字，大部分都是提纲挈领的介绍，但是这些文字都是活生生的经验总结，是他经过千辛万苦向道家、佛家、医家和拳家等各家传承人直接请教并自己体会出来的。按照传统，各家炼养方法的核心部分皆属于秘传，不仅需要老师的口传心授，而且也需要自己的深刻体会才能明白。为了融会贯通，彻底掌握这门属于中国文化内核的绝学，胡耀贞先后跟随过17位老师，其中包括年龄比他小，但太极功夫独树一帜的张钦霖先生，一时传为佳话。正是因为他在炼养方面的深厚造诣，他在出席1959年10月在北戴河举办的气功经验交流大会之时，受到了大会党组织和与会同志们的一致认可，甚至"爱戴"。出于真诚地对社会的回报，他把自己平生所学总结出的卓有成效的理论、方法和经验集腋成裘，全部贡献出来，其中也包括他自己总结和体会出来的练功规律，终成一代典范。

胡耀贞把他自己创立的新典范称为"静动相兼"的气功，现在一般称为"胡耀贞静动气功"。2017年，经其长女、胡耀贞学术传承人胡丽娟的同意，河北省传统文化促进会成立了"胡耀贞无极静动功研究会"。虽然功法的名字又有新叫法，但无论怎样称呼，其核心在于"静动"二字。目前经同道商议，以后将统一以"静动内功"来称谓这个来之不易的新典范。胡耀贞先生曾简要介绍过其功法的创立过程："我练功学拳，曾经走过许多弯路。如上各家的练功法，我先后都练过，虽然还没有练好。通过一些曲折的认识过程，我开始找到了一些练功的规律，特别是静和动的规律。根据这种规律，又结合拳的内功，综合了一套'静动相兼'的气功。"他又进一步指出，"外动的主要原因是体内阳气发达之后，在身上窜动的缘故。至于如何能发动起来，这就是练功的方法问题了"。我们看到，胡耀贞特别强调他找到了"静和动的规律"，而这种规律则是中医学的基本原理在练功中的体现。也就是说，新典范没有丢开中医学自谋出路，而恰恰体现了中医学"简便验廉"的总体特点。

最后，只有执简驭繁才能充分发挥中医药治未病的主导作用。当前，在我国治未病的政策体系、理论体系和实践体系的构建过程中，治已病的惯性仍然在发挥"主导作用"，人们自觉不自觉地从疾病医学的体系特别是其人才体系中寻找突破，而没有意识到治未病所要求的完全是一种新的典范，亦即世界卫生组织所提倡的健康医学。近年来，国医大师陆广莘以

"生生之道"来构建其健康医学思想体系，可以说开了一个先例，亦即改变了从科学研究中医药的习惯性路径，返回到中国文化的本源来阐释中医药的思想、理论和实践。重读《黄帝内经》关于"治未病"的论述，我们才恍然发现忽略了其中最关键的主语词"圣人"，是"圣人不治已病治未病，不治已乱治未乱"。而所谓"圣人"，其实就是遵从"阴阳之道"，"苛疾不起"的"得道者"。按照中国古代的传统，"得道者"不能独享其用，必须与社会共同分享，这才有"上古圣人之教下"的责任。因此，我们不应当把治未病主导作用的落实看成一个医疗技术问题，而应当看成中国文化的一个教化问题，这也是"打开中华文明宝库"的关键问题。

从中华文化的传统来讲，阴阳很复杂，但阴阳之道很简易，让每一个人都能够掌握和实践，得到其健康身心的效用。这就是圣人之心，德比天地。由此来看，胡耀贞探索出内功的"静动之道"，明白地讲出其中的规律性，可以说是不仅为中医药治未病主导作用的发挥提供了一条简易之路，而且也为"国医"的创新发展和未来"国医大师"的成长开辟了一条成功之路。

三、继承和发扬胡耀贞学术思想

中华人民共和国成立之后，党和政府为了更好地传承中医学遗产，曾经让胡耀贞承担了带徒和医疗的重任。由于各种原因，他的内功传承在我国武术界特别是太极拳界比较成功，经过李经梧、冯志强等胡耀贞入室弟子的努力，其影响已经遍布海内外。相比之下，由于焦国瑞、赵光等原在中国中医科学院工作的他的学生相继离世，加上气功也不是我国医学的主流，致使胡耀贞先生的医学思想少人关注，与我国当代中医药师承教育的复兴热潮相比显得寥落。值得庆幸的是，2016 年 3 月，在胡丽娟的努力下，老子道学文化研究会胡耀贞分会在京成立，奠定了胡耀贞学术思想研究、继承和发扬的组织基础。

笔者曾于 2005 年参加了在南通举办的"全国首届著名中医药学家学术传承高层论坛"，这是以邓铁涛、朱良春等为首的中医药学家倡议召开的，目的就是要呼吁解决我国中医药院校教育对传统传承的缺失问题。仅仅过了十多年，中医药师承教育从几乎空白到遍地开花，已经取得了巨大进展。目前，中医药治未病体系建设已经上升为国家发展战略，继承和发扬胡耀贞的学术思想对中医药的主体建设、医养结合和体养结合都将产生巨大的促进作用。

（原发表于 2018 年 12 月 3 日《中国中医药报》）

以传承胡耀贞内功为桥梁　推动治未病发展

张超中

　　经过岁月的洗礼和历史的选择，中医药的传承、创新和发展已经成为当代中国文化继往开来的重大事件。由中共中央、国务院于 2016 年 10 月 25 日印发并实施的《"健康中国 2030"规划纲要》指出："到 2030 年，中医药在治未病中的主导作用、在重大疾病治疗中的协同作用、在疾病康复中的核心作用得到充分发挥。"这一表述的实质性精神是向全体医药界传达出前所未有的认识，即在"治未病"领域，中医药在理论上是居于主导地位的，以后要做的只是通过各种各样的方式，使其在实践上和事实上实现规划所设计的目标。规划纲要接下来的"发展中医养生保健治未病服务"这一节，既指出了具体性的各项措施，又在最后强调"大力传播中医药知识和易于掌握的养生保健技术方法，加强中医药非物质文化遗产的保护和传承运用，实现中医药健康养生文化创造性转化、创新性发展"。从其用语来源来看，"实现中医药健康养生文化创造性转化、创新性发展"是从习近平总书记关于传承弘扬中华优秀传统文化的重要论述转化而来的，将二者联系起来，我们就可以这样表述：充分发挥中医药在治未病中的主导作用能够促进实现中华优秀传统文化的创造性转化、创新性发展。基于上述阐释，我们就能看到中医药从具体到抽象的上升，有助于打破只是低头拉车，而不愿抬头看路的旧习惯。在习近平总书记对中医药大会"传承精华，守正创新"的指示中，也同样能够看到中医药的发展通路。实际上，这是习近平总书记第三次使用"守正创新"这个词，前两次分别是 2018

年 8 月 23 日在全国思想宣传工作会议上的讲话和 2019 年 3 月 4 日在全国政协会议期间看望文学艺术界和哲学社科界委员时的讲话。将这三次联系起来分析，我们就能够意识到中医药的"守正创新"不仅关系到我国文化、哲学和社会科学理论的全面创新，而且关系到中国共产党的意识形态建设和主流思想的创新。从上述视域来重新审视中医药的治未病作用，其作为"主导"的价值和意义可以说是开创性的，而在上述认识的基础上自觉做好胡耀贞内功的传承和发展，有可能创造出中医药治未病的典范。

一、中医药治未病需要实现从医院到社会的一体化跨越

从《黄帝内经》来看，中医药的治未病属于"教化"的范畴，是上古圣人所从事的事业和工作。《黄帝内经·素问·四气调神大论》指出："是故圣人不治已病治未病，不治已乱治未乱，此之谓也。"圣人之所以能够"行不言之教"，是因为他首先觉悟到了"治未病"的可行性和现实性，并且能够以身作则，顺从阴阳变化规律，践行养生之道。我们看到，从这个视角出发，中医学、道学、儒学、佛学、武学等各家学术流派，虽然各自的出发点不同，理论表述不同，但都能够在"治未病"的目标下融会贯通。中国文化关于以"治未病"而实现健康常态化的这一理论宝库，正在逐渐被当代社会所认识，其对健康中国建设的决定性作用也将逐步显现。

自从 2003 年我国政府重新提出"治未病"体系建设工作以来，中医药治未病的体系建设得到了长足的进步，三甲中医院基本上都设立了治未病中心或相应的科室。另外，在全民健康计划的推动下，医学、体育、文化和养老等领域的结合也正在逐步深入。可以想见，在中医药治未病的理念不断得到强调和传播普及下，当前我国的医疗体系改革必将逐步加快，并将与各种不同的社会资源相结合，共同促进中医药治未病主导作用的充分发挥，从而促进我国及当代世界治未病体系的建设。

但是，我们也应该看到，打破一个旧的格局，建设一个新的世界并不是一帆风顺的事情，而对中医药治未病体系建设来说，其所遇到的最大挑

战是实现从以疾病为中心到以健康为中心的转变，而这一转变既是健康中国建设的重中之重，也是全球卫生健康事业发展的主要目标。从中医药治未病体系建设的现状来看，有关理论建设、人力资源建设、体制机制建设等仍然处于起步阶段，各级各界并没有做好中医药治未病体系建设的充分准备，而在没有充分准备的条件下当然就谈不上充分发挥其主导作用。因此，我们一方面要充分利用现有的基础，另一方面则是从高处着眼，充分挖掘中医药治未病的资源，使之服务于中医药治未病的整体战略。基于上述分析，我们对胡耀贞先生的学术思想就会有一个新的认识。

二、"以自得为功"：胡耀贞内功的创立及其普及的可能性

在很长一段时间内，人们对"治未病"的概念感到无法理解，认为既然无病，又因何而需要治疗呢？实际上，这个问题是从现代医疗的临床概念出发进行思考而产生的，并不符合中国文化关于"治未病"的本义。事实上，现代医学的发展并不仅限于临床医学，也有以预防医学为主的公共卫生体系的建设和大力发展。但是，由于受到思维方式的影响，当代的"预防医学"和"公共卫生"与中医药的"治未病"之间尚存在根本性的差异。我们看到，近年来兴起的健康管理类似于"治未病"，只是各式各样的健康管理机构不是"圣人"开办的，故而难以真正承担起"治未病"的重任。因此，要理解"治未病"概念的真正意义，需要从"圣人"的关怀出发，把"治"当作"治理""强调"去看，也就是说，要以"治未病"为中心，实现卫生和健康工作的前移。我们看看扁鹊自己的评价，他认为他自己在社会上的名气虽然很大，能够治疗疑难杂症，但是在修为上远远不如他的二哥，更与大哥相差甚远。由此我们看到，"治未病"并不是"治已病"的有效补充，而是根本性的替代，是与"圣人"境界相一致的价值选择问题。

《黄帝内经·素问·上古天真论》有对"圣人"养生行为的专门描述："处天地之和，从八风之理，适嗜欲于世俗之间，无恚嗔之心，行不欲离于世，被服章，举不欲观于俗，外不劳形于事，内无思想之患，以恬愉为务，

以自得为功，形体不敝，精神不散，亦可以百数。"由上述描述可以看到，"圣人""以自得为功"，这也是圣人对"治未病"的要求。对比之下，我们就能够理解二者之间的根本区别，即"治未病"不离道德，而"治已病"已经偏离道德的要求，故"圣人"不为。因此综合起来看，中医药首先在原则上把"治未病"看作"圣人"自己修为的事情，然后再以"自得"为基础，把"治未病"的理念向社会推广和普及。而中医药这一关于"治未病"的原则也正好点到了当代医疗的痛处，即单纯地依靠技术的创新和进步，而医疗技术体系的构建及其服务并不能代替个人的"治未病"努力。

事实上，从我国的养生和医疗历史来看，"治未病"和"治已病"各有各的发展。一般来说，医家注重于"治已病"，兼及"治未病"。而道家、佛家及儒家注重于"治未病"，即强调个人的身心修养，而兼及"治已病"，是谓道医、佛医和儒医。在此之外，武家缘于生计的需要，通常以医自治，两者兼顾。在这样一种长期的历史环境中，兼容并蓄各家之长而自成一家的现象代不乏人，胡耀贞先生则允为近现代一位卓然有成的大家。他以医、武服务于社会，并虚心向儒、释、道等各家的有成就者请教，最后在传统内功的基础上，创新发展成为独具特色的"静动内功"。需要特别注意的是胡耀贞先生自己对这种新法的介绍，他说：

过去儒、释、道三家的练法，基本上是没有外动，后来学了拳法的内功，又结合了各家的特点综合出一种新的练法。……这种练法，主要是丹田呼吸和意气相合。……按照中医阴阳五行的观点来说，人体上属阳，下属阴，孤阳不生，孤阴不长，意气相合之后，阴阳即可相合，功夫便容易发动。……阳气发动之后，在体内到处运行（和内动的气流运行不同，内动顺经络运行，外动是从筋肉骨运行）。阳气每到一处，如不能畅通或通不过时，练功人就感到气逼、气胀，这时就自然地产生局部的和不规律的动。当其在全身运行通行无阻时，即成为有节奏、有规律的而且是拳式的动。这种动是以意行气的。意气行开之后，就必然拖动肌肉、筋骨，从而产生各种外动现象。太极拳谱上"行功歌"中说："若问太极何为能，意气君来骨肉臣。"练拳的道理是这样，练静动功的外动也是这样。……本气功中的肢体运动，是自发的，也是有规律的。

我国宋代的理学家程颢曾有佳句："万物静观皆自得，四时佳兴与人同。"胡耀贞先生在把医理、拳理和儒、释、道身心修养之理充分分析的基础上，掌握住了人体气机内外相兼、静动互化的规律，结合《黄帝内经》"以自得为功"的讲法，我们对他所总结的"静动内功"当有一种新的理解。胡耀贞先生本人的"自得"在于融会贯通而自成一家，他所教授的学生和弟子，无论从医或者习武，凡各有"自得"者，也都卓然成家。那些门诊患者通过学习，也各有所得，实现了祛病健身的目的，而进一步达到"自得"之境者，则习练终身，为自己的健康保驾护航。从上述现象可以看到，原来属于"圣人"的事情，通过"教"和"学"，能够转化为每一个人的行动和实践，从而显示出在健康中国建设的大背景下，传承和发展中国优秀传统文化的可能路径。

三、每个人的中医：中医药治未病的实践之道

胡耀贞先生创立静动内功的时代正是中国优秀传统文化面对西方文明的挑战时需要传承创新的时代。中华人民共和国成立之后，党和国家对他非常重视，为他创造了非常优越的环境以利于他传承和服务于社会。当前，为了顺应新时代发展的要求，我们应当以胡耀贞先生为典范，创造性地传承和发展他所创立的静动内功，充分发挥出胡耀贞内功的潜在价值。

通过上面的分析，我们可以肯定的是，胡耀贞内功不仅能够促进中医药治未病体系的建设，而且能够通过这一建设进程，促进中国优秀传统文化的创造性转化和创新性发展。而要实现这种可能性，就需要在实践和体会内功的基础上，深入理解和把握其所传达出的中国文化理念，并使之在当代社会发扬光大。从其实质性意义来看，这是比单纯的传承更重要、更

不容易做的时代性任务，更需要认清现实，选准立足点。在这方面，我们可以通过借鉴和吸收费孝通先生等当代学人的先进学术成果和理念，创造性地为我所用。事实上，费孝通先生对社会和文化的研究和理解已经达到了中国文化的新高度，这既体现在他提出的"文化自觉"这个概念中，也体现在他对社会与世界的理解上。他认为，社会虽然是由众多的人、家庭、组织和各种机构构成的，但是对个体的人来说，社会却是"每个人的社会"，即每个人所感受到的独特世界。只有到了这个层面，社会对个人的意义和价值才能充分显现。

中医药也是一样。随着时代和社会的发展变化，中医药越来越融入每个人的生活，从而逐渐成为每个人自己的中医。在这样一个中医世界里，中医药不仅关系到自己的健康，而且通过中医药重建了自己与家庭、社会、自然、生态和世界的联系，并在此基础上建设一个新的健康世界。为了促进这个愿景的实现，胡耀贞内功能够作为一个示范性的桥梁，通过对治未病的教化和实践，既能够让实践者体会到健康之道的不可或缺，又能够让社会看到可行的以健康为中心的医学发展路径。我们看到，在当前的大健康产业发展中，最为缺少的当是对"自得"之道的阐释和实践，这也是健康服务的"最后一公里"所要解决的核心问题。而从"每个人的中医"出发，就能够逐步建立起"示范性"的治未病模式，让文化自信在人与人之间相互传递。只要我们努力做到这一点，我们就是中华优秀传统文化的传承者和弘扬者，就可以立足于天地之间。

（原发表于 2020 年 1 月 6 日《中国中医药报》）

我的道学研修之路

曾传辉

1990 年我在四川大学读硕士研究生的最后一个学期里，因为偶然机遇走上道学研习之路。此前，由于受当时流行的全盘西化思潮影响，对包括道学在内的中国传统文化持肤浅的否定态度。这个转变与恩师张绪通有直接的关系。那年春季，绪通师应国家教委之邀首次回国讲学，我当时虽然才 25 岁，但因先天胎气不足、学习劳累及不良生活习惯等原因，身体状况已经不佳，患有严重龋齿、风湿痛和玻璃体浑浊等病症。

听了张先生的讲座，了解到他从祖传中医转而赴日学西医，在学成西医以后自身二次罹患绝症却不得不返求中医自救的曲折经历，以及他对中西方文化比较的演讲之后，我改变了过去对本国传统文化的偏见。课后我去外专楼向他请教，他一见面就道出了我身体状况的根源，并传授给我一个非常简单的法诀。我退而依法行事，身体状况很快得到明显改善。

那年秋季毕业分配到北京工作，安顿下来以后，我写信向他表达欲深入研习道学的愿望。他很快回信，并慷慨给我寄来他全套英文著作。此后十余年，我一边研读，一边翻译，逐步将他的全部英文著作译成汉语，他不常在国内，难得见面，我有问题便通过书信和电邮向他请教，对他的"道学八柱"有了全面的了解。2002 年张先生大作的汉译本在国内成套出版。在此期间，我利用业余时间大量阅读其他道学书籍，特别喜欢陈撄宁先生的著述，并经常去向他的学术资料传承人胡海牙老师请教，协助他整理撰写文稿，为他对外授课充任翻译，陪同他出国教拳行医。

二十余年中，本人坚持不断地研习张绪通老师的道学八柱，经常向胡海牙老师请教道家内功和中医心法，在自我修炼与医道方面打下了基础。内功修炼，安炉置鼎的筑基功夫是起步，成功者可收获祛病延年的功效。这个基本的要求，说来简单，真正能够成功并取得满意效果者并不多见，故常言曰："修道者多如牛毛，得道者少如凤角。"我自遇明师指点迷津，坚持研修道功，近二十年未曾因自己生病去医院，自身收获健康，也为国家节约了不少医疗费。道学之功奇伟，成就筑基功夫就可以做到不生病，不打针吃药，不耗费公帑，才是真正的利己利国。

2013年胡老仙逝，而本人在道学修习方面也进入了瓶颈阶段。人到中年以后，个人感觉内功进入一个长时间的平台状态，甚至不进反退，身体状况下降的趋势明显。至诚格天，恰在此时，有幸重逢胡丽娟老师。我与她老人家最初相识于1995年第二届太极修炼大会期间。此后由于她长年在国外教学，失去了联系。2015年经过好友张超中的介绍，有幸与她重逢。原来早在2009年75岁高龄的胡丽娟老师便毅然回国，希望把胡耀贞道医道功学术的根脉留在国内，决心广开门墙，普传胡耀贞道学理法。我们几位后学一边虔心向她学习，一边协助她筹备成立了老子道学研究会胡耀贞分会。坚持练习胡耀贞功法以后，很快就在身心方面产生了积极的效果，并取得突破，进入一个新境界，生理上开始出现马阴藏相，心理上鲜有烦恼，见美色可赏心而不起意，精满不思淫，旷居无怨，爱而不淫，乐而不伤，得窥无漏堂奥。

说来万分惭愧，本人在道学上长期探索，知识可谓博赡，实因"非知之艰，行之维艰"，在炼精化气这道坎上虽然不断小有进步，但难能真正己土不败、鼎炉封固而真身无漏。普通静坐法门，常常不落念起便陷昏沉，动功难以求静，遑论后天返还先天。练习胡耀贞静动功，在打下一定基础后，内气鼓荡，肢体随真气运行，自动自发，自然而然后天返先天。识神退隐而不泯，可以监护练家，回避危险，适可而止，不出偏走火。本人习练胡耀贞静动功及太极尺之后，进一步打牢炼精化炁基础，丹田常真炁融融，从此以后再无药物走失情形出现。古人云："夹脊双关透顶门，修行径路此为尊。"胡丽娟老师教我们站桩功、简易动功，关永年老师教我们太极尺，并不特意交代会取得什么功效。盖因各人根基用功不同，修习效果各异，密者得深，疏者得浅，各尽其宜。

（2016 年 6 月 18 日于德衍书斋）

太极拳分久必合的精神家园

——自然拳

翟金录

卓越的道家仙师张三丰，其人其事，有口述历史、有官方和民间的文献记载、有大量的文物古迹佐证、有代代传承下来的功理功法，真实不虚。他给后世留下很多宝贵的精神财富，至今为千千万万喜欢道学文化的人们所景仰、所供奉。太极拳就是张三丰祖师留下的无数珍宝中一颗耀眼的明珠。

武术伴随中华民族数千年。从春秋战国、秦汉到隋唐，有多部武学专著问世，有多位武艺大家涌现，也有很多武林传奇故事，点缀在中华民族光辉灿烂的历史上。像杜甫的《观公孙大娘弟子剑器行》"昔有佳人公孙氏，一舞剑器动四方。观者如山色沮丧，天地为之久低昂。燿如羿射九日落，矫如群帝骖龙翔。来如雷霆收震怒，罢如江海凝清光……"，就一直脍炙人口，流传在武术界、文学界。

明朝，道家和佛家的兴盛、中医的发达，为军事武术、道家武术、佛家武术的融汇和发展，提供了一个非常良好的社会环境。

明朝中医的一个大成就，就是突破中医"左肾右命门"（现在北京白云观修真图，仍坚持此说）的传统观念，提出命门就是肚脐正后方督脉上的穴位，两肾是两肾。命门和两肾之间，是人体产生真气、分配真气最要害的"太极区"。

中医的成果，是张三丰祖师所提供还是被张三丰祖师所吸纳，不得而知，但把这一成果运用到新的拳种——太极拳的创立上，确是张三丰祖师的历史贡献。

张三丰祖师原来精通少林拳，他用道家"万物负阴而抱阳""贵柔守雌""反者道之动""身居下流""外其身而身存，后其身而身先"等大智慧，反少林而用之，创编了被称为"内家拳"的太极拳。

太极拳除在武当山道士中流传外，在山外的流传分南派和北派。南派为：张三丰传王宗，王宗传陈州同，陈州同传张松溪，张松溪开创太极拳南派。

北派的脉络比较清晰：张三丰传云游道人，下传山西王宗岳，王宗岳传蒋发，蒋发传赵堡陈青萍和陈家沟陈长兴。赵堡镇和陈家沟代代相传至今，经久不衰。

赵堡陈青萍传武禹襄，武禹襄编创武式太极。武式太极第三代传人郝为贞传孙禄堂，孙禄堂创编孙式太极拳。

陈长兴授拳杨露禅，杨露禅将拳带到京城，受皇家文化浸润和道家文化洗礼，创编出气魄大、形象美的杨式太极拳。

杨露禅在宫廷授拳时的满族弟子全佑及其后人，创编出吴式太极拳。

从赵堡太极到武式太极到孙式太极，从陈式太极到杨式太极再到吴式太极，这六大派脉络比较清楚，均来源于武当山。

近些年成熟的国家非遗项目王其和太极拳，是杨澄甫和郝为贞的弟子王其和，把两位老师的拳法揉在一起创编而成的。

其他的董式太极、李式太极以及陈式洪派太极等，大都是以上六大派的后学。

民间还有宋式太极、子路太极、河北省非遗卢式太极，大都有各自的传承，但多归宗武当山。老一代太极大师，多供奉张三丰仙师。

现在的各式太极，仍在出现新的流派。有的吸收气功健身的理念，比如冯志强老师的"混元太极"，有的体现健美表演的舞美太极，有的和其他体育形式相结合，如太极扇、太极花棍等，不断发展着。

太极拳本身的推手，也在形成一个体系。武式原来只有一种"两步半活步推手"，现在和其他各家太极一样，都发展成定步、活步、大捋、乱踩花等完整的体系。

太极器械也在发展完善中：太极刀、太极剑、太极杆、太极棍、太极大刀等不一而足。

现代资本的介入，打断了太极拳自然孕育的进程，催生了一批太极拳。有的人急于收徒揽钱，标新立异，自立门户。香港地区几家太极拳大会，凡有几十人报名，就单立比赛项目，发金银铜牌；一些名利之徒在没有独特肢体语言、没有独特理论体系的条件下，随意以自己姓氏称谓编创新拳。太极拳在近几十年，呈现繁杂的局面。

太极拳的"春秋战国"时代，什么时候能够走向"秦汉的大一统"？繁杂纷纭的太极拳，统一到哪里？社会上不少有识之士，一直在思考这个问题。实际上，先贤们已经在思考和探讨。胡耀贞先生的"自然拳"就是一个方向，就是一个时代的成熟回应。

之前，陈、杨、武、吴、孙、赵堡这几大宗，下面分出几大派，各派都有过统一的尝试，但都没有成功。

20 世纪 60 年代，太极拳界关于缠丝劲的讨论，试图找出一个统一的理论，也没有获得成功。实践中，人们一直在期盼有一个"分久必合"的局面。"自然拳"集于大成，应运而生。

太极拳在明初立于道家理念创编，经过十个甲子，孕育成熟了"自然拳"。"自然拳"是道家功夫的高级段回归。太极拳基于人体"命门三焦太极区"这一道家内丹的核心理念，形体千变万化，都围绕"太极区"运作没有变化。自然拳对各家太极拳"删繁就简三秋树"，牢牢抓住了这个核心，包容了所有太极拳的功能。《太极内功》讲义中说道："命门之火属于先天的元阳，肾中之水属于先天的元阴，二者为一个人的生命之根本。……左肾为阴水，右肾为阳水，命门在两肾之中，是卦中之坎象。一阳陷于二阴，水气潜行地中，为万物受命根本。……肾虽属水，而水中有火，二者之间的平衡实为保持身体健康的关键。"自然拳抓住了这个关键，牵住了人体生命的牛鼻子。

太极拳和各种配套功法，无非是动功和静功，"自然拳"就是内功和外功结合起来的一套完整功法。"它的特点是以意守命门为主，运用吐纳导引的运气方法，起到调息的作用，最终达到'平定气息、握固凝想、神宫内视、五脏照彻'，也就是用'意''息'来调和内脏阴阳平衡。"自然拳的太极内功，以"阴阳交合、水火相济"为基础，以意守命门为关键，涵盖了所有动功和静功。

胡耀贞先生以其德识才学的大格局，在人体养生领域，先后拜师十七人之多，全面继承武、医等各个领域的绝学。他的文化境界涵盖了中华传统文化的各个方面，是我国现代史上难得的奇才。"自然拳"的博大精深，是胡耀贞老先生本人博大精深的学术结晶，是胡先生在 20 世纪上半叶特定年代里，孕育出来的内丹功的巅峰之作，是中华民族宝贵的精神财富。胡耀贞先生的历史贡献，随着时代的推移，会越来越被历史所认可。胡丽娟老师作为这个体系的传承掌门人，是非常好的历史选择。没有胡丽娟老师，"先师难以名，后学无以宗"，我们深怀敬意。

我在胡耀贞先生辞世近半个世纪后，通过传人胡丽娟老师的弟子接触到这一文化瑰宝，受其浸润，真是三生有幸！我敬之、仰之、信之、学之、实践之！

顺便讲一个历史巧合：1412 年，明朝从国库拨银大修武当山；十个甲子后，2012 年，武当太极湖水，北调进京，给予回报。我们在三丰祖师在武当山创编太极拳十个甲子之后，迎来了太极盛世，归纳出"自然拳"（静动自然功）。这也是道学文化的回归和盛事！

2018.10

杨式太极第四代大师张钦霖
及其三位高足的内功修为

翟金录

在中国现当代太极、内功史上，杨氏太极拳第四代传人河北的张钦霖（1888～1969），及其北京弟子胡耀贞（1887～1973）、上海弟子叶大密（1888～1973）、台湾弟子王延年（1914～2008），都是传奇式人物。他们虽是师徒，前两位出生在19世纪80年代前后，去世于20世纪70年代前后，而王延年年轻、寿长，去世晚。他们有几个共同的地方：武林顶级高手、中医顶级大家、内功修炼高人、济世度人的慈善家。

张耀西，字钦霖，河北邢台县石头庄村人。年16，入山西太原经营皮业，18岁从李成溪学翻子拳，19岁从袁同锡练功拳、通臂拳。20岁从刘东汉学太极拳，同年入杨振清（杨露禅长子杨凤侯之后）之室为弟子。计习八寒暑之久。37岁遇韩佩海学道，得四功练法。38岁拜杨澄甫门学太极拳。1926年10月26日，在北平中央公园行健会门口，奋不顾身将前来挑衅的杜心五之高足万籁声击败，遂认为杨家之忠臣，即受杨家不传之秘于澄甫先生，不分昼夜，计有33天之久。41岁由韩佩海引见，拜左来蓬道人于山西清源县龙山繁宇寺，练金山派道功，并太极内功法。左来蓬道人太极内功法，得于四川峨眉山北之小花山道人。此法以静制动，以逸待劳，左道人已练二十多年，深知其妙。

左来蓬道人的金山派功法，也叫崂山派功法，是龙门派第四代孙玄清（1496～1569）所创。孙氏，字金山，号海岳山人，山东崂山人，于

1156

崂山明霞洞出家。初师李显陀，后于铁查山云光洞偶遇源子，授以天门升降运筹之法（内丹功），复遇斗篷张真人授以修真诀，遂得道。明嘉靖三十七年（1558），至北京白云观坐钵一载，值京中大旱，祈雨有验，诏赐"护国师左赞教主，紫阳真人"，极为荣显，自立"金山派"。左来蓬，字一峰，系全真道龙门派金山支派十一代玄裔弟子。其授予张钦霖之内功秘法，是龙门大系。

据张钦霖弟子李双春回忆，其师在黄山居住练功时，奇遇陈姓道士，世外高人。张初生误会，后以诚待师，赢得信任，授以杨家第三趟拳。言其从杨露禅处学得，为杨露禅所创，其中第六段有"耕牛救主八卦掌"，是从董海川的八卦掌里演化而来的。后陈道士要去印度，留下话："如果你发现江湖上有练杨式三趟拳的就可以打听到我。"后来钦霖师从没有遇到过。张师晚年把第三趟拳留在了邢台市宁晋县郝庄。

由于本身的成就高，在民国时期，张钦霖先生即名声远播。原国民政府检察院检察长于右任，原国民政府山西省主席阎锡山，都曾随其学拳。张先生于20世纪50年代末，即隐居邢台市宁晋县郝庄女儿家。平时潜心授拳，也兼行医，救死扶伤，淡泊名利，人所共仰。终老，安葬邢台县石头庄祖坟。

张钦霖师会百般武艺，但其精神内核仍然是全真龙门派的真髓。敢于面对生命极限挑战，有战胜病魔的决心和信心；有追求生命自由的崇高理想；有为达目标百折不挠，刻苦磨炼，勇往直前的精神；有达到目标的心法路径。这正是龙门派的传家之宝，也是中华文明的精华所在。

正因如此，比张钦霖年长9岁，社会地位和财富积累均高于张钦霖的胡耀贞先生，坚持花重金持重礼拜在张师门下，成为全真龙门派第13代传人。

胡耀贞先生（1887～1973），山西榆次人。16岁开始外出学医学武学道。为了研习武术和内功修为，先后曾访过许多朋友，曾正式拜过17位老师，终成武林大师、针灸大师、内功修炼大师，是龙门派金山支派的辉煌代表。

　　胡耀贞是张钦霖的入室弟子，从张师处获益良多。从杨家秘传太极功法到龙门内丹功法，胡是得到真传的。中华人民共和国成立后，他们师徒二人还保持密切交往。胡丽娟老师前不久拿出一篇记录整理稿让我过目，告知我：这就是 20 世纪 50 年代，张钦霖讲给我父亲胡耀贞的内容。

　　胡耀贞先生先后拜师学艺的有：彭庭隽（霍成广老道及铁臂王福元的门徒）传授道家功、内功、六合心意拳和华佗五禽术；山西祁县戴文俊（乳名二闾）家传下的心意拳，并得到了《守洞尘技》拳谱。练过子路太极拳，是由河北成安县道东堡人袁秀臣传下来的。学过由太原崇善寺立宏和尚传给的佛家练功方法。还向人学过庄子的吐纳。胡向张钦霖拜师学艺，充满传奇："有胡耀贞者，原学形意拳，人称'三省无敌'，年尤长于张，因与张比邻而居，知张已得太极真传，坚欲拜倒门墙，请之再三，方得如愿。"（摘自何欣委著《妙谛传心·太极拳经秘谱汇宗》）另据胡耀贞先生之女胡丽娟老师讲：胡先生还曾与另外两友一起，拜佛门雪窦寺了空和尚为师，学习修炼内功心法。了空和尚虽为佛门，但佛道双修。他传授的是龙门派功法。张钦霖是龙门派金山支派 12 代，了空和尚是龙门派柳华阳的弟子，是龙门第 10 代，这样算来，既可以说胡耀贞是全真道龙门金山支派玄裔第 13 代传人，也可以说是龙门第 11 代传人。从这里可以看出胡耀贞先生求真知之诚心，修道门之刻苦。"道之所存，师之所存"，胡先生是一步一步履行了的。他集毕生精力、财力、智力，汇儒、释、道、武、医一体，终成大家，是中国近现代史上一颗耀眼的明星。

　　胡耀贞 1946 年到北京定居，他与北京诸多武术名家来往密切。他与陈式太极拳第 17 代传人陈发科因武结识，并于 1953 年共同成立了"首都武术研究社"，招揽学员，教授武术。"神拳"胡耀贞，有"单指震乾坤"之誉，是武界奇人。他的弟子们回忆：一次李经梧、田秀臣、孙枫秋、冯志强几位师兄弟来看望师傅，师傅说，腿抽筋了，动不了了。于是，田秀臣、李经梧、冯志强陆续去搀拉，都拉不动，最后还是胡耀贞自己起身了。后来学生悟到，这是师傅在演示千斤坠的功夫，是在身教几位弟子：艺无止境，不要自满，还要努力！

北京著名陈氏太极大师冯志强说，他领教过胡耀贞一根手指把他打出去，如触电一般的感觉，使他腾空而起撞到墙上。事后，胡老师告诉他，这就是内家气功的"力发一点，气聚一粒"。那时冯志强正当年轻力壮，可开砖劈石，及至八十，回忆起来仍然不可思议。

胡耀贞在山西省太原等地，已经有二三十年从医针灸之路。1946 年到北京后，在安福胡同 91 号，开办私人门诊行医。胡耀贞的针灸由于本身内功的"场"的效应，治病"神助力"一般。2020 年在北京第二届胡耀贞内功研讨会上，大家有幸见到数位年轻时受过胡耀贞针治的病人。他们都是沉疴久治不愈，胡大夫几次深针，疾病全无。胡耀贞主持的北京针灸门诊部，开始由北京市卫生局管理，后下放到东城区卫生局，一直由胡先生主持，救人无数，为祖国针灸医学的发展做出了巨大贡献。

胡耀贞先生是我国气功事业最早的倡导者和助推者，是我国气功事业里程碑式的人物。

早在 1956 年，他就在北京针灸门诊部运用气功治病，对一些比较难治的慢性病，如胃及十二指肠溃疡、胃下垂、慢性肝炎、肝硬化、神经衰弱、心脏病、高血压等，运用气功治疗都获得了非常好的效果。

《人民日报》记者葛娴，是胡耀贞先生一位典型受益者。葛娴二十来岁即多病缠身，患有十二指肠溃疡、胃出血、早期肝硬化、肾盂肾炎等病，久治不愈。后到北京协和医院后门外的北京针灸门诊部求医。胡耀贞大夫教其练自己编创的"静动气功"，即在放松入静的状态下，以先天呼吸法发动内气，培育元气，从而自动调节身心健康。葛娴说这种功法很好学，没练几天，就出现了自我治疗的一些动作，如身体自发摇动、拍打、按摩、点穴等，而她当时甚至根本就不清楚哪里是穴位，只是凭着自发而动。某日，葛娴到协和医院检查身体，说其左乳房有一个花生米大小的肿块，让她准备做手术切除。葛娴在预约时间未到之时日夜练功，而后去医院进行术前体检复查，医生惊讶地发现肿块缩小成一点点了，就暂停手术事宜，让葛娴一个月后再来复查。一个月后检查肿块已消失不见，而葛娴的其他病症也都痊愈了。

胡耀贞于 1960 年在卫生部指导下，正式收四位徒弟。其中之一的焦国瑞，在一开始也是因在胡耀贞处通过气功治疗疾病，从而走上了习练气功的道路。焦国瑞因生活饮食起居不规律，惹上了一身病，被中医诊为"肝胃不和"，而西医拍片检查，诊为十二指肠球部溃疡和神经官能症。虽经多种方式治疗，但基本无效。后来医生建议其进行气功治疗，于是焦国瑞于 1958 年夏季到胡耀贞处学练气功。焦国瑞在其所著的《气功养生法》中回忆了自己当初在胡耀贞处治疗时的过程。他当时不太相信气功能治病，但是由于疾病的痛苦和久治不愈的焦急心情，就抱着试治的心态跟随胡耀贞练习气功。在当时练功治病的人中，焦国瑞的病情是比较重的一个，而收效也是最显著的一个。从他开始练功的第一天起，就停止了剧烈的、阵发性的胃痛，之后他便未再同时应用其他疗法，一心一意练习气功。经过十几天的练功，他的主要症状都开始好转，其中以胃痛、腰痛、嗜睡、无力和身体倦怠等，收效最为明显。又经过三个月练功，除了头晕、眼痛未见显著好转外，其余症状都已基本消除。特别是几年来深深困扰他生活、工作的倦怠感和严重的过敏性鼻炎得以消除，最令焦国瑞感到高兴。此后，他坚持练习气功数十年，溃疡病和严重的过敏性鼻炎一次也未复发，神经衰弱已不存在。病愈后，焦国瑞即拜胡耀贞为师，继承了他的气功功法。在此之后，焦国瑞在卫生部中医研究院广安门医院、西苑医院气功研究室等地又用这种功法治疗了数以万计的病人，收到了很好的社会效果。

1959 年 10 月，国家卫生部组织"北戴河气功经验交流大会"，胡耀贞先生应邀出席并做了重点发言，讲了一些秘不外传的功夫，受到大会热烈的欢迎和款待。回京后，他即整理出版了《气功》一书，当然，这是他练功的很小一部分内容。

胡耀贞先生的龙门派直传身份，决定了他在古传内丹功夫上属于北派。南派功法是先命功后性功，北派是先性功后命功。虽然道家都讲性命双修，但在入手路径上还是有所不同的。龙门派属全真教，北宗。王重阳宗师《立教十五论》中认为："主者是性，宾是命。"龙门派的开创者丘处机的修为历程也是从性功入手的。胡耀贞的修炼也应是北派的。他在《气功及保健功》里讲"思想与内视（即意视）经常拧在一起，易于入静。守窍（即意守部位）除丹田以外，还有命门与会阴，不仅练气、练神还要练精"。从这里可以看出，向社会上推广气功，他是性命并重的。道家南宗初祖张伯端在《悟真篇》中明指："始于有作人难见，及至无为众始知；但见无为无要妙，岂知有作是根基。"胡耀贞的气功功法，因为是面向社会大众，以祛病保健为目的，基本上属于"命功"范畴。功法多以"守窍"为法门，且守窍多至祖窍、膻中、丹田、命门、会阴等。不唯守窍多，且有次序层次，十分重视命门、会阴之意守。这是本功法的一大特点。关于呼吸，本门功法强调以意封闭（实则忘掉）口鼻呼吸的"先天呼吸法"。这又区别于注重口鼻呼吸的"后天呼吸法"，所以看似简单的守窍，实则包含了调心、调意、调身三个方面，是便捷的修炼之道。此功夫继承于北宗龙门派，又符合南宗要旨：先命后性，性命合一。内丹功中守窍是一个必不可少的重要环节，是道功区别佛家功法的重要一点。在 20 世纪五六十年代，胡先生不能明确用龙虎、铅汞、婴儿姹女、金公木母等道门术语来宣传道家丹道内功，但他用阴阳水火等通俗概念来表现气功功法，也非常深刻和精奥。他寓深于浅，大开济世之方便门，是留给我们的宝贵遗产，值得我们好好继承和弘扬。

　　作为历史人物，好像距离越远，越容易看清楚其历史地位和历史价值。经过历史的沉淀，我们越发感到胡耀贞先生的历史贡献，非常值得我们去挖掘整理、继承弘扬。值得庆幸的是，这些工作都已展开并取得初步成果。他的针灸医案和教案正在汇总；他的武术成就，在其弟子和徒孙的传承中得到弘扬；他博大精深的内功功法，正由门人在全国各地普及和提高，并向世界各地有序地传播。胡耀贞老师的二女儿胡月仙，以西班牙为基地，已向国外弟子教学多年。大女儿胡丽娟老师在意大利罗马这个天主教文化的核心，传播中华道学和技艺十多年，受到欧洲文化界的爱慕和敬仰。现在坚辞高薪聘请，回到国内，引领对胡耀贞整个学术思想的整理和实践修为，既保留、保护这块民族宝贵的文化遗产，又造福当代奋进中的中华儿女，我们相信，这个具有深远意义的历史活动，必能结出历史的硕果。

现在向社会展示和推广的"静动自然功"，是一个集理论和实证修为为一体的庞大体系。这个体系，涵盖了传统道学的养生理念、道德体系、修为功法；涵盖了从初级筑基到中级修炼，到高级升华；涵盖了采气升阳、固精化气、气运全身、炼气化神、炼神还虚的各个层面，回答了内动与外动、有意动功和自发动功的原理和操作；把华佗五禽术、六合心意拳内功，把在原传地失传的子路太极都摘其精华，汇聚到静动自然功这个体系中，可以说是包罗万象。在具体的教学实践中，胡丽娟老师还"心传口授"门内一些诀窍，实际上比胡耀贞先生那个时代更扩展了一大步，这也是时代文明的一个标志。我们祝福全真龙门教胡耀贞这一体系，能在 20 世纪恩泽社会，弘扬光大！

张钦霖在南方的一位大弟子，是上海的叶大密先生。

叶大密（1888～1973），浙江温州文成县人。谱名兆麟，又名寿彭，字祖义，号伯龄。自幼在外祖父所办私塾受教，有良好的经学功底。他又继承祖业，学习了针灸、推拿和明堂经、小八卦内功功法。

1917 年，从田兆麟学习杨式太极拳。1919 年，从孙从周学习孙家内功拳，并与之义结金兰。1926 年夏，被秘密派往上海，搜集军阀孙传芳军事情报，是年 11 月 11 日成立武当太极拳社以立足，这是全国第一家以太极拳命名之武术团体。"叶大密"名号开始出现在世人面前。

1927 年 8 月，孙传芳败北。武当拳社由情报机构转为武术团体。叶大密脱离军政，醉心拳医。

戎马铁血之暇，叶大密在杭州期间，跟印度人学习了婆罗门导引术和催眠术，为他在上海创立"婆罗拿治病所"提供了技术支撑。

杨式太极中架、孙氏武学内功训练体系、印度人的导引术，使川字步、孙氏无极、三体式、靠墙贴壁、抽靠贴沉、吸提呼放、逢沉必转、顾盼折叠、起承转合、起钻落翻、里开外合等，奠定了叶大密杨式叶派太极拳学体系里最为基础的拳学基石。

1927年，"武当太极拳社"练拳治病的名声彰显，并开始招生。陈微明1925年5月成立于英租界的"致柔拳社"，与法租界的"武当太极拳社"遥相呼应，为太极拳在南方的发展，做出了巨大贡献。

1927年11月，叶师从李景林先生学武当对剑。

1928年3月，南京国术研究馆成立，叶大密被聘为第五号董事。6月，易名为"中央国术馆"。

是年10月，杨澄甫大师到南京，经镇江，被叶大密迎至上海。在这前后，杨澄甫长兄杨少侯被民国高官也聘至府内。历史机遇使叶大密得以向杨家少侯、澄浦兄弟俩习杨家拳架、剑、刀和太极杆。

1930年12月，奉恩师杨澄甫安排，张钦霖从北方来到上海。期间叶大密和濮冰如两家招待甚周，感情融洽。叶大密与濮冰如、濮伟姐弟陪同张钦霖从上海去芜湖濮家小住。张不但传授了杨家秘传的功法和左来蓬龙门金山派道功，还将其所藏道功拳谱交由叶大密抄录。叶大密讲："获益于张先生者多多。"随笔录成《清灵集录·附柔克斋随笔》，并撰《张耀西传》，以志不忘。

张钦霖的龙门金山派道功，为叶大密"以拳入道"提供了逐级而上的终极目标。叶大密把金山派的托天摸日、剑插三江、河水倒流等，与杨式太极拳的"阴阳颠倒之理"相互参阅，由此彻悟修身之道、性命之功。

抗战胜利前后，叶与上海各界名流交往甚密，精研武术、医术。1945年，与金琳女士结婚。

60岁以后，叶大密将天地万物间动静变化了然于心，"神以知来""知以藏往""退藏于密"。新中国成立后，叶大密隐于中医这个领域。1951年，加盟上海市嵩山区医务工作者协会。1952年，上海成立"上海市中医学会"，叶被推选为理事会理事。

1953 年收蒋锡荣、金仁霖、曹树伟三人为徒。加上早期的学生濮冰如，被称为叶门"一大三小"。

1954 年，对"武当叶氏太极拳"最后定型。

1958 年，筹建"上海市黄浦区推拿门诊部"，任副主任。20 世纪 60 年代初期，应所长陈涛之聘，到"上海气功疗养所"指导气功和太极拳。

后参加民主党派活动，任上海中医文献研究馆馆员。1963 年编订《太极轻重浮沉三类十二手名目》、1964 年撰写"敷盖对吞"四字诀释义。

1967 年 80 岁，撰写《杨家太极拳精义论》，第二年又撰写《杨家太极拳使用法秘诀》，将"擎、引、松、放、敷、盖、对、吞"八字详做解析。

1973 年 9 月 22 日病逝，享年 86 岁。骨灰撒入大海。

叶大密在上海留下了很多传奇故事，留下针灸、太极方面极为丰富和宝贵的研究成果，培养了几代传承人物，是值得人们永久纪念的得道高人。

弟子金仁霖回忆：有一次，叶大密用针灸"迎泄随补"法于太极，把常来找事的法租界探长，在楼梯架上挂了起来。此后，探长再也没来过。

沪上名医、佛学大德、著名书目专家丁福保，与叶先生交往甚厚，书"太极拳大宗师"匾额相赠。沪上杭州名医陈道隆，每次出诊，先到叶家，让叶大密轻轻为其导引，颈椎、腰椎，立刻缓平。

现在，叶大密在江浙的后人和再传弟子，在整理和弘扬其留下的宝贵遗产，成果甚丰。

张钦霖师去台湾的弟子王延年，山西省太原市人，字永康，号福寿。生于 1914 年，卒于 2008 年。王延年，1934 年毕业于山西省警察学校，1938 年毕业于山西省军官学校，随即入山西省都督阎锡山麾下，精于国内外现代枪刺之术。1945 ～ 1949 年，任山西省警察总队总队长，后赴台。王从小即痴迷武术，1932 ～ 1937 年，由其形意拳师介绍，拜山西省政府秘书王新午学习太极拳。1940 年，修道于金山派门下，道号上寿子。1945年，承丹道名师张茂林（道号无形）介绍，拜师于杨式太极和内丹功大师张钦霖门下，研习龙门派内功，精修杨式太极拳。1949 年去了台湾地区，

1966 年 11 月，参与创立"中国太极拳学术研究会"，任理事。

1986 ～ 1990 年，任中国台湾太极拳总会理事长。

1989 年以后，在世界各地成立多个"杨家秘传太极拳"组织。

笔者数十年研究过多家内功修为之术，2016 年之后，以静动自然功为主要修炼方式，收效颇佳。

我是在参加 2016 年陕西楼观台老子道学研究大会上，首次接触到胡耀贞先生的静动自然功的，以后就一直追随着胡丽娟老师，学习到了具体修为的方法。练功以来，自感身体气血通畅，精神饱满，百病皆无。

"人能常清静，天地悉皆归"。静动自然功就是走向清静的桥梁，能得到天地正气的捷径。《黄帝内经》说："恬淡虚无，真气从之。精神内守，病安从来。"动静自然功就是实践这个大道、体现这个大道、承载这个大道的极佳、极简之上乘之法。

2021 年 5 月 27 日

妙不可言的生命能量转化场

杨力虹

2009年10月10日，在见到传说中的胡丽娟老师前，已经听李谨伯（之楠）老师强烈推荐过若干回了，他反复强调：这个人，你一定要见。她开过气功医院，治好过无数重症病人，她的父亲胡耀贞先生更了不起，在大同是一位医武大家。

那天，在李老家里聆听三位老人叙旧：李老本人、胡丽娟老师、任佩珍阿姨，分别是88岁、75岁、84岁，个个精神抖擞，活泼开朗。

96岁仙逝的任阿姨当时84岁，她曾经做过李谨伯老师的助手，为发展气功事业献出自己的一生，也有好多绝活，当时经常骑着单车奔驰在北京的大街小巷。她的故事也很传奇，北京大学医学院毕业，三个孩子不幸煤气中毒死亡，她自己长期便秘，经常需要灌肠，头部有根血管堵塞，在50%左右。2009年与胡丽娟老师见面，她很快学会了胡耀贞自然拳的方法，身体恢复了健康，以后一直坚持。

那时88岁的李老仙风道骨、气宇轩昂，博闻强记更是大家有目共睹的，练功和不练功真的差别很大。经由李老，我才见识到世间还有这样的男性。他按照道家内丹的各种办法，炼精还气，炼气还神，炼神还虚，以人体自己的大药来充实自己的能量，与天地交合，与日月共存。所以，每当李老出现，他的精气神好得让人不敢相信他的实际年龄。童颜鹤发，仙风道骨，面色红润像初生婴儿，为人十分谦虚、内敛……

看过《逝去的武林》一书的朋友们，不知是否还记得里面有一段话，讲到某位高人时，说他身体的能量震动是"从突突到不突突到再突突"，"突突"在这里用得非常有趣，非常有动感，这种"突突"，我曾有幸一见。李谨伯老先生在世时，某天来家园，让我们摸他身上的肉，结果我们都大吃一惊，他身上的肉无处不在"突突"，这就是传说中大小周天、任督二脉全然打通的状态？

这种"突突"，后在胡老师身上也常见。初见那天，吃完饭，本说好我做东，可是，胡老师飞快地从口袋里掏出钱来交给服务员，这让做好请客准备的我始料不及，立马开包掏钱，试图抢单，结果老人一双手压在我手上，愣是动弹不得，实在是想不出来如此娇小一身躯，怎会有压顶式的大力。后来，与她一起练功时，她经常让我的手按在她身上，"突突"的感觉非常明显，温热中，身体内部的振动透过皮肤肌肉传送出来，频率极快。

胡丽娟老师得了父亲胡耀贞的静动自然功真传，当年是她告诉李老下丹田的确切位置。而李老之前骑着自行车跑了七趟也没从胡耀贞师父那里得到答案。过去的修道者不惜跋山涉水，千里迢迢寻访高人，只想能够被点出玄关、玄窍、玄牝。古今丹书里，云雾缭绕，欲说还遮，因为道家素有"非其人不传，非其时不传""六耳不传"等规矩。而胡丽娟老师无私地告诉了李老这些练功的秘密之处。

初识那晚，在送胡老师回家的路上，向胡老师请教的部分学员认为李老教的内丹，一天一个半小时的练功时间太长，无法坚持。胡老师说自己的父亲经常是夜里通宵练功的，她说练一个小时等于休息三个小时，为什么不练呢？胡老师说所谓的静动功其实是拳家内功，她的带气针灸刚摆出一个用针前的架势，我瞬间就折服了，太美了，刚柔并济，静动自如。

学习了胡丽娟老师传授的静动自然功后，发现"静动内功"其实跟"拙火"启动如出一辙，我想其根源应该本来无二。唉，当初害得我还崇拜了印度人半天，以为这个生命原动力是他们发现的呢。

静动自然功，一切以自然为最好，完全脱离了招式限制，是有形和无形的完美结合，动作完全由身体的智慧定。

炁是天地初开的混元之气，是生命原始动力，是精、气、神的结合，是物质＋能量＋信息的综合体。所以，它也被称为元炁。

心理学家荣格说，人类要过一千年，才能知道自己的身体里潜藏着巨大的原始能量。

潜藏于身体深处的这股神秘力量借势出游，在我们的身体里流动，让肢体随它启动，随意舞蹈。这种被称为自然功的东西对人体是没有任何伤害的，因为它来自自己的身体。当身体堵塞已久的经脉都疏通后，一种直达头顶的大乐会充满我们的全身，那是怎样一种美好的感受啊！

天人合一，活在世间，我们每一个人都在不断地接天气、接地气，还接人气，通过天地人三宝补充能量，远不止食物供给。天有三宝，日月星；地有三宝，水火风；人也有三宝，精气神。精足不思淫，气足不思食，神足不思睡。人类个体就是由宇宙元气与心识阴阳和合凝聚而成，成为大道宇宙杰作中天之骄子，"宇宙在乎手，万化生乎身"。这也是为什么练功人蓄积能量后，总是精神矍铄，双眼炯炯有神，博闻强记，思维敏捷，直觉力强的原因。

练了静动自然功后，创造力与天赋才华便有机会充分展现，可以跳出世界上最美的舞蹈，打出气贯全身的专属于自己的太极，可以画出美轮美奂的图画……我深得其益。怪不得当初胡耀贞先生告诉根器非凡的长女胡丽娟说：我不会教你一招一式，只教你一个字：心。

是啊，万法唯心。还有什么比心更高级的修呢？

道家理论说"玄空造化场"里，会产生一种对生命界影响很大的能量，古人就叫"生气"。这个"生气"就是我们需要的能量，这股能量主要补充我们的"元气"，补充我们的"真元之气"，我们要是离开这个"生气"，就没有"元气"。人类如果只从食物里补给是远远不够的，古人讲，"上天有好生之德"，就是说我们人人不能脱离日月星。练功是让人从被动地接受达到主动的修补、滋养、调整、和谐，这会让身心状态上一个台阶，让生命的品质更高。

胡丽娟老师教授的静动自然功与我生活密切相连，我学会了站桩，拿住丹田练内功，也学会用丹田气走路，启动自己内在的小小"风火轮"，原来胡老师的健步如飞就有这样的诀窍，走了几十年，才真正学会走路，才体会到身轻如燕是种什么状态；学会了沿着经络的走向洗澡；吃饭时，更注重的是每日全营养摄入；学会了用丹田气干体力活，学会了带气按摩……还学会了自我保健。

在我的理解里，这个源自宇宙阴阳互动自然规律的方法，让人积压已久的创伤可以在内气推动下的身体里流动、变化，释放卡住已久的创伤，让躯体化症状的内在驱力得以消除，让身体系统归于正常态。这就是一副太极图。而阳气的充足让人的情绪能量长期处于平稳而和谐中。众所周知，许多疾病包括肿瘤都是被巨大的负向情绪所伤。

传统医学有"任凭病浪起，稳坐元气论"的大格局全视野。现代人的病痛之苦多来自聚焦、对抗、排斥的病浪，或者对被标签为"瘤""癌"者，格割勿论，局部杀"敌"，忘了整个人体本是一个相互依存、彼此联结的生命系统，舍本逐末，忘了回到那个如如不动的元气之中。正气充足时，邪气自不能扰。而许多"邪"从更深层次来讲，也许是来通风报信的"来使"，这些来使只是来提醒我们从个体到家庭、到家族、到民族、到国家、到世界、到宇宙的完整性，一个都不能少。

五脏中，心为君主之官，神明出焉，心为神之居，血之主，脉之宗。如果心乱，不能统领，其他四个脏器务必不能协调，木火土金水的能量就不能平衡，内在就会出现五气紊乱、五脏失衡等状态。调心、正念、安心、归心便是首先需要做的，各归其位，各负其责，这同样与系统排列的序位、整体、平衡法则一致。疏经活络，补充元气，先生于内，再取于外，外为我用。

《黄帝内经》的真人之道与老子的长生久视之道，便是中华传统道家行证者们的养生之道，身心并重，生生不息，生命升华，主动进化，真人具百病难侵的金刚之体，有济世度人的博大胸怀，修证一致，超越生死，逍遥自在，得真正的自由。

道家有三魂七魄之说，也有元神、识神之分，静动自然功妙在临在能力的训练，返先天，一切交给内在的医生，成为一个中空管道，没有任何意志力与心智的参与（后天），身体便会开始自我修复创伤、打通堵塞处，运送能量到需要处。人体就是一个小宇宙，它内在的智慧不可思议，它与心相互连接，交互运作，互相影响。

感谢李老，引荐胡丽娟恩师出现在我的生命里，让我从她那里领受到无私的爱与关怀，骨气与勇敢，坚韧与毅力，功力深厚、学养渊博下掩不住的良善与仁慈。

人生的意义与目的——"参赞天地之化育""弥纶天地之道"。参与推动天地化生万物，使宇宙繁荣昌盛。修道者福慧双修，性命双修，身心共炼。全德合道，显隐自在，即是道家修炼者的最高之境。于人道中的众生，身心平衡，健康安宁，寿终正寝，即是好命。

有德者天助，为善者心安。传递、传承、传播……作为华夏后代，带着对先祖们的尊重与恭敬，我们是中华文明的传递者，是中华古老智慧的分享者，是身心康健之道的传播者，是服务生命的践行者，我们以造福利益大众的方式来荣耀祖先。薪火相传，生生不息，德不孤，必有邻。

练太极尺内功的体会

龚　杰

　　我出生于中医世家，自幼学习中医，稍晚同时开始学西医。因为父母工作繁忙，我从小独立很早，但是身体不怎么好，自从开始跟随母亲胡丽娟练习内功，身体恢复得很快。中年后由于工作、家庭事务繁忙，有一段时间无暇练功，身体便又出现了一些问题。为了身体健康，于是我又捡起了内功，日日不忘练功，身体感觉明显好转，精神状态也有很大改善。在医武内功中我最有兴趣的是太极尺，因为两手握太极尺，容易入静，进入天人合一之境，同时还可以拿太极尺进行按摩，通经活络！

　　太极尺养生法有千余年的历史。太极尺是陈抟老祖传与宋太祖；20世纪 50 年代由宋太祖赵光胤的直系嫡孙、寿高 118 岁的赵中道传太极柔术；曾在山西广泛推广太极尺的是武艺超群的霍广成；彭庭隽拜霍广成门下学练太极尺，感觉简单易学效果好；彭庭隽传胡耀贞太极尺。20 世纪 50 年代，胡耀贞在北京市针灸门诊部工作时与赵中道先生一见如故，共同磋商太极尺，多次研讨、比较，赵中道、胡耀贞练的太极尺，均有先后天太极尺功法，至后传我母亲胡丽娟又传与我。

　　练功，要先定心，后收神。返观内视很重要，为什么？

　　返观内视，来体验内炁在经络中的循行路线，李时珍在《奇经八脉考》中说："内景隧道，止于交頄。"交頄是六经荟萃的部位，十二经脉互相衔接，如环无端，六阳经又通过六阴经而普及全身，进而可以通达全身，五脏六腑之精皆上至于目，气机一旦发动，百会循经脉流注。

太极尺有先天功法，亦有后天方法，亦可以把先后天结合。

太极尺先天功法，首先知机在目，知其机枢，即祖气，先封闭四门，锁心猿，拴意马，抱一守中，心不动，意不动，身不动，两手握乾坤尺，感觉内动外不动，有热感等，符合陈抟老祖留下的《静字诀》。如心动，丹田气转动，产生了自然而然的外动姿态，动中求静（对此可以练转字诀）。由此可见，太极尺是一种静动相兼的功法，功中有内动外静、外动内静，两手握太极尺比没有太极尺更容易入静。静动自如，清静无为而无不为，练精气神，不消耗后天，直补先天，壮五脏、荣筋骨、通经络、和气血，以后天补先天，先后天互为气化，求达炼气化神的修炼目的。

陈抟老祖留传太极尺，有九字诀功，即洞、摇、晃、转、坠、簸、颤、抖、静九字。可全练，也可根据个人之需选练三两种功法；可以站着练，可以坐着练，也可以躺着练，持之以恒方能收到良好功效。

我们受的是西方文化教育，认识不到人是由天地创造，也不明白什么是"真气"，故与古人的生命观脱节；对《黄帝内经》也不甚理解。其实儒、道都是强调如何安身立命的。

《素问·上古天真论》中岐伯曰："夫上古圣人之教下也，皆谓之虚邪贼风，避之有时，恬淡虚无，真气从之，精神内守，病安从来？"

"夫上古圣人之教下也。"这句话是岐伯的谦虚之词，意思是以下他自己懂得的这些都是上古圣人们教的。圣人们对于得病和生病的观点都是一致的。

"皆谓之虚邪贼风，避之有时。"上古圣人们都懂得虚邪贼风什么时候伤人，也知道避开的时节和方法。

"恬淡虚无，真气从之，精神内守，病安从来。"这几句是圣人不病的方法论。

"恬淡虚无。"这是修功时身外无物，无欲无求，内心清静的状态。

"真气从之。"指能达到恬淡虚无的人体内的真气才能服从心神的指令。

"精神内守，病安从来。"因为精神不损耗，所以真气也不会损耗。由此推论，由于真气不损耗，体内的营卫之气就会充足，代谢及时，因此身体怎么会得病呢？

总结：

我们都知道，在武术界（或功夫界）有一个术语："气随意动，意到气到。"这个"气随意动，意到气到"的前提就是"恬淡虚无"（指修功时）。

随意念而动的气就是真气，也称元气，它来源于先天元精，岐伯称此物为"天牝"。《灵枢·刺节真邪论》有云："真气者，所受于天，与谷气并而充身者也。"《素问·刺法论》："正气存内，邪不可干。避其毒气，天牝从来。"总之，"所受于天"的气和"天牝从来"之气，指的都是"真气"。

真气与谷气合并而补充身体所需，但是，真气与谷气须先转化为宗气之后，才能再化为身体所需的营卫之气。因此，无论是营气还是卫气都有真气成分。所以，人如能恬淡虚无，营卫之气也包括宗气都可以从意愿而动。因此，疾病又能从哪里来呢？

习练太极尺可以模仿，亦可以持太极尺进行无极站桩，亦可以持太极尺进行三体式的内呼吸，亦可以手持太极尺练丹田功，亦可以练七项丹田功，所以通过百天将基本功练好很重要。

练功掌握要领：

（一）中正安舒，松静自然，沉肩坠肘，气沉丹田，身体柔和而不僵紧，做到松而不懈，用意力不用气力，练后感觉心身舒畅。

（二）熟记练功口诀：心定神凝，神凝心安，心安清静，清静无物，无物气行，气行绝象，绝象觉明，觉明乃神气相合，万象归根，合成一气。

（三）应用老子《道德经》智慧："天地之间，其犹橐龠乎？虚而不屈，动而愈出。""多言数穷，不如守中"，指前丹田与命门之间即祖气。如坚持每天去练，丹田发热，沿经脉有气流行。

（四）对于抖字诀、簸字诀、颤字诀，次数适中，36次，最多108次。

以感觉舒服为度。

（五）对尾闾、夹脊、玉枕、上黄庭、中黄庭、下黄庭，逐渐深入了解，对十二经脉走行要了解，熟悉其走行！

经常练太极尺，可以将任督二脉接通，使得内气周天运行，生理上有显著变化。除此之外，涌泉、尾闾、膻中、夹脊、玉枕、百会在习练太极尺的过程中都十分重要。初练太极尺功时，意念会集中在动作上，当动作熟练后，即可意守丹田、命门、会阴，进行升清降浊、开合动静、自然结合。

练先天太极尺的过程中，如果气不足，先练习贯气法，可以直接开始练习，如果气足后，太极尺再进一步结合太极十三势，掤捋挤按、采挒肘靠、前进后退、左顾右盼，在练习中可以一变十、十变百、百变千、千变万化。因为太极尺其动作比太极拳简易得多，高龄的人仍可坚持习练，同时现代人工作节奏紧张、压力大，练太极拳往往半途而废。而太极尺简单易学，还可以随时按摩，特别是练抖，通过反复做轻松柔和的动作，在不知不觉中极易达到天人合一的境界，使大脑得到休息；通过手足指趾井穴，获得宇能。

太极尺兼有太极拳之效果，是一种典型的动静结合的健身法，也是一种优秀的内功，可收到身心俱壮之益。让我们一起行动起来，珍爱生命，用太极尺功把身体练得更健康，为祖国和人民做贡献！

胡耀贞的子路太极拳

杨志才

子路太极是由河北成安县道东堡人袁秀臣传下来的，属道家太极门功法。它静极生动、动中有静、静中有动、静动自如，完全以内气来发动肢体运动，这和一般太极有所不同。它在练功形式上，概括了静功（养气储能）和动功（练筋壮阳）两类功法；在练功作用上，可收到强身激能的双重效应。

一、特点

气功的动功，可分显意识支配的有为功法和潜意识支配的无为功法。前者是自己做主观所为的意念动作和肢体动作，有固定的规范的路线和架势；后者是不受通常所说的显意识支配，是自发的，无一定架势。前者重形体锻炼，功在修命，后者重神气修为，功在修性。前者气易通体表络脉，主要是控制随意肌（四肢、头、身等处的肌群），为自主功能；后者气行多内运而通经脉，不但能控制支配随意肌，也能控制影响不随意肌（如心、肺、肠、胃等处的内在机群），为自然的功能。子路太极虽说是无为法，但介于有为和无为之间，可以说是有为和无为紧密结合的功法。功法中的沉气、运气、聚气是在显意识指导下进行的，应该属有为法。气充实后，体松神静，显意识不参与具体指挥，而肢体自然发出太极拳那样柔和圆活的动作，是无为法。

总之，子路太极有静有动，养练结合，性命双修，既是健身运动，又是内功训练，也能提高技击能力。

二、功法

1. 松身沉气

松静自然站立，两脚平行与肩同宽，两手绵绵下垂，身心无为，两眼向远处（天边）平视后向祖窍（两眼之间正中处）视为一线，然后轻轻闭合，意想把眼光所及的自然界的精气采入上丹田，口鼻呼吸和两耳以意封闭，同时将思想集中，移至祖窍，与闭眼后的内视线合一，和采入的精气一齐同行向下沉送到腹部丹田（脐内的一个空窍），以意想着它，以意看着它，以意听着它。守定后，先以意引气达井肩，再直下两脚涌泉（不必想象具体通道），肢体从上到下放松：肩松、肘沉、腰松，两手绵绵不用劲，如两手仍有劲，肢体仍未放松，气仍未下，就再进行一次或数次松身沉气，达到上述要求为止。然后即由中丹田进行极为轻缓的呼吸，先吸后呼，这样进行 10～20 分钟，令气在中丹田沉聚。待感到气将满足时，即按下法进行运气。

2. 运气、提气

（1）以意引气提至下丹田，与天气相接，顶劲虚虚上领；

（2）复返下，经心口再入腹部丹田；

（3）由腹部丹田直通命门，再奔气海，再至会阴，静守一会儿；

（4）当阳气发动（如有发热鼓荡或阴茎勃起感），即缩肛收尾间，将精气一直提上泥丸宫落于上丹田；

（5）再按原路进行运气 2～3 次，意气仍返中丹田；

（6）静守片刻后，以意引气移至下丹田，静守片刻；

（7）再向上丹田而吸，其劲如蛇吸食；

（8）再降至中丹田，直抵左胯环跳穴放至左脚心，与地气相接；

（9）由左涌泉抽吸至夹脊，同时左鼻吸气如同抽丝，上至左膀通至左手心劳宫穴，再回到上丹田；

（10）从上丹田到右膀通至右手心劳宫穴，同时右鼻呼气，返胸前经膻中直通右跨环跳穴，下放到右脚心涌泉穴，与地气相接，意念浊气通过涌泉排入地中深处，清气上升至中丹田。

3. 收气、聚气

按上法运气毕，意气皆回中丹田静守，不使心意散乱，两脚十趾紧抓地面，只往回收气（敛气或聚气），不往外散气，如使气敛入骨髓，并以意贯通全身。这时所聚之气，是指先天之气，气满足即可自发地运动起来，如果感到气仍不足，可继续与大自然交流能量，想象天地的灵气，宇宙中万物的精华，通过头顶百会穴、两手心劳宫穴和两脚心涌泉穴，源源不断地输入丹田和丹田之气交融。接着要求心安神宁，无思无虑，清静无为，由守住中丹田转变为守神。这时不能胡思乱想，东瞧西望，否则"意散气散"，气不能聚，肢体也就发动不起来。守神，即守虚无，要求身心两忘，"不视、不听、不言、不食，常守空虚无为，内凝精思"。但不可执着，要似守非守，使全身感到轻松舒适，以能进入万物皆虚的境界为佳。

4. 功动

静心练气，意蓄丹田，眼、耳、口、鼻四门封闭，气满足后，气自然鼓荡丹田，气动形随，身体的各部位即可自发地运动起来，但由于各人的情志、体质、病情等不同，发动早晚也不同，一般是先手动，这叫"出手"，后头动、身动、腿动、脚动，由定步到活步，由局部到整体，由无规则到有规则。开始阶段，气机尚弱，动作无规则，属自我调整，一般是着重治病疏通经脉；中级阶段，气机渐强，着重疏通脉络，动作刚柔相济，快慢相间，逐渐变得有规则；最后经脉络脉都已通达，动作变得均匀缓柔，程序化越来越高，"心到意到，意到气到，气到力到"，从心所欲。

运动起来后，可继续进行运气和丹田呼吸，这就是开合。以意引气由左涌泉吸至上丹田，同时左鼻吸气。然后再由上丹田送至右涌泉，同时右鼻呼气，当气到右涌泉后，复经下丹田返涌泉，如上法左吸右降，反复进行。

运气是有为法，功动是无为法，两者紧密结合。所以一定要心静体松，力排杂念。运气实际上也是一种排杂念的方法，做到心静无思，身静无为，在真正入静的情况下，以意气来发动肢体运动，才是无为法。如果用显意识来指挥或敦促肢体运动，那就变成了有为法。这两者本质不同，因此练习者要做到"初动不喜、久静不烦"，不动不刻意追求，一旦静极生动，也不要产生疑惧，不仰不俯，静观其变，这样身体自然而然地运动。

5. 收功

每次练功到一定时间，想收歇不练，可用意引气，围绕着腹部中丹田先由内向外螺旋式地逆时针转（即从左向上向右向下转回左边）36圈，然后再由外向内顺时针方向转24圈，这是转大周天的数字，上不过心窝，下不过耻骨。妇女转圈的方法相反。最后意与气皆到丹田之中心，吸回腹内，稍停一会儿将肚放松，即告结束。目的是使在练功时体内集中于丹田之气先行散开，避免淤积不适，然后再把丹田散开之气与散发全身之气，一并收到中丹田归入体内。最后可搓热两手做干洗脸、梳头、揉腰肾等动作。

三、功诀

1. 练功秘诀

沉肘、松肩、两手绵，意进心经入丹田，意进命门入气海，阴阳二气往上翻。

出手开合，左鼻吸，右鼻呼，左即肝，右即肺，左升右降转轮回。

2. 行功心解

坎中满，离中虚，靠山势，气水空，十趾抓地，去浊留清。

怀抱无极生太极，太极生两仪，两仪生四象，四象生八卦，八卦分八门，八门分九宫。

上述练功秘诀和行功心解，虽然是两项，但在练功过程中是互相串联不能分开的。

四、功理

过去练功的人称上丹田（两眼之间的祖窍）为心，称两眼为神，称囟门或泥丸宫为性宫。这三者实际上是一回事，现在常以意作为"心、神、性"的统称。在具体练法上，大脑想中丹田，两眼闭上内视中丹田，以意行气，下达中丹田，就是一般所说的"意气相合""气沉丹田"，亦称"神气相依"，都是指思想与丹田结合。意达中丹田后，由中丹田呼吸，是练先天之气，思想与丹田结合，能使大脑得到更多的休息，消除疲劳，恢复精神，以便调整人体内部的机能，治疗疾病，增进健康。另外，按照中医的阴阳五行基础知识来说，人体上属阳、下属阴，孤阳不生，孤阴不长。意气相合之后，阴阳即可相合，功夫便容易发动。

运气时，以意引气从上丹田至下丹田，再提至上丹田，这种运气方法叫"抽坎补离"，下丹田为坎属水，上丹田为离属火，即以坎中之满补离中之虚，以水补火之意。运气时，左鼻吸气，由左涌泉穴抽吸至上丹田，这叫"子进阳火"；右鼻呼气，由上丹田直到右涌泉，叫"午退阴符"。子、午乃天地之正中，子为阳之首，午为阴之首，在天为日月，在人为心肾，在时为子午，在卦为坎离，在方位为南北，所以上丹田为南，亦即午和离，下丹田为北，亦即子和坎。这两种运气法，古人称为"坎离颠倒，抽坎补离，子进午退"，是道家炼精化气的主要方法。

左吸是以肝经补心经，即木生火，右呼是以肺经补肾经，即金生水。阳气生，阴气降，进阳火，退阴符（指阴气），亦即去浊留清。

聚气时，使气敛入骨髓，这即所谓有了靠山之势，动起来时，一开一合，此时丹田（腹部）吸回，小肚膀胱自不能充实而成空虚，这叫"气水空"。

练功时，意达丹田以后，阴阳相合，丹田一呼一吸，阳气就逐渐发动。阳气发动之后，在体内到处运行，阳气每到一处，如不能畅通和通不过时，练功的人就感到气憋、气胀，这时就自然产生局部的不规则的动。当其在全身已运行无阻时，即成为有节奏、有规律的而且是拳式的动，这种动是以意行气的。意气行开之后，就必然推动肌肉、筋骨，从而产生各种外动现象。子路太极的显著特点，就是静中有动，动中有静，静动自如，完全以内气发动肢体运动，功中注重以意运气，不让气乱窜。"若问太极何为准，意气君来骨肉臣"，所以一般不会像有的自发功那样大动不已，不易收功。

五、作用

子路太极和一般太极有所不同，有健身技击的作用，但比一般太极拳得气早，收效快。一般太极是由练外带动练内，借柔圆缓慢的动作去带内气运转，由人为动作转为自然动作，练得好的，即由有为功转无为功。子路太极是由练内带动练外，一开始就接近无为功，是在真正入静的情况下，以意气发动肢体运动，思想越静，形体越松，自发动作越易达到轻缓而有力。但初练要有耐心，不能急于求成，越急躁的人越练不好子路太极。

子路太极有静功也有动功，在功能特点上，和其他自发功一样，"也同时具备了养气储能和强身激能的双重效应，它还具有对癌治疗的特点，在无意识支配的前提下，能够自然诱发出人体某些潜能"（见张天戈、薛近芳的《中国自发气功》），而子路太极拳比一般自发气功重视以意引气在体内局部或全体顺着一定路线运行，打通或拓宽络脉，因此气动而形动，能发出太极拳那样柔缓圆活的动作，虽然拳自发动起来后做怎样的动作，显意识不加指挥，不加干预，但动作并不是完全不能控制，而是想快就快，想慢就慢，想练就练，想停就停，只要稍加提示即可。所谓"拳无拳，意无意，无意之中是真意"。所以练子路太极，一般不会出偏，治病健身的效果也似乎更加理想。

附

录

老子道学文化研究会
胡耀贞分会在北京正式成立

　　2016 年 3 月 22 日，老子道学文化研究会胡耀贞分会成立大会在北京召开。老子道学文化研究会、中国社会科学院道教与民间宗教研究中心、北京大学、北京中医药大学、首都体育学院和北京市中医管理局等单位的专家学者、政府官员，以及来自全国各地的该分会成员一百余人出席了会议。会议推选出胡耀贞分会理事会及以胡耀贞长女、胡耀贞学术传承人胡丽娟为分会长的领导班子。

　　中国社会科学院研究员、老子道学文化研究会会长胡孚琛在发言中指出，老子道学文化研究会是经民政部批准成立的全国性一级学会，一直以弘扬老子道学文化、创立具有时代精神的新道学为己任。胡耀贞在我国医学界与武术界有着广泛而深刻的影响。然而，当下的年轻一代受西方价值观影响颇深，因此，"我们必须抓住传统文化的话语权，用生态立国、用文化救国、用科技强国、用教育兴国，做到以德修身、以法治国、以道莅天下"，他认为，胡耀贞分会作为老子道学文化研究会的第一个分会，其成立目的就是保存传统文化的精华。

　　胡丽娟回顾了胡耀贞毕生致力于探索中医和内家拳术的提升之路所经历的艰辛历程和取得的卓越成绩，缅怀了他热爱新中国、全心全意为人民服务的高尚情怀。"胡耀贞分会将本着不立门派、不拉山头、不搞江湖的原则，去除门槛和门户之见，开展各项学术研究、交流、培训和传播等活动，关爱同胞根本的健康福祉。"胡丽娟指出，胡耀贞分会提倡会员在友爱的大家庭氛围中相互交流借鉴，在传承中发展，在发展中服务，在服务中创新；以术行道，以道养德，做到爱国守法、德艺双馨。她展望了该分会未来三年的中心工作，即培养胡耀贞学术接班人，为全民健康事业服务。

当天下午，与会代表进行了太极尺、子路太极拳、太极舞等表演与交流活动。

胡耀贞为现当代中华医学和武术之集大成者之一，为中医和武术的传承、发展做出了杰出贡献。他对太极拳、心意拳、八卦掌等内家武术和中医针灸都有独到的认识和领悟，开创了以内气为主导外应于形质的武术套路和针推方法。新中国成立后，胡耀贞在作为治疗与传习的专门机构北京针灸门诊部工作。目前，全国各地乃至亚洲、欧洲、美洲的众多国家都有其传人，受惠者数以万计。

（《中国民族报》记者俞灵）

2018 年首届胡耀贞
学术思想研讨会在北京举行

聚焦胡耀贞医道和内功在当代的传承与实践，探寻其在全方位推动中医药传承发展中的意义，首届胡耀贞学术思想研讨会 2018 年 10 月 20 至 21 日在北京中医药大学国学院举行。

国医大师薛伯寿，老子道学文化研究会创会会长胡孚琛，老子道学文化研究会胡耀贞分会会长、胡耀贞学术传承人胡丽娟，北京中医药大学国学院院长张其成，中国科学技术信息研究所研究员张超中等专家，围绕胡耀贞的学术思想、成才经历，在继承中华优秀传统文化背景下中医学的本色，以及通过内功的传承落实中医药在治未病中的主导作用等内容进行了深入的研讨交流。

胡耀贞是我国现代中医、武术之集大成者之一，自幼习医、拳、道（道家的练功方法），对内家武术和中医针灸都有独到的认识和领悟，开创了符合先天内气生成规律的静动自然功，为提升针灸和太极水平奠定了基础，著有《气功及保健功法》《无极针灸精华》等书。

会上，胡丽娟、形意拳名家李国有等展示了胡耀贞自然拳、九龙功等功法。研讨会由老子道学文化研究会胡耀贞分会、北京中医药大学国学院主办，国医大师陆广莘健康医学传承工作室、国医大师薛伯寿名医传承工作站协办。会议收到论文 19 篇，印发了论文集，专家与会员进行了功法演示与相互交流。

2019年第二届胡耀贞
学术思想研讨会在石家庄举行

第二届胡耀贞学术思想研讨会继续聚焦"胡耀贞内功与中医治未病"健康工程，联合河北中医学院燕赵医学研究院，于2019年12月15日在河北中医学院举办，张超中研究员主持会议，国医大师薛伯寿、分会会长胡丽娟、河北中医学院副院长方朝义、燕赵医学研究院院长曹东义、分会总顾问留苏博士王沪生、中国科学院武术协会创始主席曹一民、太极名家关永年等参与论坛活动，一起参加了开幕式专家论坛活动。薛伯寿以"悬壶济世，非悬壶治病"引入上医治未病的主题，以《道德经》为纲，结合胡耀贞先生静动功法，高屋建瓴。曹东义院长对"内功是中医药的内在资源"等引人入胜的中医药文化历史的重新解读，发人深省。胡丽娟会长带领参会人员习练体会了静动自然功。与会会员和听众一百多人参加了会议，感到十分受益，下午的学术论文交流也十分精彩，专家讲解自己的成果观点，会议结集了论文集，留下了宝贵资料。《中国中医药报》进行了报道。

胡耀贞分会三次接待
国际来访学术交流活动

2017 年 3 月、2018 年 4 月，在北京，胡耀贞分会分别接待了日本内丹学来访学者和日本胡耀贞功法研习爱好者。2017 年 3 月，在北京大福堂，我会成员、中国社会科学院世界宗教研究所曾传辉研究员做了主题为"胡耀贞年谱的整理研究"的报告，日本学者做了日本内丹学研究资料与历史的介绍，日本学者津村乔介绍了自己习练"胡耀贞内功"的经历。张超中研究员表示，胡耀贞研究会不仅要将太极拳作为一种拳架，还要将太极拳作为一种内在的精神文化在全球进行推广，双方可以探讨合作。

2017 年 10 月 8 日，在山西大同，我会接待了巴西百龄学院的中国访问团，百龄学院的创始人刘百龄先生与胡耀贞先生均是龙门派了空弟子，胡丽娟会长曾到巴西学院工作和学习过。这次刘百龄先生的传承人刘云云一行 32 人到中国访问。我们分会和他们一起举办"中巴太极问道学术交流活动"，双方对胡耀贞功法和刘伯龄太极拳法进行了展示交流和学习研讨，联络了朋友的感情，增进了友谊。

2020 年围绕"八段锦"
举办胡耀贞静动自然功研习活动

在新冠肺炎疫情中,武汉方舱医院的中医药团队医患共练"八段锦""太极拳",将中医传统运动"八段锦""太极拳"通过网络媒体,推向世界,卫健委、国家中医药管理局等将"八段锦"和"太极拳"纳入"新冠肺炎康复指南方案","八段锦"运动处方引起全球关注。2020 年 3 月 22 ~ 28 日,胡丽娟前往成都、无锡,教"抱太极"功,金百临投资管理董事长费晓燕认为这一功法是人类瑰宝,热爱这个功法,表示要大力支持出版这一功法的图书,造福人类。

八段锦、太极拳也是胡耀贞静动自然功的重要内容,我们与 2019 年第二届胡耀贞学术思想研讨会上结识的河北中医学院副院长方朝义、燕赵医学研究院院长曹东义一起举行了三次"八段锦与胡耀贞静动自然功研习会",并通过线上腾讯会议进行交流与总结。提交分享"胡耀贞内功与八段锦习练的视频和文稿",17 名会员积极参加了写作和演示交流活动,三次视频会议共有 180 人次参加。活动促进了会员之间的经验交流,大家共同提高,培养了运用线上媒体进行实践交流的团队。胡丽娟老会长每次都亲临指导,传授经验,使大家受益匪浅,激励了大家在疫情期间继续练功,维护身心健康,增强体质,促进了中医文化的传承与传播。

2020 年 5 月 10 日,胡耀贞静动自然功传人胡丽娟医师、中国中医科学院马晓彤研究员,举行"八段锦与中医药传承创新"线上研讨会,延续了每年一届的北京地坛中医药健康文化节中医运动健康活动,有 100 多人参加。

2021 年组织安排
系列普及宣讲与交流活动

　　2021 年又是一个特殊的年份。"外防输入，内防反弹，动态清零"的国内新冠肺炎疫情防控政策，维护着人民的健康生活，全民共同积极面对国内国外百年未有之大变局。

　　我们分会继续以"整理传承胡耀贞健康医道、静动自然功学术，广泛吸纳和培养后继人才队伍"为宗旨，顺后疫情时代的信息网络传播的优势，团结广大会员和专家团队，继续利用线上举办学术研习交流活动，有效宣传了胡耀贞学术思想，开创了线上师生和会员朋友共同研讨的先河。

　　2021 年底 2022 年春节前，胡老会长组织各位理事及功法爱好者、中医药和道学文化的专家学者一起组织安排了系列普及宣讲交流活动。

第一课	无极站桩	第六课	自然桩或心意站桩
第二课	三体式站桩	第七课	简易动功
第三课	丹田功	第八课	五禽戏
第四课	太极十三式	第九课	太极尺
第五课	子路太极	第十课	八段锦

　　学术活动培养了一批能够运用现代媒体技术进行学术交流和有效传播的传承与研究团队。每次活动胡丽娟老会长都亲临指导，指点和传授内涵经验，促进团队精英更加深入和全面地理解"胡耀贞静动自然功学术思想"，使分会会员和相关群友受益匪浅。

后 记 一

这套中华优秀传统非物质文化遗产，以前在不同的历史时期，曾因为当时的社会环境，被先后称为"静动气功""静动内功"等。在新时代，我们根据胡耀贞先生基于医武融合而创立的这套传统修炼方法的本质与特色，正式定名为"静动自然功"。

20世纪五六十年代，它被称为"静动气功"。有关"静动气功"名称中的"气"字，实际上只是人的生命中"形气神"三者之一。这套方法因为源于武学，所以非常重视"形"；因为重视道家，所以更加重视"神"（特别是"元神"）。如果在这个名称里只提一个"气"字，不免执着于"气"，而忽略了"形"与"神"，而产生诸多因为执着于"气"而发生的诸种弊端。

21世纪之后，它被称为"静动内功"。有关"静动内功"名称中的"内"字，一则因为在人的生命之中"内"字与"外"字的概念很模糊，难以分离；二则因为这套传统修炼方法，实际上是强调"内""外"并重的，以最后达到"内外融合"，"内外不二"。如果在这个名称里只提一个"内"字，不免产生"内""外"的分别，执着于"内"而忽略了"外"，特别有违于人的生命"内外融合"与"内外不二"之旨。

在新时代，我们正式定名为"静动自然功"。这个名称中的"自然"，实际上不是现代汉语中"大自然""自然界"等词语中"自然"一词的含义，应该是老子《道德经》中的"道法自然"中的"自""然"两字的古义，是"自然而然"之意，是指事物自己本有的原则或样子。这个"自然"超越了"形气神"的概念，超越了"内外"的界限，实际上不仅具有中华上古文化的"先天"之意，而且具有中国哲学境界的"无为"之意。

正是因为有了"自""然"两字，前面的"静"与"动"才有了这套传统修炼方法本有的深刻含义：在《易经》里这个"静"是"寂然不动"，"动"是"感而遂通"；在《黄帝内经》里这个"静"是"恬惔虚无"，"动"是"真气从之"；在《道德经》里这个"静"是"致虚极，守静笃"，"动"是"万物并作，吾以观其复"。因为有了古代特别的"自""然"两个字，这个"静"才是先天的，"动"才是无为的。才能够后天返先天，先后天合一。

比如，我们以《易经》《黄帝内经》《道德经》等理论为指导，去练子路太极拳。子路太极拳与一般太极拳不同，它静中有动，动中有静，静动自如，完全以内气来发动肢体运动，没有固定的套路。我父亲胡耀贞常说："一日练一日功，一日不练十日空，坚持很重要，坚持就是秘密。"在天人合一中，丹田气机转动，按照子午流注学说，在经络网中运行；若有阻滞疼痛，会出现自我按摩，自愈修复。练习中欲静则静，欲动则动，乃至出现法象，这就是静动自然功。

先父胡耀贞总结不同派别十几位宗师的传统修炼精华而创立的这套中华优秀传统非物质文化遗产——静动自然功，有明确的次第，有独特的方法，有清晰的原理，有明显的成效。在全国一级学术机构老子道学文化研究会成立了第一个分会——胡耀贞分会，在胡耀贞分会的大力推广之下，许多高等院校教授、科研院所研究员，以及各界优秀人士，在经过几十年认真探索与精心比较之后，逐渐开始重视研究与练习传统修炼功法。

中国自古以来讲究"名实相符""名正言顺"。我们认为，正是因为有了"静动自然功"这一称呼，在我国决胜全面建成小康社会的新时代，从治病防病与健康长寿方面，这套静动自然功才能切实地为即将到来的老龄社会与未来的健康中国做出应有的贡献。

中华文化源远流长，积淀着中华民族最深沉的精神追求，代表着中华民族独特的丰厚滋养，是中华民族生生不息、长盛不衰的文化基因。中华优秀传统文化始终一脉相承,是世界上唯一从未断流、一直传承至今并持续焕发生机活力的古老文明。文化自信是一个民族更基本、更深层、更持久的力量。中华医学与武学是中华优秀文化的重要组成部分,为国内外人民喜闻乐见,增添了中国人民内心深处的自信与自豪,拓展了中华文明与世界文明交流互鉴的渠道。

传承与发扬中华优秀传统文化,历来强调知行合一,讲究体验式学习。只有通过知行合一与体验式的学习,才能真正地传承与发扬中华优秀传统文化。这套静动自然功是先父胡耀贞基于中华文化源远流长的中医理论与武术实践而创立的,应该是我们以知行合一以体验式传承与发扬中华优秀传统文化的传统修炼方法之一。

今年是先父胡耀贞逝世50周年,本书的出版得到了国医大师薛伯寿、丹道专家胡孚琛、科技专家金日光等先生的指导。本书的出版要特别感谢费晓燕女士的大力支持。本书在出版过程中得到了诸位好友与各地学生的鼓励与助力。

胡丽娟

2023 年 10 月 25 日

后 记 二

今年是胡耀贞先生逝世 50 周年，我们在此谨以本书的出版发行来特别纪念胡耀贞先生。

新中国成立以前，胡耀贞先生一直致力于由医通武与由武通医，探索治病防病、健康长寿之路。新中国成立以后，在党和政府的领导与支持下，胡耀贞先生继承与发扬了基于医武融合的练习与诊治心得，而总结、创立出静动自然功这一特别的中华优秀非物质文化遗产。其主旨就是为人民的治病防病、健康长寿而服务，这是胡耀贞先生一生对中华优秀传统文化中医武内涵的创新性转化与创新性发展。

鉴于当代学人难以搜寻与阅读到胡耀贞先生的著作，三年前在胡丽娟老师的委托与支持下，我们开始搜集与整理胡耀贞先生的著作。本书第一编包括胡丽娟老师提供的 20 世纪五六十年代胡耀贞先生已经出版、发表的各种著作与文章，还包括胡月仙与龚杰分别提供的经过多年的战火与浩劫而保留下来的民国排印本《无极针灸精华》和手抄本《太极拳内功丹书》。

胡耀贞先生一生在心意六合拳、八卦掌、形意拳、五禽术、象形拳、子路太极、杨氏太极拳、八段锦、六字诀、太极尺等方面传承殊胜，用功最深。本书第二编的各种武学文献中，有的是他生前花费重金收购回来的，有的是当年以手抄方式保留下来的，有的已经是国内外孤本，均弥足珍贵。由于胡丽娟老师与龚杰的无私奉献，胡耀贞先生珍藏并传承下来的这批民间武学文献此次才得以公之于世，以方便研究与学习。

本书第三编收录了 2019 年 4 月中国社会科学院大学研究生姬晓玄的

硕士学位论文《国故如何入新世——20世纪五六十年代胡耀贞适应新社会的历程》，以及胡丽娟老师与中国社会科学院曾传辉研究员整理的《胡耀贞年谱》，特别对胡耀贞先生的出生年代进行了最新考证。在此次出版时，均由上述有关作者对以上文稿进行了仔细认真的校对与修订工作。本书第四编收录了胡耀贞先生的主要弟子与胡丽娟老师的数位学生有关静动自然功的练习心得与研究报告。

在本书的编辑整理过程中，农汉才研究员协助提供了胡耀贞论文，武国忠先生提供了有关资料。李海玉研究员负责校订了《无极针灸精华》文稿，李淳先生协助审定了《无极针灸精华》文稿。郭义民、刘恒聚、郭立新、李翼然、郑崇璞、耿洪洲、庄伟、吴春明、赵海燕、李孝鹏、焦立杰、张左绘、贾真、刘敬妙、王兰更、蔡和波、于净、桂冠、孙敏等参加了部分书稿校对工作。在此我们特别致谢！

张传朋

2023 年 10 月 25 日